Movement Analysis of Stroke

脑卒中
动作分析

从临床推理到治疗方法

[日] 金子唯史 · 著

常冬梅 · 主译

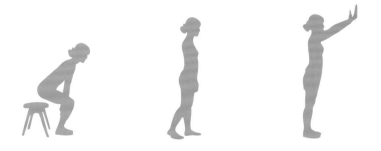

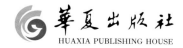

华夏出版社

HUAXIA PUBLISHING HOUSE

Authorized translation from the Japanese language edition, entitled

脑卒中の動作分析—臨床推論から治療アプローチまで

ISBN:978 4 260 03531 6

著：金子 唯史

Published by IGAKU-SHOIN LTD.,TOKYO Copyright © 2018

All Rights Reserved. No part of this book may be reproduced or transmitted in any form or by any means, electronic or mechanical, including photocopying, recording or by any information storage retrieval system, without permission from IGAKU-SHOIN LTD.Simplified Chinese Characters edition published by Huaxia Publishing House Co., Ltd.

Copyright© 2025 Huaxia Publishing House Co., Ltd.

北京市版权局著作权登记号：图字 01-2022-2733 号

图书在版编目（CIP）数据

脑卒中动作分析：从临床推理到治疗方法 / （日）金子唯史著；常冬梅主译. -- 北京：华夏出版社有限公司, 2025. -- ISBN 978-7-5222-0777-3

Ⅰ. R743

中国国家版本馆 CIP 数据核字第 2024J3G116 号

脑卒中动作分析：从临床推理到治疗方法

著　　者	［日］金子唯史	
译　　者	常冬梅	
责任编辑	梁学超　辛　悦	
责任印制	顾瑞清	

出版发行	华夏出版社有限公司
经　　销	新华书店
印　　装	河北宝昌佳彩印刷有限公司
版　　次	2025 年 1 月北京第 1 版 2025 年 1 月北京第 1 次印刷
开　　本	787×1092　1/16 开
印　　张	16.5
字　　数	280 千字
定　　价	129.00 元

华夏出版社有限公司　　地址：北京市东直门外香河园北里 4 号　　邮编：100028

网址：www.hxph.com.cn　　电话：（010）64663331（转）

若发现本版图书有印装质量问题，请与我社营销中心联系调换。

译者名单

主 译：

常冬梅　　北京 Bobath 概念工作室

译 者：

杨昱恒　　北京 Bobath 概念工作室

周　斌　　中国康复研究中心北京博爱医院 PT3 科

王嘉楠　　中国康复研究中心北京博爱医院 PT3 科

刘　畅　　北京康复医院康复诊疗中心

田丰源　　北京新华康复医院

卢万丛　　北京市第二医院

于　婷　　北京市第二医院

杜英杰　　焦作市人民医院

苏坤阳　　中国人民解放军第 910 医院

董秀明　　浙江康复医疗中心

王欣然　　比利时安特卫普大学

译者序

近些年康复治疗越来越受到大家的重视，脑卒中患者进行康复的主要目的是回归家庭、提高生活质量。日常生活中，翻身、坐起、站起、坐下和步行动作，使用上肢和手进行洗漱、吃饭、穿衣等日常生活活动（ADL）是每个人必不可少的，与脑卒中患者的生活质量（QOL）息息相关。从我们治疗师的专业角度来讲，仅以能否自己完成或需要他人辅助完成等作为这些动作的评定标准是远远不够的。通过详细分析患者的动作，找出妨碍动作顺利完成的原因，并建立治疗方针的一系列临床决策可以说是物理治疗与作业治疗的根基。但临床的现状是治疗师多以个人的经验进行判断。想必很多治疗师都对动作分析感到困惑，就像本书作者在序言中所写的一样，仅凭在学校习得的知识，不研读大量学术论文，基础知识非常不充分，是很难站在解剖学、运动学、神经学等的基础上，对 ADL 的各构成成分进行分析的。本书中将动作分解为多个期来理解运动过程，将身体划分成各部分来理解和剖析动作的机制，对各期的要点进行观察，治疗师在深入分析的过程中建立假设并验证假设，逐渐成长为具有思考能力的治疗师。

动作分析的理论与方法尚未建立明确的体系，翻译本书的初衷是因为作者不仅以解剖学、运动学和神经学为理论依据，还综合了大量这些方面的研究结果，将 ADL 分为翻身坐起、站起坐下、上肢够取、手功能、步行这五个基本动作，一一讲解其与临床的关联，并附有真实的脑卒中患者病例，展示临床推理过程，为读者提供了治疗思路。

作者撰写本书时参考了大量文献，将科学研究与临床应用相结合，因此本书是一本将动作分析的理论与实践体系化的优秀教科书。康复治疗工作需要以人为本，治疗师若不能掌握基本动作，便难以进行日常应用动作的分析，只有具备了对患者 ADL 动作进行分析的能力，才能提高治疗效果，帮助患者学习并建立可变的、多样的、高效的活动方式以适应环境的变化，早日回归家庭和社会。

常冬梅

2024 年 11 月

序言

我撰写本书的契机，与我在康复医院作为作业治疗师的工作有关。当时，脑卒中患者如厕和更衣动作等日常生活活动（ADL）的康复训练只能通过不断重复来进行，这让我经常感到心有余而力不足的无奈。当时我将患者无法完成动作的原因仅仅归结于"瘫痪"，也没怎么读过临床所需的论文，仅凭在学校学习数年所得的知识，基础知识非常不充分，因此我也不能站在解剖学、运动学、神经学等学科的基础上，对ADL的各构成成分进行分析。如古语中所说"逆流而上可见真知，顺流而下一无所获"，深入的动作分析需要治疗师有非常丰富的知识和技术。为此，之后的15年，在治疗恢复期、急性期及维持期（自费阶段）的各种患者期间我阅读了许多论文，通过实操练习和临床讨论加深了对基本动作的理解，获得了很多宝贵的临床经验，显著提升了对脑卒中患者ADL动作的分析能力及治疗效果。由此我深刻感受到若不能掌握基本动作，便难以对患者进行ADL动作的分析。

本书中，我根据自身经验，采取了以下三点以便加深各位读者对动作分析的理解：

1.将基本动作分为翻身坐起、站起坐下、上肢够取、手功能、步行这5个动作，强化对各个动作的理解，并找出各个动作之间的关联。

2.以解剖学、运动学和神经学为基础，找出基本动作与临床的关联性。

3.各章中以真实的脑卒中患者为例进行临床探讨，为读者提供治疗思路。

希望各位读者可以理解以上三点，不过度拘泥于治疗师专业，从多方面灵活地进行动作分析，熟练掌握每个基本动作以形成协同运动；不止步于动作分析，而是将基本动作与生活动作联系起来，应用到各临床场景中。当然，本书中动作分析和临床推理的技巧并不完善，需要积累更多临床经验和阅读更多文献，笔者将穷尽一生以求索。

现今，临床治疗对费用与所产生的效果有着严格的要求，治疗师更加需要掌握帮助患者回归生活的技能。以在医院和机构中任职为主的专业性较强的治疗师行业目前正在发生变化，物理治疗师以基本动作为中心、作业治疗师以日常生活活动训练为主进行功能训练的分工制度已经没有明显优势。无论身处哪个位置，治疗师都需要具备从医学角度对患者的动作与生活方式进行推理的能力。希望本书能够对读者进行脑卒中患者的动作分析和临床推理有所帮助。

编写本书比预计花了更多时间，在医学书院负责人北条先生和帮忙收集论文的治疗师们的帮助下才得以顺利出版，我由衷表示感谢。

STORKE LAB 社长 金子唯史

2018 年 4 月

作者简介　金子唯史

2002 年 毕业于长崎医疗技术专门学校作业治疗系，后入职近森康复医院

2004 年 入职顺天堂大学医学部附属顺天堂医院

2012 ～ 2014 年 在英国完成国际认证 Bobath 高级学习班学习

2015 年 在东京都开设以脑卒中患者为主要治疗对象的康复机构"STROKE LAB"

【翻译】

2011 年 《近代ボバース概念－理論と実践》ガイアブックス

2014 年 《エビデンスに基づく脳卒中後の上肢と手のリハビリテーション》ガイアブックス

2017 年 《新近代ボバース概念－発展する理論と臨床推論》ガイアブックス

【监修】

2014 年 《エビデンスに基づく高齢者の作業療法》ガイアブックス

【参编】

2014 年 《作業で語る事例報告－作業療法レジメの書きかた・考えかた》医学書院

目录

04
第四章

上肢够取 | 107

01

动作分析与临床推理

概 述

动作分析与临床推理

动作分析的本质

　　动作分析的本质是治疗师获取信息并展开临床推理的过程，以此来为患者的康复提供援助。因此治疗师需要从功能与结构、活动、背景等方面，以**"患者为中心"**进行整体的考虑，为此在进行动作分析之前，需要先充分地理解患者，通过面对面地收集医学信息等方法，构建相互信赖的关系。在充分了解患者之后，治疗师根据实际情况采用以下两种方式进行分析，即从基础的运动、动作分析逐步深入进行临床推理的从细节到整体（bottom up）的方式，以及通过日常生活活动（activities of daily living，ADL）等课题（task）展开分析的从整体到细节（top down）的方式。

　　动作分析对治疗师来说只是一种手段，分析的角度和解释可以多种多样，但都建立在以患者为中心的前提之下。萨特菲尔德（Satterfield）等强调在恰当的动作分析到临床推理的过程中，灵活应用临床经验、最有利的循证研究（evidence research）和尊重患者个性的重要性（图1-1）。例如，在治疗室和床边对同一位患者进行相同的动作分析，其动作模式也可能会发生改变。进行分析的治疗师也可能会受环境因素的影响，使临床推理产生变化。患者在用餐前后，运动模式也可能改变。典型的脑卒中偏瘫姿势也会因平衡策略、认知、需求和价值观而完全

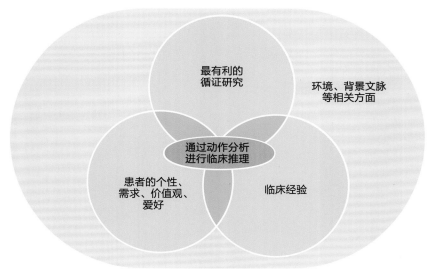

图 1-1 | 动作分析与临床推理的关系

　　（改编自 Satterfield JM,et al:Toward a transdisciplinary model of evidence-based practice,Milbank Q 87:368-390,2009）*

* 编者注：本书图表出处、原文参考文献遵照原书，以供参考。

不同。今天与明天，患者的个体背景及周边环境都可能会出现较大的不同，因此从动作分析开始进行的临床推理也需要时时更新。

本书的行文强调动作分析和临床推理的流程（图 1-1），尽可能地引用循证研究，结合笔者的临床经验并尊重患者的个性进行治疗干预。即便是对脑卒中后偏瘫的病灶相同的患者，也应尽量避免单一化和流程化（how to）的治疗模式。

动作分析的流程

动作分析非常复杂。因为治疗师需要进行临床推理，如在掌握运动学相关知识的同时，还要判断患者的动作与具有多样性的正常动作有什么不同，以及解决患者问题点的顺序等。对人体进行动作分析分为视频分析、三维分析、重心动摇仪等通过仪器分析的方法，以及治疗师通过观察进行分析的方法这两种。两者并列进行。本书中不详细讨论通过仪器进行的分析，而是以讲解治疗师的观察分析为主。

动作分析不应仅限于基本动作（翻身、步行等），治疗师还需要对患者的 ADL 等进行课题分析，这需要多年的经验才能逐步提高分析的技巧，并非一朝一夕。一般对基本动作的分析被称为"动作分析"，而 ADL 动作比较复杂，受多重因素的影响，因此，对这些受当事人所处环境、背景*等因素影响的动作进行的分析被称为"课题分析"。

动作分析以①开始姿势、②进行中的动作、③结束姿势为中心进行，但海德曼（Hedman）等强调初始状态的重要性（图 1-2），总结分析患者在一系列的动作过程中存在什么问题？运动执行功能受阻之处是哪里？问题的根源是什么？该如何进行干预？等等。

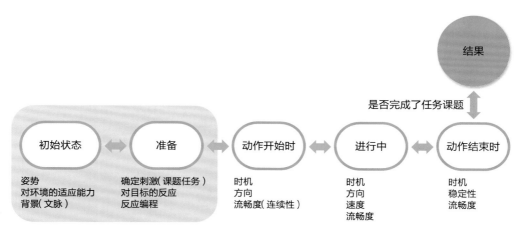

图 1-2 | 动作分析的基本框架

（Hedman LD et al:Neurologic professional education:lining the foundation science of motor control with physical therapy interventions for movement dysfunction.JH Neurol Phys Ther 20:9-13,1996）

* 编者注：原作中用文脉一词表示，在日语里表示上下文的连贯性、逻辑性，文章的前后关系，本书中用以表示患者所处时间、空间、疾病特征、个人情况等各方面间的联系。

对脑卒中等中枢神经系统损伤患者进行动作分析时，图 1-2 中土黄色部分尤为重要。动作受心理、环境和个体背景等因素的影响。因此，从动作分析开始入手进行临床推理时，治疗师不仅要关注可以观察到的现象，还应对患者开始动作之前的脑内程序进行分析与评定。

通过动作分析找出问题点

通过动作分析找出患者的问题点时，需要对以下 3 个方面进行观察①**神经学方面**（与运动控制相关的结构与传导通路）、②**生物力学方面**（指肌肉、关节与软组织的结构与特性）、③**行动方面**（认知、动机、知觉、情感等）。虽然仅靠这 3 个方面无法找出患者问题的所有决定因素，但可以评定潜在的感觉、运动、肌肉、骨骼问题，以及动作过程中肌肉间的协同作用。例如，站起、坐下困难的原因为肌力低下时，患者应进行增强肌力的训练。但实际在临床中仅靠增加肌力，患者无法在课题应用中改善肌肉的协同作用和运动模式，尤其是中枢神经系统损伤患者经常遇到这一问题。中枢神经系统损伤患者的**主要动力**（prime movers）、**次要动力**（secondary movers）、**肌肉间协同作用**、**全身稳定性**（whole-body stability）等问题显著。

即便患者在徒手肌力评定（manual muscle test，MMT）中肌肉可以发挥合适的力量，但在功能性活动中却无法发挥恰当的协同作用。相反，也有一部分患者，其肌肉仅能在全身运动（或与其他肌肉组合）中形成力量，但在单关节运动中无法发挥作用。临床中不仅 MMT，患者的关节活动度（range of motion，ROM）也容易出现同样的问题。例如，有的患者用非常强的踝关节跖屈站起并维持立位，踝关节无法放松下来，但在坐位或卧位下检查时却没有发现踝关节背屈受限。因此仅靠 MMT 或 ROM 检查无法找出患者运动功能障碍的根本原因。

近些年的论文中有关这些动作分析的内容相对欠缺，容易被忽略。分析患者运动策略和肌肉间协同作用时，从相对稳定的静态姿势（卧位、坐位）到立位和课题等动态姿势的过程中，治疗师可以将单一的局部问题和运动策略的问题逐步联系起来。运动策略很大程度上受课题与环境的制约，因此可以从表 1-1 的角度来进行分析。

表 1-1 | 动作分析的课题任务与环境因素

		环境	
		静态	动态
课题任务	静态	在安静的治疗室内保持立位	在嘈杂的室内保持立位
	动态	在安静的治疗室内步行	在嘈杂的室内走动

综上，治疗师在对患者进行动作分析与临床推理时需要注意以下几个问题。

1. 患者在怎样的环境下难以完成课题？

2. 环境因素中哪些问题更重要（如椅子的高度、照明、支撑面的硬度）？

3. 患者实施课题时运动的过程（时序）如何？

4. 从课题的时间轴来看，患者对特定某一期或多个期（stage）造成影响的根本障碍是什么？

5. 患者在怎样的条件下难以调整肌肉间协同作用？

通过动作分析进行临床推理

"观察动作"只是在阐述现象，而"动作分析"是临床推理的基础，治疗师以"收集信息→分析→找出问题点→建立假说→干预→再评定"的顺序推进治疗。健康人士行动的方式、方法是动作分析必需的知识，为此治疗师必须理解什么是正常的运动，但正常运动并非单一模式，正确判断是正常动作还是脱离正常的动作并不容易，如果再将自己认为理想的状态强加给患者的话，也会因患者个体因素、环境因素等问题而治疗失败。因此，临床工作者需加深对正常运动理解，一边对更多的患者反复进行表 1-1 所示流程的分析，一边积累临床经验；评定与治疗是一体的，需要不断质疑"为什么"并自我解答（图 1-3）。

希格斯（Higgs）等将临床推理定义为：以临床数据、患者选择、专业知识和判断为基础，临床工作者为了达到治疗目标不断探索解决方法的过程。临床推理十分复杂且充满着不确定性，临床工作者需从主观和客观两方面加以考虑，不断探索，从而构筑最佳的实践模式。琼斯（Jones）强调了系统化知识、认知、元认知对进行最恰当的临床推理的重要性。下面将进行详细介绍。

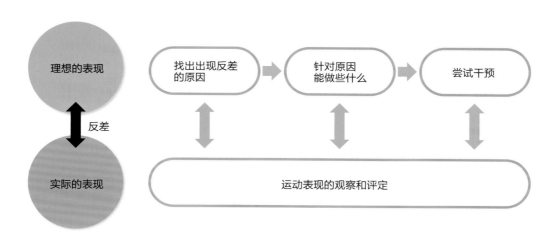

图 1-3 ｜ 动作分析与临床推理的流程

多数文献中一致的见解是，临床工作者的专业知识领域依托于专业知识和诊断的正确程度。不仅是"了解多少事实"这种表面的知识量，系统化知识也是非常重要的。

知识是影响临床推理最大的变量，治疗师需要对解剖学、运动学、神经学等知识持批判性态度，考量这些知识是应该加深理解还是与临床推理无关。也就是说，不能应用于临床的知识可能妨碍专业的思考，随着工作环境和技术变化，治疗师需要的知识也有所不同。因此，如何系统地整合知识，使其成为"有用的"知识对临床推理来讲非常重要。

认 知

所谓认知是指通过数据的分析、处理、调查等策略来验证假说的思考过程。临床的专业认知与工作者是否具有系统化知识相关。知识与认知相互依存，如验证某个治疗计划是否有效治疗师需要大量的相关知识，该验证过程也会推动治疗师获取更多知识。

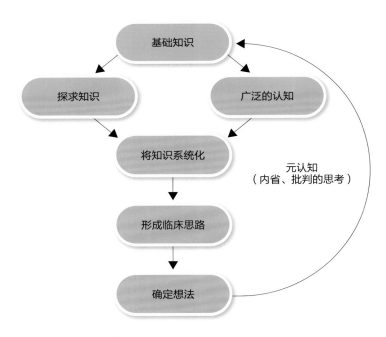

图 1-4 | 临床推理的发展

一般临床推理的失败源于认知的失败，例如，治疗师过度强调支持现有假说的见解，会导致对现有假说进行错误的解释，并进行不恰当的演绎推理。但是许多临床治疗师并没有注意到他们在对患者进行评定与治疗时思考逻辑有错误。

最普遍的失误是固执于自己属意的假说，这样认知模式便会固化、受限，就像把物品放入某个箱内，这个箱子便会成为关注的焦点，使人忽视箱子外的样子。例如，在对患者进行步行动作分析时，当其支撑中期出现髋关节向后偏移时，治疗师会倾向于从足部、下肢、躯干、上肢功能等方面建立假说，但也要考虑患者的肌肉骨骼系统、神经系统、心理等问题，从多方面验证假说。髋关节向后偏移也许只是因为其鞋子蹭地或地面打滑。

因此治疗师不能偏执于成功模式，重要的是通过归纳法和推演法在每天的工作中不断积累经验和提升技巧。

元认知

元认知是指临床工作者客观地掌握自身意识与想法的能力，是"掌握行动"，是自我审视和自省，通过不断反省、质疑自己的想法，便会认识到临床中含糊不清的思考模式，从而获得全新的认知。治疗师时刻提问自己，在临床中发生了什么？感受到了什么？有什么好的、不好的？学到了什么？下次能否采用其他方法进行治疗？并进行记录、总结，这个习惯可以称为很好的提高元认知的训练。

锻炼临床推理能力的重点在于反复进行如图1-4所示的过程。治疗师要不断收集教科书、论文、学会、同事之间对话中的知识，并进行思考，组织成临床中可以用到的知识，从而形成新的临床思路。

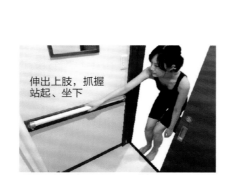
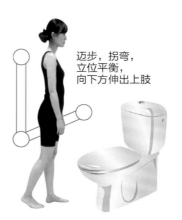

图 1-5 | 构成如厕动作的基本动作
轮椅坐位 — 伸手抓住扶手 — 站起 — 迈步，拐弯 — 穿、脱裤子 — 坐下 — 坐在马桶上

笔者经常被治疗师问到对患者进行 ADL 分析时的要点。笔者认为如果不会分析患者的基本动作，便难以对 ADL 进行课题分析。图 1-5 为如厕动作的构成成分。本书在各章中都会论述到基本动作。治疗师只要能理解基本动作并在临床中灵活运用，课题分析也会更加轻松。例如，打棒球和演奏乐器都是以运动和演奏方法为基础组成的连续性动作。因此可以说<u>如果不能深入了解如厕动作的构成成分，便无法对如厕动作进行分析</u>。当然，仅进行基本动作的分析，不能有绝对把握对患者受环境和背景影响至深的 ADL 进行课题分析，但治疗师不应局限于"可以""不可以""部分辅助"等动作的结果的评定方法，还需要对患者动作的质量进行评定，不仅是横轴上的"可以""不可以"，还需要探索患者动作在纵轴上的，即"高效的""低效的"的可能性（图 1-6）。

治疗师进行动作分析必须要理解基本的运动控制。麦克雷亚（McCrea）等分析了上肢够取动作的机制（图 1-7）。实际进行够取（运动输出）前需要许多系统的参与。够取动作的神经控制十分复杂，需要协调的肌肉收缩才能保持所有关节协调运动、姿势稳定。够取时中枢神经系统（central nervous system，CNS）内形成的计划是为了空间中手的运动，通过阶层性运动控制变换肩、肘关节的运动模式。够取时各关节的加速度受关节扭矩（旋转力）和惯性（物体对运动的变化产生的抵抗）两方面的影响。上肢、前臂、手的活动和位置组合起来形成上肢复合关节运动。关节扭矩不仅源于肌肉的活动，也受重力、关节黏性、外力（如门把手的反作用力）等因素的影响。上肢各关节的重量和方向也会影响重力；黏性是稳定关节

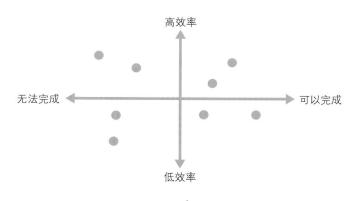

图 1-6 | 探索潜在的可能性

位置的固有的机械性特征。运动在高位水平由关节的坐标轴（如肩、肘和腕关节的角度）和终点的坐标（目标）所决定。

  CNS 通过前馈和反馈两种策略来控制够取。够取的第 1 阶段为**前馈（计划好的）控制**，通过知觉信息预测四肢力学上出现的干扰，根据以往经验来设计恰当的肌肉活动。包括一个加速阶段和一个减速阶段的连续移动是前馈控制的特点。够取的第 2 阶段是**反馈控制**，目的是根据手臂现在的位置、速度来修正与目标位置之间的差异。反馈控制中来源于末梢感受器的信号具有将肌肉、关节和其他组织在做什么的信息传回神经系统的作用。通过变化多端的加减速，进行非连续的移动来确认手与目标之间的误差是反馈控制的特点。

  如此，人通过反复学习，预测和修正对人体内力和外力产生影响的外界干扰，从而改善随意运动的控制。够取的详细机制将在第四章进行详细介绍（➡ 108 页）。脑卒中患者容易出现图 1-7 中橙色文字所提示的问题，其结果是容易造成运动输出的失败。

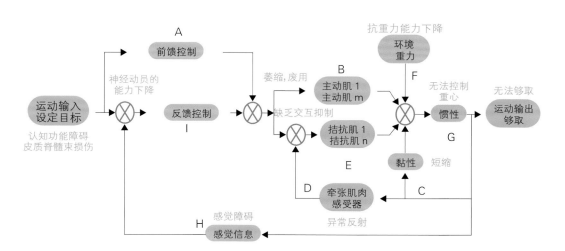

图 1-7 | 够取的运动控制与脑卒中的病态表现

（改编自 McCrea PH,et al:Biomechanics of reaching:clinical implications for individuals with acquired brain injury.Disabil Rehabil 24:534-541,2002）

原文参考文献

[1] Weinstock-Zlotnick G, et al: Bottom-up or top-down evaluation: is one better than the other? Am J Occup Ther 58: 594-599, 2004

[2] Satterfield JM, et al: Toward a transdisciplinary model of evidence-based practice. Milbank Q 87: 368-390, 2009

[3] Hedman LD, et al: Neurologic professional education: lining the foundation science of motor control with physical therapy interventions for movement dysfunction. J Neurol Phys Ther 20: 9-13, 1996

[4] Janssen WG, et al: Determinants of the sit-to stand movement: a review. Phys Ther 82: 866-879, 2002

[5] Kamper DG, et al: Alterations in reaching after stroke and their relation to movement direction and impairment severity. Arch Phys Med Rehabil 83: 702-707, 2002

[6] Runge CF, et al: Ankle and hip postural strategies defined by joint torques. Gait Posture 10: 161-170, 1999

[7] Gentile AM: Skill acquisition: action, movement, and neuromotor processes. In: Carr JH, et al (eds): Movement Science: Foundations for Physical Therapy in Rehabilitation, 2nd ed, pp111-187, Gaithersburg, MD, Aspen Publishers Inc, 2000

[8] Higgs J, et al: Clinical reasoning in the health professions. In: Higgs J, et al (eds): Clinical Reasoning in the Health Professions, 3rd ed, pp3-14, Butterworth-Heinemann, 2000

[9] Jones M: Clinical reasoning and pain. Man Ther 1: 17-24, 1995

[10] Hislop HJ: Clinical decision making: Educational, data, and risk factors. In: Wolf SL (ed): Clinical Decision Making in Physical Therapy, pp25-690, F. A. Davis, 1985

[11] Carr J, et al: Teaching towards clinical reasoning expertise in physiotherapy practice. Higgs J, et al (eds): Clinical Reasoning in the Health Professions, pp235-245, Butterworth-Heinemann, 1995

[12] Lawson AE, et al: Hypothetico-deductive reasoning skill and concept acquisition: Testing a constructivist hypothesis. J Res Sci Teach 28: 953-970, 2013

[13] Jones M: Clinical reasoning in manual therapy. Phys Ther 72: 875-884, 1992

[14] McCrea PH, et al: Biomechanics of reaching: clinical implications for individuals with acquired brain injury. Disabil Rehabil 24: 534-541, 2002

[15] Gribble PL, et al: Compensation for Interaction torques during single- and multijoint limb movements. J Neurophysiol 82: 2310-2326, 1999 [PubMed: 10561408]

[16] Hollerbach JM: Planning of arm movements. In: Osherson DN, et al (eds): Visual Cognition and Action: An Invitation to Cognitive Science, Vol. 2, pp183-211, MIT Press, 1990

[17] Jeannerod M: The Neural and Behavioural Organization of Goal-directed Movements. Clarendon Press, 1990

[18] Shadmehr R, et al: Spatial generalization from learning dynamics of reaching movements. J Neurosci 20: 7807-7815, 2000

02

第二章

翻身、坐起

概述

翻身、坐起的定义

翻身、坐起是人们日常生活中必需的动作，是脑卒中患者最容易出现障碍的课题之一，如急性期患者卧床进行体位转换时、从卧位坐起下床时，以及恢复期、慢性期患者根据自立程度变换体位、移乘至轮椅时都需要翻身与坐起动作。翻身与坐起多从仰卧位开始，相对于重力而言，身体的质心（center of mass，COM）需要大幅度地上下、左右移动，是需要患者努力并由他人辅助的活动，因此对患者本人、家属和看护人员而言也是容易出现问题的部分。

关于翻身、坐起的论文较少，其原因之一是翻身、坐起的运动模式多种多样，即个性化较为明显。本章将着眼于翻身、坐起的基本动作分析和共通的"躯干功能"，从解剖学、运动学和神经学这三方面对脑卒中患者的起居动作的特点进行分析，并对治疗干预加以介绍。

萨纳基（Sarnacki）等人阐述了翻身、坐起动作的 3 个必要条件（图 2-1）：

1. 产生身体向垂直方向运动所需的力量。
2. 控制 COM 稳定与水平移动所需的条件（躯干、臀部、足部、上肢作支撑面）。
3. 适应环境的能力（统合支撑面信息、视觉信息、平衡觉信息等）。

评价患者以上条件，并逐步掌握其解剖学、运动学和神经学方面的问题点十分重要。翻身时，患者需要在重心最低的仰卧位屈曲头颈部和下肢，用上、下肢按压床面等活动来上下、左右移动 COM，同时还要适应支撑面的变化才能完成动作。

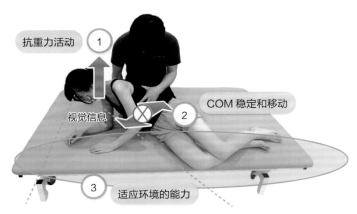

图 2-1 | 翻身、坐起的 3 个条件

中枢神经系统最重要的功能之一是调整姿势与控制运动。这个功能可以使人在运动开始时，或因外部刺激而产生的动摇时保持身体稳定。

神经系统需要在人体所有的运动中自动地将身体的质心（COM）保持在支撑面内以维持平衡，在翻身、坐起的动作中，也需要在各个时期将 COM 稳定在支撑面内。姿势控制所需的感觉、知觉、认知、运动系统，通过调整身体的肌肉、骨骼的相互作用来发挥功能，患者将床面的材质、床周围的环境、噪声和护理人员的声音、触摸和诱导的感觉及身体情况等信息统合起来，进行翻身与坐起的姿势控制。布伊塞（Bouisset）等将人在 COM 动摇时保持稳定的机制定义为"**姿势－运动能力（posturo-kinetic capacity，PKC）**"。根据 PKC 理论，功能性课题的作用在于对抗动摇的高效姿势活动；人为了优化掌握平衡与控制姿势的能力，强调了对动摇进行**预期性姿势调整（anticipatory posture adjustments，APAs）**的重要性。翻身、坐起的姿势调整与预期性姿势调整相一致。

在翻身、坐起动作中，若患者不能在仰卧位下克服重力与摩擦力，便不具备运动开始后控制肌肉活动速度、发力时机和方向的能力，就难以完成动作。脑卒中患者的预期性（前馈）和反应性（反馈）都存在问题，因此翻身时控制来自床面的反作用力、身体位置、运动顺序、头颈部和躯干的活动都会出现困难。

翻身、坐起是连续性姿势变化，图 2-2 所示为最基本的动作流程，一般从仰卧位开始运动，然后从半侧卧位转为侧卧位，再转至俯卧位，最后完成翻身，坐起动作则在翻身后继续起身至坐位。对这两个动作进行分析均可加深治疗师对仰卧位和侧卧位的理解，重要的是理解何种构成成分可以形成高效的翻身和坐起。下面对各姿势的特点和优缺点进行介绍。

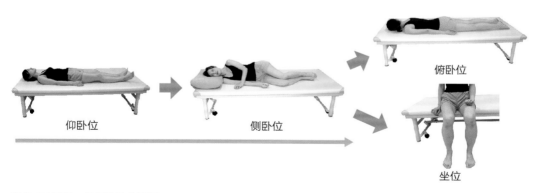

仰卧位 　　　　 侧卧位 　　　　 俯卧位

坐位

图 2-2 | 翻身、坐起的动作流程

仰卧位的特点

从姿势设置上来讲,仰卧位时,如果患者(模特)的髋关节、腰椎、颈部、肩胛带可以达到离心性长度,则证明其具备伸展的能力(图2-3)。患者(模特)支撑面宽、重心低、肌肉不紧张,姿势张力(tone)降低。力线良好时人的四肢会略外展、外旋和伸展,前臂在正常范围内旋前,肘关节轻度屈曲。患者的手接触床面可以使身体与环境之间产生相互作用,有利于促通正中轴的定向。从身体结构上来看,仰卧位的姿势下腰椎容易过度前弯,使背部的支撑面(base of support,BOS)减小。腹肌弛缓、躯干不稳定的脑卒中患者更容易出现腰椎过度前弯和骨盆前倾,导致BOS减小,可能使头部、上肢、骶骨部和足跟向下挤压床面(图2-4)。为此,患者需要通过托起下肢及摆放肩胛骨和手形成接触刺激的姿势来扩展BOS(图2-5)。

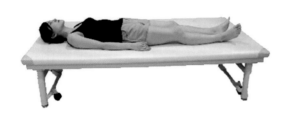

图2-3 | 仰卧位的特点

优点 如果患者能够适应,仰卧位的姿势设置可以对短缩的失去活性的肌群进行治疗。在临床中,患者从坐位至卧位、卧位至坐位的各期中,通过阶段性协调运动及屈曲、伸展、外展、内收、旋转的相互作用来促通身体各部位之间的稳定性与灵活性的控制。

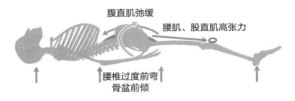

图2-4 | 脑卒中患者仰卧位的特点

腹直肌弛缓

腰肌、股直肌高张力

腰椎过度前弯
骨盆前倾

缺点 仰卧位时患者姿势张力一般较低,因此难以进行对抗重力的初期活动,即肌肉收缩的动员可能会出现问题;仰卧位时身体的接触面较宽,需要克服许多摩擦力和惯性。中枢神经系统损伤患者有时会忽略身体各部位之间的位置关系使用代偿策略。

临床建议

辅助托起患者下肢,可减轻其腰椎过度前弯,稳定患者肩胛骨周围的BOS使其胸部更容易展开。

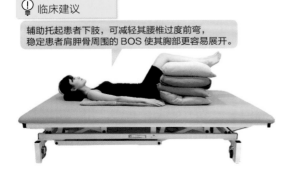

图2-5 | 托起下肢及肩胛骨、手的定向

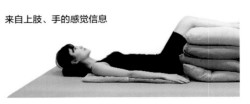

来自上肢、手的感觉信息

侧卧位时，人体负重侧容易伸展，另一侧容易屈曲（图 2-6），和支撑面的相互作用使床面的反作用力集中于患者负重侧，对负重侧的稳定性要求较高。侧卧位虽然是排痰、预防压疮等常用的姿势，但因支撑面狭小，患者容易出现姿势不稳定。因此体位摆放（positioning）时需要让患者处于安稳的姿势（图 2-7）。

从姿势力线来看，侧卧位下患者髋关节轻度屈曲、内收、内旋，肩关节也具有同样的倾向。作为治疗体位，侧卧位容易进行步行必需的髋关节伸展练习，以及踝关节、膝关节、髋关节、躯干等运动链的治疗。若想让患者在步行中促通下肢与躯干的重心移动，可以对其足底施加压力，传递与支撑末期髋关节伸展相同的感觉信息（图 2-8），也可用于呼吸控制及促通胸廓与骨盆分节性运动（图 2-9）。

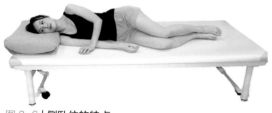

图 2-6 | 侧卧位的特点

临床建议

用枕头支撑患者非支撑侧的上、下肢，可以扩展侧卧位狭长的 BOS。

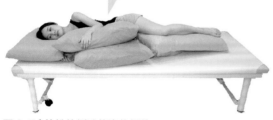

图 2-7 | 放松的侧卧位姿势摆放

患者侧卧位可以保持稳定的话，就会比立位更容易感觉到髋关节伸展。

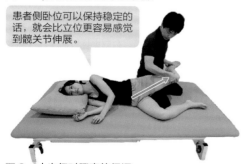

图 2-8 | 步行时蹬离的促通

优点 躯干、四肢旋转及稳定性等要素的变化会影响侧卧位姿势的设置，使用枕头可能会给患者带来多种变化。偏瘫侧置于下方的侧卧位可以通过输入触觉和体重负荷等信息对脑卒中患者的偏瘫侧形成刺激，促通其核心和远端的姿势链；非偏瘫侧置于下方的侧卧位可以促通患者偏瘫侧上、下肢在空间中的运动。

缺点 与仰卧位相比，侧卧位姿势设置下患者重心稍高、支撑面更狭长，非常不稳定。因此，侧卧位可能是比较有难度的治疗姿势。如果患者无法适应狭长的支撑面，如负重侧的离心性伸展不充分，肩胛带和骨盆可能会变得不稳定。治疗师可以将卷紧的毛巾卷放入患者体侧与床面之间的缝隙，也可以将枕头放在其躯干前方、后方及大腿下面，增强侧卧位的稳定性。

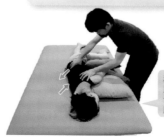

稳定患者躯干前部肌群，可以更容易诱导其呼吸时背侧肺部吸气和呼气。

图 2-9 | 呼吸控制

俯卧位的特点

俯卧位一般是指左右对称的身体腹侧作支撑面的姿势（图 2-10）。俯卧位下人的头部会转向一侧以便呼吸，肩胛带前伸，上肢呈屈曲、内旋、内收位的放松姿势，骨盆前倾，髋关节略呈屈曲、内收、内旋位，踝关节跖屈。俯卧位可能对患者过度紧张地屈曲有控制作用，如可以用于改善脑瘫患儿或脑卒中患者的髋关节屈曲，以确保其立位下肌肉保持适度的活动性和肌张力。半俯卧位也是容易展开治疗的姿势，可以与**活动性肢位（active position）**结合应用（图 2-11），在日常的姿势管理中让患者进行姿势控制的学习。

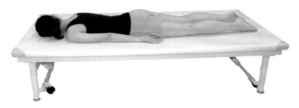

图 2-10 | 俯卧位的特点

| 优点 | 如果患者能适应，俯卧位可以增加其腹腔内压，促通核心稳定性，并由此诱导出髋关节伸展，肩关节伸展，肩胛骨下降、内收等姿势。脑卒中患者日常多采用仰卧位或坐位姿势，因此缺乏背部肌群放松的经验。俯卧位如果可以使其放松背肌群、促通轻松呼吸的话，患者也可以进入抑制痉挛等造成的屈曲和挛缩模式的治疗。 |

| 缺点 | 患者无法适应俯卧位姿势时，腰椎会过度前弯，不仅难以增加腹腔内压，还有可能助长过伸模式。患者髋关节屈肌群短缩明显时，可能会因为牵拉使牵张反射进一步增强，髋关节屈曲；这一现象也会出现于上肢，过度牵张会引起疼痛，需要加以注意。俯卧位姿势容易受重力影响压迫整个胸部，患者可能因此产生恐惧心理。 |

💡 临床建议

活动性肢位可以让身体保持放松状态的同时，确保患者获得可以使肢体保持活性即随时可以运动起来的肌张力。与预防压疮和排痰的机械的被动摆放姿势不同。

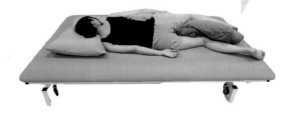

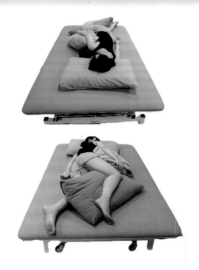

图 2-11 | 俯卧位下的活动性肢位

解剖学、运动学方面

翻身的运动模式

里克特（Richter）等的文献中将翻身分为下图 4 个基本模式（图 2-12）。大致可分为屈曲躯干、腹肌群活动为主的屈曲优势模式及伸肌群活动为主的伸展优势模式。翻身的运动模式与保持立位的运动模式有许多相似之处。屈曲优势模式的翻身运动中，患者躯干、肘关节和膝关节等容易保持屈曲状态，而伸展优势模式下患者在立位时多见背肌群过紧张，膝关节反张（locking），颈部伸展。患者无论使用哪种模式，质心（center of mass，COM）的稳定都至关重要，需要根据具体情况个体化使用屈肌群或伸肌群以保持 COM 的稳定。

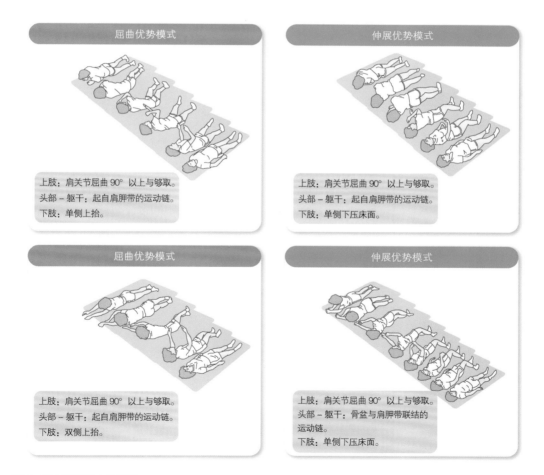

图 2-12 | 翻身的 4 个模式

(Richter RR,et al:Description of adult rolling movement and hypothesis of developmental sequences.Phys Ther 69:63-71,1989)

翻身的 4 个期和手法操作

下面将介绍普通的翻身的 4 个期的特点与手法操作技巧。如前所述，**翻身、坐起的运动模式多种多样**。福特史密斯（Ford-Smith）等在研究中，观察了 60 名受试者，观察、记录到了 89 种坐起的模式。

仰卧位

从仰卧位开始翻身时患者需要让身体保持放松，为接下来的头颈部运动与体轴内旋转做好准备（图 2-13）。需要注意的是，以正中轴为基础的**垂直身体纵轴（longitudinal body axis，LBA）**是头颈部运动与体轴内旋转不可或缺的因素。翻身动作需要旋转轴发生连续的变化，这是以脊柱为中心在 LBA 上进行的。LBA 为翻身动作的起始轴。一般来讲，脑卒中患者处于仰卧位都会出现正中轴偏斜的姿势。

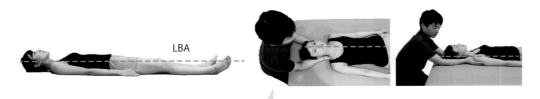

LBA

修正颈部→肩胛骨力线的同时调整呼吸运动与体轴

图 2-13 | 恰当的仰卧位姿势与手法操作技巧

（第 1 期）

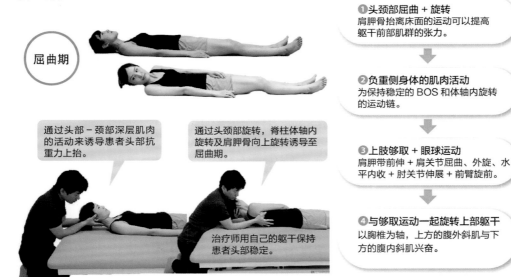

屈曲期

通过头部 - 颈部深层肌肉的活动来诱导患者头部抗重力上抬。

通过头颈部旋转，脊柱体轴内旋转及肩胛骨向上旋转诱导至屈曲期。

治疗师用自己的躯干保持患者头部稳定。

❶头颈部屈曲 + 旋转
肩胛骨抬离床面的运动可以提高躯干前部肌群的张力。

❷负重侧身体的肌肉活动
为保持稳定的 BOS 和体轴内旋转的运动链

❸上肢够取 + 眼球运动
肩胛带前伸 + 肩关节屈曲、外旋、水平内收 + 肘关节伸展 + 前臂旋前。

❹与够取运动一起旋转上部躯干
以胸椎为轴，上方的腹外斜肌与下方的腹内斜肌兴奋。

图 2-14 | 屈曲期与手法操作的思路

第 1 期 屈曲期（flexion momentum phase）仰卧位→上部躯干旋转

头颈部屈曲的活动对翻身动作非常重要。患者肩胛带前伸激活躯干旋转肌群，然后以脊柱为中心进行体轴内旋转。伸出去的上肢凭借重量作为关节转向翻身方向的扭矩，协助完成体轴内旋转（图 2-14）。

第 2 期 移行期（momentum transfer phase）上部躯干旋转→侧卧位

此期是指支撑面向一侧移动的阶段。患者肩胛带前伸，伸出上肢以引导胸椎旋转，躯干上部向翻身方向旋转，伴随胸椎旋转 COM 向翻身方向移动，此时背阔肌离心性收缩产生惯性，需要下肢支撑并适应 BOS 的变化，表现为骨盆向前方旋转且下肢随之转动，负重侧上肢也参与支撑。这样的协调运动使人体翻身至侧卧位（图 2-15）。

第 3 期 伸展期（extension phase）侧卧位→俯卧位（大腿前面、前臂形成支撑）

此期是指从侧卧位向俯卧位转移的阶段，伸展活动占优势。此阶段患者非支撑侧的肩关节进一步屈曲为前臂支撑做准备，这需要顺重力控制的能力。侧卧位患者的 BOS 狭长，更需要控制肌张力，也需要进一步向前旋转骨盆及伸展髋关节（图 2-16）。

（第 2 期）

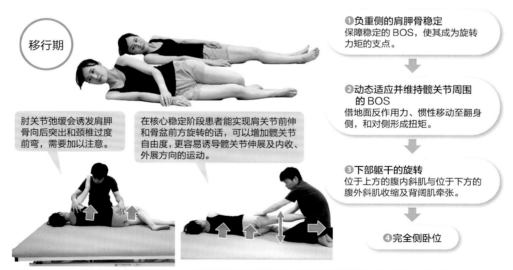

移行期

①负重侧的肩胛骨稳定
保障稳定的 BOS，使其成为旋转力矩的支点。

②动态适应并维持髋关节周围的 BOS
借地面反作用力、惯性移动至翻身侧，和对侧形成扭矩。

③下部躯干的旋转
位于上方的腹内斜肌与位于下方的腹外斜肌收缩及背阔肌牵张。

④完全侧卧位

肘关节弛缓会诱发肩胛骨向后突出和颈椎过度前弯，需要加以注意。

在核心稳定阶段患者能实现肩关节前伸和骨盆前方旋转的话，可以增加髋关节自由度，更容易诱导髋关节伸展及内收、外展方向的运动。

治疗师促通患者肩胛骨向外展下上肢向前伸出、骨盆配合上部躯干旋转向前方旋转，患者向前方移动。

治疗师诱导患者将足部蹬在自己的腹部并维持姿势，诱导患者控制股直肌离心性活动及大腿内旋。为了将下肢与上部躯干的活动联结起来，臀中肌与腹内斜肌等肌肉的活动不可或缺。

图 2-15 | **移行期与操作手法的思路**

以前臂尺侧、大腿前部肌群、下腹部为中心的 BOS 稳定阶段。与站起的稳定期相比，患者支撑面更广，没有小幅度晃动（sway）。但因重力的影响，患者活动较少时胸部的 BOS 容易变宽，竖脊肌与头颈部伸肌群活动减少。因此，在稳定期坐起或转换为手膝位的过程中，根据动作的需要患者肌肉的紧张程度会发生较大的变化。脑卒中患者关节活动度及顺重力控制能力下降，导致难以在接近俯卧位时维持姿势稳定，容易僵化，因此夜间睡眠时很少无意识地翻身，难以保持舒适<u>放松姿势（rest position）</u>。患者通过姿势摆放的设置来辅助稳定期，可以减轻身体疲劳和非对称性姿势（图 2-17）。

运动链（kinetic chain）

翻身是仰卧位→半侧卧位→侧卧位逐渐转换的动作，重点在于需要支撑侧与非支撑侧在参与活动的同时进行体轴内旋转。屈曲模式如图 2-18-A 所示，需要躯干前部肌群的浅层肌

（第 3 期）

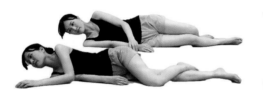

❶负重侧的躯干进一步伸展
以负重侧的髋关节、胸廓、肩胛带为中心，生成伸展与旋转活动的力矩。

↓

❷非负重侧的肩胛骨上旋与上肢前伸
前臂支撑所需的肩胛胸壁关节、肩关节的协调运动。

↓

❸以膝关节为支点进行骨盆旋转与髋关节伸展
腹肌离心性收缩与髋关节伸肌群、小腿与踝关节的适应性调整。

↓

伸展期

❹大腿前面与前臂支撑

有时需要配合患者呼气，诱导其至俯卧位

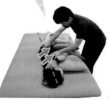

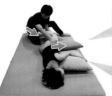

患者出现正确的髋关节伸展后，即便膝关节屈曲也不会降低腹腔内压，也就是说可以诱导出以蹬离为开始的模块 3 中的胫前肌和股直肌的活动（请参照第六章）。

腹腔内压不足使髋关节难以伸展，容易造成腰椎过度前弯和骨盆前倾，需要加以注意。

灵活使用枕头保障核心稳定，患者容易增强伸展活动肩胛骨进一步上旋，更容易出现肩关节屈曲、肘关节伸展、手指伸展。

可以通过股直肌的离心性控制诱发髋关节伸展和腹肌离心性收缩。此期与步行的支撑中期至支撑末期的蹬离运动成分有关。

图 2-16 | 伸展期与手法操作的思路

与深层肌的活动。从头颈部开始的翻身模式容易产生头部→肩胛带→躯干→骨盆→下肢的下行性运动链的活动。下行性运动链在活动初期需要前庭系统的作用及头颈部和眼球的协调活动。而伸展模式则如图 2-18-B 所示，利用来自足部与臀部的地面反作用力，形成下肢→骨盆→躯干→肩胛带→头部的上行性运动链的活动。两者均衡、灵活应用的同时，稳定 COM 进行移动以完成翻身动作。

动作过程也会对运动链产生影响。例如，翻身→坐起时，使用屈曲优势模式效率更高；翻身→俯卧位时，从运动方向的角度考虑，使用伸展优势模式效率更高。在姿势控制中两个

（第 4 期）

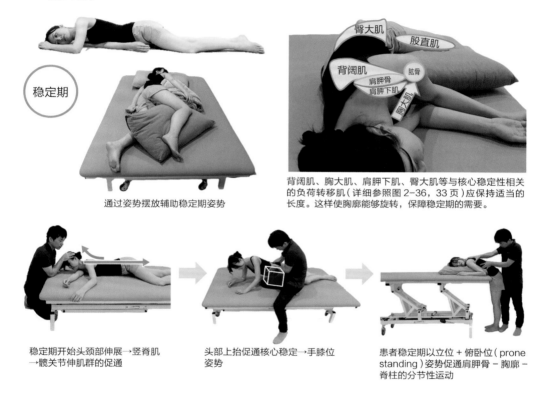

稳定期

通过姿势摆放辅助稳定期姿势

背阔肌、胸大肌、肩胛下肌、臀大肌等与核心稳定性相关的负荷转移肌（详细参照图 2-36，33 页）应保持适当的长度。这样使胸廓能够旋转，保障稳定期的需要。

稳定期开始头颈部伸展→竖脊肌→髋关节伸肌群的促通

头部上抬促通核心稳定→手膝位姿势

患者稳定期以立位 + 俯卧位（prone standing）姿势促通肩胛骨 - 胸廓 - 脊柱的分节性运动

图 2-17 | 稳定期与手法操作的思路

(A)

(B)

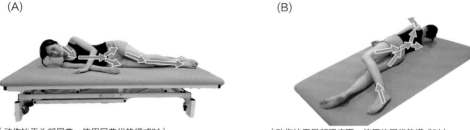

（动作始于头部屈曲，使用屈曲优势模式时）
胸锁乳突肌→胸大肌→腹外斜肌→前锯肌→腹内斜肌→髂腰肌等浅层肌的活动容易联结起来。这些肌肉的活动建立在深层肌活动的基础上。

（动作始于足部蹬床面，使用伸展优势模式时）
小腿三头肌→腘绳肌→臀大肌→竖脊肌→背阔肌→颈部伸肌群等浅层肌的活动容易联结起来。这些肌肉的活动建立在深层肌活动的基础上。

图 2-18 | 翻身过程中的下行性运动链与上行性运动链

模式能够灵活切换十分重要。上行性、下行性运动链如图 2-19 所示，人会根据个体和课题变换相应的运动模式。这些运动模式相互组合使灵活地翻身成为可能。因此，**治疗师不仅要从运动链（骨、关节运动）的角度观察、分析动作，还要从姿势链（肌肉的启动、兴奋模式）的角度进行思考。**

旋转运动

翻身、坐起对脊柱灵活性要求很高。随着年龄的增长，人类脊柱的活动范围逐渐下降，此外脑卒中患者与帕金森病患者也常见脊柱旋转活动范围受限，会影响其代偿方式和辅助量。图 2-20 所示为脊柱正常的活动范围，各关节旋转的角度（除寰枢关节）都保持在 10° 以内，脊柱在旋转的同时侧屈、屈曲，加上肋骨、肩胛骨、骨盆等身体各个部位的活动，人才能完成翻身、坐起。脊柱旋转角度虽然很小，但旋转时深层肌的感觉感受器非常重要，有必要对其进行详细的评定。

胸廓与肩胛骨的关系

在翻身的过程中，人体双侧的肩胛骨与胸廓的运动模式不同。非负重侧是肩胛骨相对于胸廓进行活动，而负重侧是胸廓相对于肩胛骨进行活动，因此肩胛骨需要稳定（图 2-21）。脑卒中患者的偏瘫侧为负重侧时，会表现出缺少胸廓旋转的翻身动作；而非偏瘫侧为负重侧时，用力挂手拐等僵化的运动方式会造成肩胛带的活动范围下降及推、压（pushing）等错误的运动模式，妨碍旋转运动。

坐起的 4 个期与手法操作

第 1 期 屈曲期（flexion momentum phase）仰卧位→上部躯干旋转

坐起的第 1 期与翻身动作多有相似，详细内容请参考翻身（➡ 18 页），但运动的计划（planning）不同，一般来讲坐起时人的肌张力更容易增高，运动速度也会更快，原因是这时有更多向抗重力方向运动的需求，需要更大的活动范围、肌肉力量，以及 COM 向垂直方向移动等（图 2-22）。

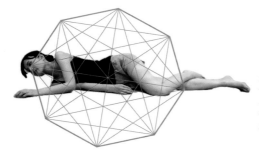

这种方法可以说适用于所有运动，每人遵循一定的模式，反复使用且有规律，这在几何学与艺术中也通用。在动作分析中，治疗师找出患者使用的模式并逐步深入研究，便可形成动态的运动。

图 2-19 | **翻身中的几何学要素**

第 2 期 移行期（momentum transfer phase）上部躯干旋转→前臂与下肢支撑

　　第 2 期是支撑面从背部转至上肢带、下肢带的阶段，需要更强的抗重力活动，以及头部在空间中的控制、前臂支撑（on elbow）、骨盆倾斜和躯干侧屈的活动能力。躯干与骨盆带的控制不充分时，患者容易出现用上肢支撑和髋关节屈曲，并且会利用惯性产生的速度进行代偿（图 2–23）。

第 3 期 伸展期（extension phase）前臂与下肢支撑→双侧臀部支撑

　　第 3 期上肢支撑面从前臂→手（on hand）→非支撑，下肢支撑面从大腿外侧→双侧臀部与大腿后侧逐渐转换。患者需要在垂直方向进一步控制头部，在眼球 - 头部 - 躯干的力线上感知正中轴（详细内容请参照图 2–57，➡ 47 页）；非负重侧骨盆上提，需要控制其离心性下降；足部要接触地面并进行探索性活动（图 2–24）。

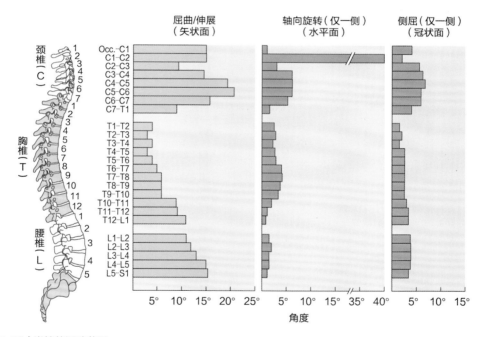

图 2–20 | **脊柱的活动范围**

（Neumann DA:Kinesilolgy of the Musculosketetal System.3rd ed,p370,Elsevier,2016）

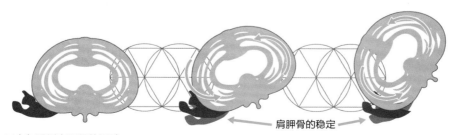

图 2–21 | **负重侧肩胛骨的活动**

　　第 4 期支撑面转移至双侧臀部，患者需要以坐骨支撑为中心的抗重力平衡活动，翻身→坐起的过程中头部容易偏向翻身侧（照片中的右侧）、COM 偏移，因此患者容易依赖上肢产生推力和支撑，与立位→坐位相比更容易出现屈曲活动。但此期患者脊柱的旋转和屈曲活动比立位→坐位更加容易，因此多用于放松的坐位（rest sitting）及促通适应地面活动的治疗。坐位下患者可以开展很多上肢活动及穿鞋等 ADL 相关课题，因此需要在稳定的坐骨上保持 COM 的动态稳定，并进行头部与上肢的控制（图 2–25）。

（第 1 期）

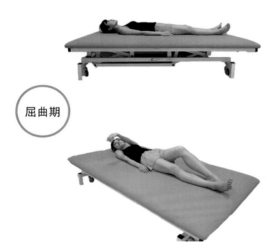

❶头颈部屈曲 + 旋转
肩胛带至躯干前部肌群张力增高。

❷负重侧身体的肌肉活动
为保障稳定的 BOS 和体轴内旋转的运动链。

❸上肢伸展 + 眼球运动
肩胛带前伸 + 肩关节屈曲、外旋、水平内收 + 肘伸展 + 前臂旋前。

❹上部躯干旋转与上肢伸展联动
以胸椎为轴上侧的腹外斜肌和下侧的腹内斜肌的活动。

图 2-22 | 屈曲期与手法操作的思路

（第 2 期）

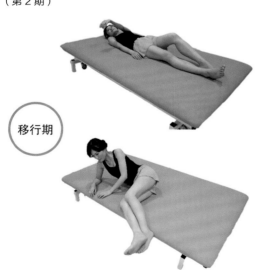

❶负重侧肩胛带、上肢、骨盆带稳定
肩胛骨下降、内收，与三角肌、肱二头肌、肱三头肌的相反控制，手部探索环境，BOS 从肩向前臂移动。

❷非负重侧骨盆上提与腹斜肌的活动
非负重侧的腹内斜肌与负重侧的腹外斜肌收缩，髋关节屈曲与腹肌活动。

❸双侧下肢的控制
上部躯干旋转与下部脊柱、骨盆旋转协作调节髋关节屈曲，膝关节、踝关节不被固定，控制肌张力。

❹用前臂和下肢支撑

图 2-23 | 移行期与手法操作的思路 1

翻身、坐起的核心稳定

如前所述，治疗师首先要理解翻身、坐起时体轴内旋转必需的COM稳定，即理解躯干功能。在此，将从**核心稳定（core stability）**的角度来对躯干功能进行说明。核心稳定在翻身等日常生活活动中，具有可以生成最大但关节负担最小的力的高效生物力学功能，因此应格外重视。以下内容与其他章内阐述的"步行""够取"等活动有共通的内容。

翻身与坐起是抵抗重力且支撑面逐渐减小的初期动作，治疗师理解躯干与核心控制这些动作的基础，可以加深对后面内容的理解。

（第3期）

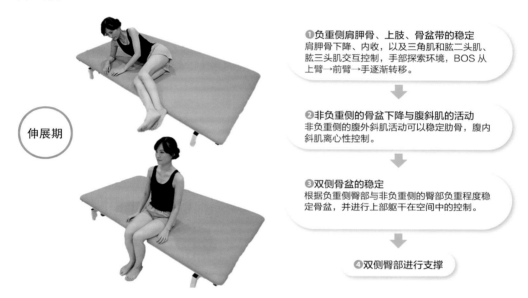

伸展期

❶**负重侧肩胛骨、上肢、骨盆带的稳定**
肩胛骨下降、内收，以及三角肌和肱二头肌、肱三头肌交互控制，手部探索环境，BOS从上臂→前臂→手逐渐转移。

❷**非负重侧的骨盆下降与腹斜肌的活动**
非负重侧的腹外斜肌活动可以稳定肋骨，腹内斜肌离心性控制。

❸**双侧骨盆的稳定**
根据负重侧臀部与非负重侧的臀部负重程度稳定骨盆，并进行上部躯干在空间中的控制。

❹**双侧臀部进行支撑**

图 2-24｜伸展期与手法操作的思路 2

（第4期）

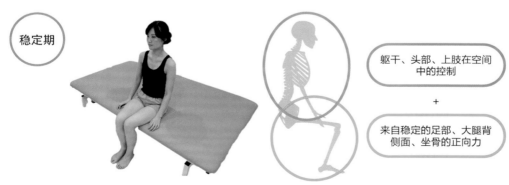

稳定期

躯干、头部、上肢在空间中的控制

+

来自稳定的足部、大腿背侧面、坐骨的正向力

图 2-25｜上部与下部的联结

基伯（Kiber）将核心稳定定义为"躯干、肩胛骨、骨盆、大腿的一系列保持稳定的活动，即多关节的运动链，对预期性与反应性活动都能高效发挥作用"，主要有以下 3 个功能。

1. 预期性姿势调整指事先制定好肌肉活动，预测连续的肌肉活动以保障身体活动。
2. 形成相互作用的力矩，控制各个关节产生适当的力并负重。
3. 支持全身力量的生成。

核心稳定的 3 个系统

潘嘉比（Panjabi）认为脊柱核心稳定的 3 大必要条件是神经亚系统（neural sub-system）（37 页）、被动亚系统（passive subsystem）和主动亚系统（active subsystem）（图 2-26）。这 3 个系统相互结合，使脊柱能够应对预期性与反应性活动的需求。这些概念也可用于第六章的足部核心系统（foot core system）（➡ 203 页）中。

被动亚系统包括脊椎、椎间盘、韧带、关节囊等结构，可以稳定运动产生的机械性抵抗和控制张力，还具有通过感觉感受器向神经亚系统传递负重信息与位置感觉等功能。具体来说，骨小梁的结构使腰椎得以保持稳定。而这些结构、组织的损伤会造成功能的缺失，如脊椎椎体的后部有肋椎关节、椎弓根、椎弓板与椎间关节，这些结构虽然有一定活动性，但容易因腰部过度屈曲与伸展时下位关节面的负重损伤。除腰椎过度前弯等特定的体位，关节突起间

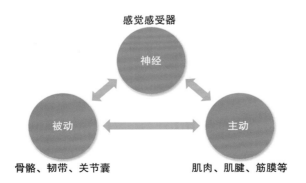

图 2-26 | 核心稳定的 3 个系统

（改编自 Panjabi MM:The stabilizing system of the spine:Part Ⅰ.function,dysfunction, adaptation,and enhancement.J Spinal Disord 5:383-389;discussion 397,1992）

基本没有垂直负重。椎间盘由纤维盘、髓核和终板组成，压力和剪切力等有引起椎间盘突出的风险。随着肌肉弱化，椎间盘承受过多的外部负重，使其无法保持适当的被动刚性与稳定性，形成恶性循环。脊柱韧带的重要作用是提供腰椎分节性运动所需的上行性本体感觉。

脑卒中患者可能有压缩性骨折或姿势变形等既往史，因代偿模式使腰椎分节性运动的功能下降，降低了椎间盘与韧带的功能性作用。

主动亚系统（active subsystem）

主动亚系统是指肌腱、筋膜等，既具有保持稳定，也具有感觉输入和产生运动等重要作用。

阿库托塔（Akuthota）等将"核心"定义为：由膈肌（顶端）、腹内斜肌在内的腹肌（前、侧方）、竖脊肌与臀肌（背部）、盆底肌与下部臀肌（底部）构成的腰椎 - 骨盆带的立体构造，具有稳定脊柱和躯干的"腰围"的作用（图 2-27）。

核心稳定，通过腰椎周围所有肌群的协调运动发挥"稳定"和"运动"两方面的作用。有研究特别指出了腹横肌与多裂肌的重要性，并验证了其在腰痛与脑卒中等领域的作用。脑卒中患者获得这些肌群适度收缩的能力，学习掌握感觉输入与运动输出（本体觉促进神经肌肉活动）对提高躯干功能十分重要。

核心稳定：肌群与功能

胸腰筋膜

胸腰筋膜是"天然的背部吊带"，将腰椎周围的肌肉网状包裹，发挥"吊带"的作用。胸腰筋膜分为深、中、浅三层，深层对腰椎与腹肌的支撑作用最为重要。腹横肌广泛附着于胸腰筋膜的中层与深层上（图 2-28）。胸腰筋膜深层由两层筋膜构成，浅筋膜层的纤维朝向内下方，深筋膜层朝向侧下、侧方，并附着于棘突上（图 2-29）。背阔肌的肌腱膜形成于胸

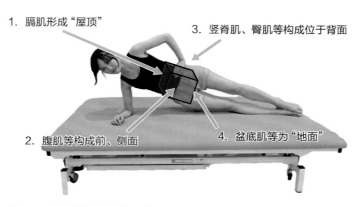

1. 膈肌形成"屋顶"
3. 竖脊肌、臀肌等构成位于背面
2. 腹肌等构成前、侧面
4. 盆底肌等为"地面"

图 2-27 | 负责核心稳定的肌群

腰筋膜深层的浅筋膜层。从本质上来讲，胸腰筋膜建立起下肢与上肢之间的联系。通过肌肉收缩，胸腰筋膜作为提供反馈的本体感受器，发挥着重要的作用。

竖脊肌

伸展腰椎的肌群主要由竖脊肌和周围短肌群（回旋肌、横突间肌、多裂肌）构成。腰椎区域的竖脊肌以最长肌和髂肋肌为主。这些肌肉起自胸椎，属于胸椎肌群，通过附着于骨盆的长肌腱作用于腰部，它们的长力臂在腰椎伸展的动作中有着重要作用。

竖脊肌是位于躯干中部深处的局部肌群，回旋肌和横突间肌没有长的力矩，但可以通过丰富的肌梭调整脊椎各椎体间的距离和位置，起到监控的作用。多裂肌跨越 2～3 个锥体，有保持锥体间稳定的作用，因为其力矩短，不参与粗大运动。脑卒中患者的这些肌群容易萎缩，因此强化核心稳定性的治疗十分重要。

腰方肌

腰方肌是直接附着于腰椎上的薄的四角形肌肉。腰方肌由 3 组肌束（下斜束、上斜束、纵束）组成，纵束与上斜束并不直接作用于腰椎，它们作为呼吸辅助肌，在呼吸方面有稳定第 12 肋的作用。一般认为下斜束略有侧屈腰椎的作用。麦吉尔（McGill）提出，腰方肌在等长收缩时是稳定脊椎的主要肌肉。

腹肌

腹肌是核心稳定的重要成分。腹横肌尤其受到关注，其纤维沿水平方向走行于腹部周围，收缩时腹部产生应力。腹横肌可以通过腹部像气球一样鼓起的"**中空化作用（hollowing in）**"完成单独收缩。有研究称健康成人的腹横肌在四肢活动前开始兴奋，也有研究证实腰痛

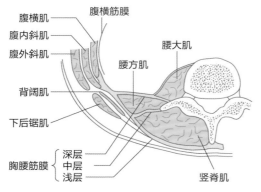

图 2-28 | 胸腰筋膜的 3 个分层与腹横肌的关系

[Vleeming A,et al:The posterior layer of the thoracolumbar fascia.Its function in from spine to legs.Spine (Phila Pa 1976)20:753-758,1995]

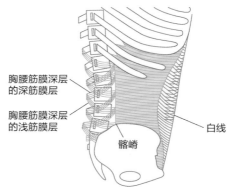

图 2-29 | 胸腰筋膜的深层

患者与脑卒中患者会出现腹横肌的兴奋延迟或不收缩。

部分腹内斜肌与腹横肌的肌纤维走行相同，介由胸腰筋膜、腹外斜肌和腹横肌一起，通过"中空化作用"来增加腹腔内压，为高效的腰椎稳定做出贡献(图2-30)。

腹外斜肌是广泛分布于躯干前面最浅层的腹肌，感知着骨盆的前倾角度，在腰椎伸展、旋转时发挥离心性控制的作用。

腹直肌在腹前壁有"吊带"的作用，其收缩主要使腰椎屈曲。

多数脑卒中患者的腹直肌和腹外斜肌会过度收缩，以便固定躯干，表面看来这样能够固定躯干以保持稳定、应对可预测的外部干扰，躯干功能似乎良好，但因不能与深层结构（inner unit）达成平衡，无法形成动态的腰椎稳定。因此患者保持平衡能力（稳定极限）下降，在出现无法预测的外部干扰时，跌倒和出现疼痛的风险会增加。多数脑卒中患者也难以获得如图2-30所示的胸腰筋膜张力。

髋关节周围肌群

脑卒中等下肢不稳定的患者，其髋关节周围肌群传导、连接四肢的运动链，发挥着重要作用。髋关节是将下肢至骨盆、脊柱的运动链连接起来的中点。腰大肌长且粗，主要作用是屈曲髋关节，起始于腰椎的附着点使其还具有辅助脊柱稳定的功能。从解剖学来看，腰肌有3个附着点（T12至L5的横突内侧一半、椎间盘、椎间盘邻接的椎体）。除腰椎屈曲增大时，腰肌并不能使脊柱保持充分的稳定。如果脊柱需要较强的稳定性，腰肌过度紧张的话，会增加腰椎的负重，带来椎间盘受压的风险。

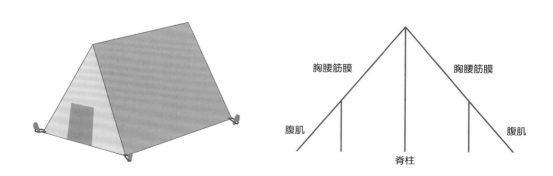

图2-30 | 高效的稳定性

借由胸腰筋膜，这些肌肉可以同时收缩，形成动态稳定，与帐篷支架可以抗风，保持帐篷稳定的功能类似。
[改编自 Akuthota V,et al:Core strentheing.Arch Phys Med Rehabil 85(3 Suppi 1):S86-S92,2004]

脑卒中患者因平衡不稳定而采取髋策略或处于痉挛状态等，他们的髂腰肌容易短缩。对此科里（Corry）等提倡对腘绳肌与髂腰肌等进行肉毒毒素治疗，减轻腰椎分节性运动功能下降的情况以改善平衡。

膈肌、盆底肌

膈肌在核心稳定中担任"屋顶"的作用，而盆底肌担任"地面"的作用（图2-31）。膈肌收缩及腹腔内压增加可以稳定腰椎。目前基本没有关于脑卒中患者的膈肌与盆底肌功能的研究，但是临床中，躯干周围肌肉低张力造成屈曲姿势的脑卒中患者，会因为膈肌与盆底肌功能缺失而无法增加腹腔内压。脑卒中患者努力维持姿势所采取的策略会使其固定使用浅层肌群，呼吸辅助肌成为优势肌。此类患者会在动作中倾向于使用停止呼吸来站起的运动策略，容易疲劳。在脑卒中发病后，有的患者还会并发无呼吸综合征。

盆底肌与腹横肌共同收缩时更容易被激活，盆底肌功能缺失的脑卒中患者多被便秘或漏尿所困扰。盆底肌的稳定性受直接作用和间接作用的影响，间接作用是指通过调整骨盆周围肌群，如臀中肌和腘绳肌起始点等的力线与肌肉活动来改善盆底肌的稳定性。

局部肌群与整体肌群的功能

阿库托塔（Akuthota）等将肌肉分为**局部肌**（local）和**整体肌**（global）。表2-1中列举了这两类肌肉。局部肌是单关节肌，以深层肌为主，负责维持静态稳定和运动控制。整体肌一般以表面肌构成的双关节肌为主，负责产生运动所需的扭矩与力量。

吉本斯（Gibbons）等将整体肌细分为**稳定肌**（stabilizer，腹内、外斜肌，脊柱周围肌群）和**运动肌**（mobilizer，腹直肌、髂肋肌）两类，贝姆（Behm）等在此之上提出了**负荷转移**（load transfer）的概念（图2-36，➡ 33页）。负荷转移肌群包括与躯干活动相关的肌肉（臀

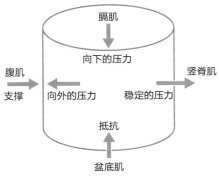

图2-31 | 腰椎处的肌群

表2-1 | 腰椎处的肌群

整体肌 （产生动力、扭矩）	局部肌（姿势，产生张力，关节的稳定）
腹直肌 腹外斜肌 腹内斜肌（前方纤维） 髂肋肌（胸椎部）	多裂肌 腰大肌 腹横肌 腰方肌 横膈膜 腹内斜肌（后方纤维） 髂肋肌、最长肌（腰椎部）

（Akuthota V,et,al:Core strengthening.Arch Phys Med Rehabil 85(3 Suppl 1):S86-S92,2004）

大肌、臀中肌、髋关节内收肌群、股四头肌、髂腰肌、斜方肌、背阔肌、三角肌、胸大肌等），有连接末梢与核心的运动链的功能，借由筋膜等生成并传导力。这些肌肉并不作为主要的核心稳定肌，而是被定位为具有间接的作用。

在脑卒中的临床治疗中，患者为增强核心稳定性，有时需要调整足底和手部的力线，使脊柱周围的局部肌容易兴奋起来。局部肌的肌梭丰富，更依赖感觉信息，因此足底和手部等感觉器官的治疗非常重要。

图 2-32 总结了翻身动作中整体肌与局部肌的关系。以深层肌为中心，动员局部肌以保证动作的稳定性，实现动态平衡。

脑卒中患者在翻身与坐起中，比起感觉优势的局部肌，更容易使用随意运动优势的整体肌，保持固定模式的稳定（图 2-33）。随着患者不断地过度努力，固定模式会增加循环系统的负担，

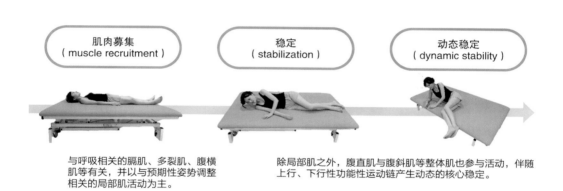

肌肉募集（muscle recruitment）　　稳定（stabilization）　　动态稳定（dynamic stability）

与呼吸相关的膈肌、多裂肌、腹横肌等有关，并以与预期性姿势调整相关的局部肌活动为主。

除局部肌之外，腹直肌与腹斜肌等整体肌也参与活动，伴随上行、下行性功能性运动链产生动态的核心稳定。

图 2-32 | 健康成人的翻身、坐起

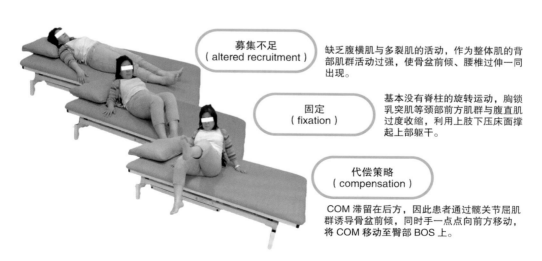

募集不足（altered recruitment）

缺乏腹横肌与多裂肌的活动，作为整体肌的背部肌群活动过强，使骨盆前倾、腰椎过伸一同出现。

固定（fixation）

基本没有脊柱的旋转运动，胸锁乳突肌等颈部前方肌群与腹直肌过度收缩，利用上肢下压床面撑起上部躯干。

代偿策略（compensation）

COM 滞留在后方，因此患者通过髋关节屈肌群诱导骨盆前倾，同时手一点点向前方移动，将 COM 移动至臀部 BOS 上。

图 2-33 | 脑卒中（左侧躯干优势）患者的翻身、坐起

容易造成疲劳、平衡不稳，也会增加跌倒的风险。临床上，治疗师有必要通过对局部肌进行感觉输入与课题设置，使患者的这些肌肉兴奋。

核心稳定的生理学

肌肉活化与运动链的功能为课题目标，运动具有特异性，以下面两个模式为基础，通过反复练习改善预期性程序。

长度依赖模式（length dependent pattern）

长度依赖模式可以赋予关节周围稳定性，以向 γ 运动神经元的上行性输入为媒介，控制肌肉交互抑制，为关节周围提供刚度。图 2-34 为肌节长度与肌肉最大张力的关系。肌肉在收缩状态下更容易获得张力，不需要肌节伸长，而在弛缓状态下则需要肌节伸长才能获得张力。

长期卧床的脑卒中患者腹直肌长期处于被牵伸状态，肌肉弱化，多见难以坐起的症状，这被称为牵张弱化（stretch weekness），在此状态下肌节被过度牵伸，难以获得张力；而处于痉挛状态的肌肉虽然可以获得张力，但往往因为肌节长度不足容易出现挛缩。

力量依赖模式（force dependent pattern）

力量依赖模式在许多核心稳定的相关研究中得到证实，多块肌肉活化相互组合来活动关节，发挥力量，通过高尔基腱器中转。评定快速活动上肢时上肢的肌肉活动模式的研究发现，最早开始活动的肌肉是对侧的腓肠肌和比目鱼肌。

对投球动作的研究发现，所有投球动作都存在从对侧的腹外斜肌开始，向上肢过渡的肌肉活化模式。与膝关节伸展相比，踢球时髋关节屈肌群对踢球最大速度的影响更大。两种肌肉活化模式都会提高四肢肌的活化水平，以改善四肢的支撑与移动能力。使用髋关节周围肌群可以最大

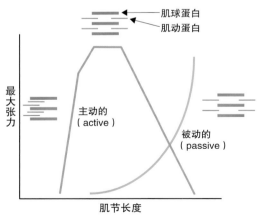

图 2-34 | 肌节长度与肌肉最大张力的关系

（改编自 Tony Everett,et al(eds):Human Movement:An Introductory Text.6th ed.pp15-16,Churchill Livingstone,2010）

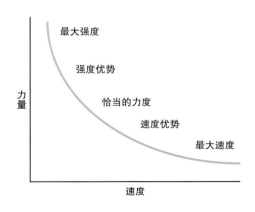

图 2-35 | 力量与速度的关系

（改编自 Tony Everett,et al(eds):Human Movement:An Introductory Text.6th ed.pp15-16,Churchill Living-stone,2010）

程度地生成腓肠肌的牵引力。通过近端肌肉收缩可以使踝关节增加 26% 以上的活化程度。有研究证实斜方肌和菱形肌稳定肩胛骨时，肩袖最多可以增加 23 ～ 24% 的肌肉活化程度。中枢部肌肉最大程度地活化时，末梢部肌肉的运动控制可以更精密，核心稳定对上肢或下肢功能的影响更大。

图 2-35 中展示了力量与速度的关系。过于依赖速度便无法提高力量，仅依靠肌力则会形成固定的活动，速度减弱且无法产生力。脑卒中患者多见依附于力量拉拽扶手起床及依靠速度猛劲起身的情况。

核心稳定性的评定

强化核心稳定性的目的是改善患者整体功能，通过调整神经肌肉控制系统，调动局部肌与整体肌的**稳定性、活动性和负荷转移能力**，进而使患者恢复肌力与耐力，重新掌握姿势与平衡。

局部肌与整体肌的观点，稳定性、活动性和负荷转移能力的观点，神经肌肉控制，以及执行课题时特定的要求等复杂的相互作用共同形成核心稳定（图 2-36）。

核心稳定性需要从①肌肉的募集，②肌肉的强度、耐力，③姿势控制、运动模式这 3 个方面来正确地评定，此方法在信度和效度方面得到了认可。下面进行详细介绍。

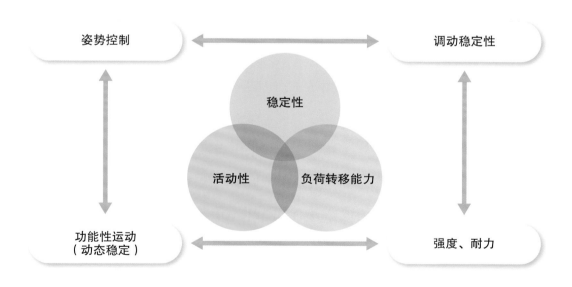

图 2-36 | 核心稳定性的 3 要素

（改编自 Kellie C:Core stability training for injury prevention.Sports Health 5:514-522,2013）

最单纯的核心稳定性评定是患者能否随意收缩腹横肌与和腰椎的多裂肌。这些肌肉的募集模式改变多见于脑卒中患者。治疗师需要在静态、动态场景下评定患者是否存在肌肉收缩不充分及收缩延迟等。

脑卒中患者的躯干肌的神经控制在运动区内重组，多裂肌的选择性活动构成各动作的基础。治疗师可在患者髂前上棘内侧与下方触诊，评定其腹横肌的自发性收缩，腹横肌位于腹直肌外侧深层。不用深呼吸就可以在抗重力活动中进行腹横肌的活动对患者而言十分重要。多裂肌是需在患者卧位或坐位下进行脊柱伸展时评定的深层肌。这两个肌肉都难以直接触诊，治疗师需要依靠精细的感觉来进行评定。

大多脑卒中患者都会为了维持表层竖脊肌的活化而持续伸展脊柱，因此应对外部干扰会过于固化，容易出现过度努力、力矩过大的运动。

除了确认患者能否有意识地动员核心肌群的评定，治疗师还需要评定其核心肌群的强度和耐力。图 2-37 是对核心肌群进行评定**麦吉尔（McGill）试验**，主要检查的是腹肌、腹斜肌和背肌。评定屈曲肌群耐力时被检者需要在髋、膝关节屈曲 90° 的坐位下，保持躯干与床形成 60° 夹角（图 2-37-A）；评定腹斜肌耐力时，被检者需要在侧卧位姿势下上抬腰臀，用足部支撑身体（图 2-37-B）；评定伸肌群耐力时，被检者需要取俯卧位，下肢固定，臀部与上半身从床边探出并保持稳定，双手抱在胸前，将躯干保持在比床更高的位置（图 2-37-C）。肌肉的力量和耐力都是保持核心稳定的重要因素。脑卒中患者多难以保持这些姿势，但治疗师可以灵活应用参照物和辅助，让患者能够在相近的姿势下评定低张力部位肌肉的细微收缩，并进行治疗，这一点十分重要。

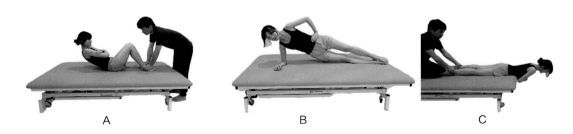

图 2-37 | 麦吉尔（McGill）试验及对脑卒中患者的临床应用

基布勒（Kibler）提出了在功能性动作中评定核心稳定性的方法（图2-38）。此方法可以从三维的角度对闭链与开链、向心性收缩与离心性收缩进行评定（单腿立位、单腿立位下蹲、结合旋转的单腿立位）。单腿立位平衡的检查可对患者的特伦德伦堡（Trendelenburg）征、参与保持平衡的上肢和身体脱离姿势控制的部分进行评定，在患者重心移动的过程中可以评定其近端的核心稳定性。单腿立位下蹲的检查可以评定患者单腿立位下蹲起动作的质量，可以在立位至单腿立位的过程中评定患者的功能性姿势及运动中的核心稳定性。但仅通过观察和评分仍不能保证结果有足够的可信性，脑卒中患者根据其功能水平有其可以实施的运动成分。

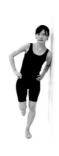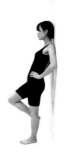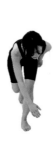

图 2-38 | 部分基布勒测试

姿势控制、运动模式

虽然肌肉的募集、强度和耐力的评定能够反映每个患者单独的核心稳定性成分的情况，但无法全面地评定其在各种负重场景、姿势、课题下的核心稳定性。近期临床引入了以动作为核心分析患者运动模式的同时，将肌肉功能、强度、耐力分开进行评定的方法。基于筛查（screening）的运动模式评定可以从稳定性和灵活性两方面进行，量化患者功能性能力。对患者进行核心稳定性的评定是因为它是促进四肢运动链的负重稳定传递的基础。评定内容包括对神经肌肉控制、本体觉、关节稳定性、活动性、强度与平衡，从患者的功能方面入手。

功能性运动测试（functional movement screen，FMS）是为评定患者受伤风险而开发的筛查量表。在多个研究中，FMS评分低于14分即判断该患者有受伤的风险。通过先行性研究证实了增强核心稳定性可以改善患者的运动模式。在某项研究中，433名消防员进行了柔韧性和核心稳定性的训练，并在训练前后对他们进行了FMS评价以调查这些因素与受伤的相关性。此研究结果表明FMS分数与受检者以前的受伤经历相关。在核心稳定性训练介入后，62%的受检者腰痛减轻、腰部受伤的次数减少。足球运动员进行核心稳定性与活动性的针对性训练后，他们的左右不对称性运动减少了，同时FMS评分也大幅度提高。由此可见FMS可能是判断运动员受伤风险的有效方法。

不仅在门诊检查时，对住院患者也应进行常见的轮椅姿势、穿脱矫形器、用餐、如厕动作的核心稳定性评定。患者躯干的动摇、课题中异常的姿势链与运动模式、过度的低张力与高张力等，均需要治疗师时常观察、触诊。治疗师边评定边不断建立假设，探索临床干预的方法（图2-39-A）；首先，正确理解患者现在的状况，适当地收集、分析各种信息，找出问题点并进行治疗干预，反复检查治疗效果并自我反省，这一过程非常重要（图2-39-B）。

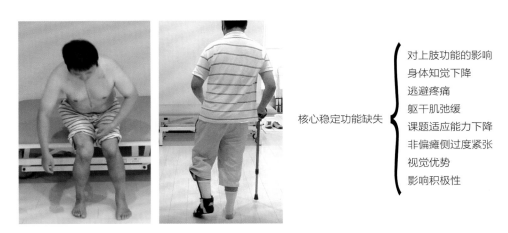

核心稳定功能缺失

- 对上肢功能的影响
- 身体知觉下降
- 逃避疼痛
- 躯干肌弛缓
- 课题适应能力下降
- 非偏瘫侧过度紧张
- 视觉优势
- 影响积极性

图 2-39-A | 从课题中找出患者姿势控制的问题点
图中患者步行与站起时表现为姿势不对称和平衡不良。

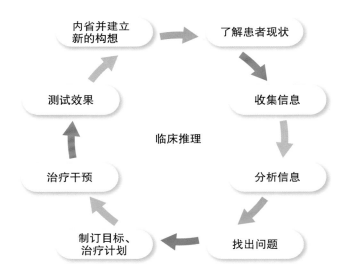

图 2-39-B | 临床推理的发展
治疗师的重点在于反复进行以上流程以便锻炼临床推理能力，需根据患者情况，分析、改变、追加或删除图 2-39-A 所示的核心稳定功能性缺失的原因，不执着于一个假设，探索更广泛的可能性。

神经学方面

核心稳定性：神经系统的参与

神经亚系统（neural subsystem）

核心稳定性的 3 要素之一——**神经亚系统**以肌梭、高尔基腱器及脊椎韧带的反馈为基础，负责不间断地监测并调整输出的肌肉活动，调整姿势应对外部干扰，确保充分的核心稳定性的同时使关节运动得以完成。

通过神经亚系统确保充分的核心稳定性的重要肌肉是腹横肌。克雷斯韦尔（Cresswell）等的研究证明，腹横肌主要有增加腹腔内压，减轻腰椎受压等作用。其他研究证实，无关躯干的运动方向、有无预期，腹横肌都是上、下肢活动中最先活化的肌肉。霍奇斯（Hodges）提出了与腹横肌功能相关的前馈机制。神经亚系统为调整姿势和应对外部干扰做准备，利用以前经历过的运动模式的反馈来预期性调整腹横肌。脑卒中等疾病，不仅使患者腹横肌难以兴奋，也可能会对延迟因素造成影响。

除了腹横肌，多裂肌与腰回旋肌等局部肌也富含高密度的肌梭。这些肌肉为神经亚系统提供本体觉反馈，发挥监控的作用。

核心稳定是基于感觉的姿势调整，是针对外部干扰不断发生变化的动态理念（图 2-40）。增强核心稳定性的方法之一是有意识地感知下腹部腹腔内压的"吸气"（draw in），脑卒中患者感受手足的感觉、进行运动想象、调整环境等，都可以为核心稳定提供很大的帮助，治疗师可以根据患者的需要进行多种多样的治疗干预。

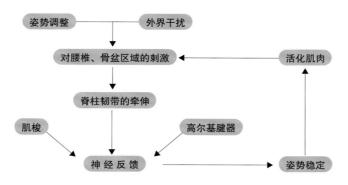

图 2-40 | 核心稳定性的神经亚系统

（Willardson JM: Core stability training: applications to sports conditioning programs. J Strength Cond Res 21: 979-985, 2007）

在前文中讲述了与核心稳定相关的腹横肌等的作用及其先行于运动进行收缩的内容，在此，将阐述预期性姿势调整（anticipatory postural adjustments，APAs）的相关内容。

APAs是指人体进行随意运动时对动摇进行制衡（counter balance）的无意识的肌肉活动，作用是稳定够取和开始步行时的COM动摇、增强全身的动态平衡。APAs不是与生俱来的反射性活动，而是在开始目的性活动之前，由上位中枢神经系统（central nervous system，CNS）发出指令而发挥作用的（图2-41）。

艾利森（Allison）等的研究发现保持核心稳定的肌肉活动先于上肢上举，在三角肌收缩前，核心肌群就已经开始活动（图2-42）。卡龙尼（Caronni）等指出，即便是微小的运动，如示指敲击，也会强化同侧上肢（肱二头肌、肱三头肌、斜方肌上部肌束等）的**预期性姿势链**（anticipatory postural chain）的活动。此类活动中，预期性肌肉活动分

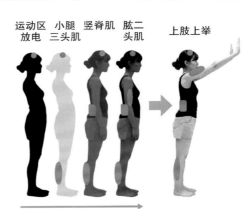

图2-41 | 上肢上举时的APAs

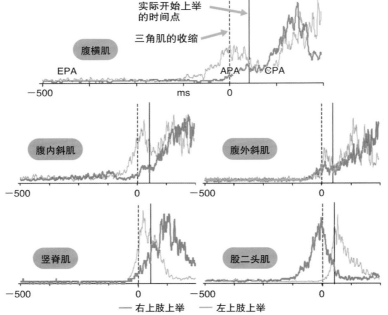

图2-42 | 左、右上肢上举时核心肌群的预期性姿势调整

EPA：早期姿势调整（early postural adjustment），运动前400～500ms。

APA：预期性姿势调整（anticipatory postural adjustment），运动前100±50ms。

CPA：代偿性姿势调整（compensatory postural adjustment），运动后50～350ms。

(Allison GT,et al:Feedforward responses of transversus abdominis are directionally specific and act asymmetrically:implications for core stability theories.J Orthop Sports Phys Ther 38:228-237,2008)

布于同侧四肢，称为肢内（intra-limb）APAs，先于随意运动，肌肉根据课题的方向分散收缩，适应课题中姿势需求而产生变化。如此，翻身与坐起时治疗师不仅要考虑患者躯干的先行性收缩，也需要考虑肩关节、上臂、前臂等所有预期性姿势链，进行治疗。

APAs 与腹横肌、腹斜肌的关系

莫里斯（Morris）等提出了保持脊柱稳定的"腰围"概念，着重于腹横肌的前馈性活动。图2-43所示为右侧上肢上举时对侧腹横肌的活动。人体右侧上肢上举时红色箭头表示的旋转扭矩传向胸廓，为了维持此旋转运动，并使上肢向前移动更容易，需要向相反方向产生相同的旋转扭矩（绿色箭头）。为此，建立在上举侧与对侧腹横肌的前馈性收缩就显得非常重要了。也有研究称腹横肌、腹内斜肌也会承担对侧的APAs功能，认为这两块肌肉在解剖学上有共同的区域，提示它们具有类似的连续性活动功能（图2-44）。

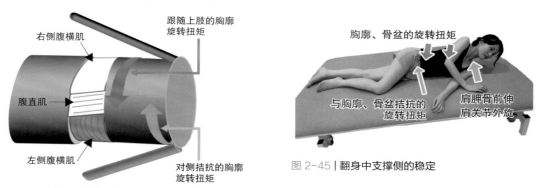

图2-43 | 先于右侧上肢上举的对侧腹横肌活动

（改编自 Morris SL,et al:Corset typothesis rebutted:transversus adbominis does not co-contract in unison prior to rapid arm movements.Clin Biomech(Bristol,Avon)27:249-245,2012）

图2-45 | 翻身中支撑侧的稳定

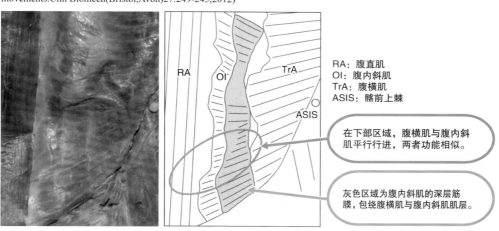

RA：腹直肌
OI：腹内斜肌
TrA：腹横肌
ASIS：髂前上棘

在下部区域，腹横肌与腹内斜肌平行行进，两者功能相似。

灰色区域为腹内斜肌的深层筋膜，包绕腹横肌与腹内斜肌层。

图2-44 | 腹横肌与腹内斜肌的走行

（改编自 Urquhart DM,et al:Regional morphology of the transversus abdominis and obliquus internus and externus abdominis muscles.Clin Biomech(Bristol,Avon)20:233-241,2005）

患者翻身时治疗师观察、治疗其支撑侧腹横肌周围肌肉活动和胸廓稳定性在临床中十分重要，稳定的支撑面可以促通对侧骨盆与胸廓形成旋转扭矩（图 2-45）。

腹横肌上部、中部、下部肌束的作用各不相同（图 2-46）。起自肋软骨的腹横肌上部肌束可以稳定胸廓，中部肌束影响腰椎的控制，起自髂嵴的下部肌束可以提高腹腔内压，对骶髂关节形成压力。肌电图（electromyogram，EMG）研究证明，腹肌不同肌束的功能有差异，有研究称上肢运动时与中部肌束相比较，腹横肌下部肌束的活动更强；立位时表层腹壁的下部区域与上部区域相比更加活跃。有研究表明，腹外斜肌与腹内斜肌的活动在躯干伸展与旋转时有很大不同。临床中治疗师应对患者的不同区域采取不同的干预方法，也要从局部和整体（图 2-47）、支撑侧与非支撑侧功能等多个视角进行评定和治疗干预（图 2-48）。

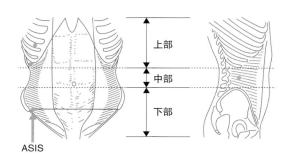

图 2-46｜腹横肌的分布

根据附着点，腹横肌分为上部、中部和下部肌束，功能各有不同。肋软骨处为上部肌束，胸腰筋膜处为中部肌束，骨盆处为下部肌束。腹横肌与腹内斜肌一起附着于髂前上棘（ASIS）下方 2cm 处，腹外斜肌在此处没有分布。

(Urquhart DM,et al:Regional morphology of the trahnsversus abdominis and obliquus internus and externus abdominis muscles.Clin Biomech(Bristol,Avon)20:233-241,2005)

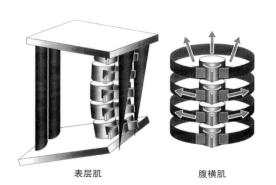

表层肌　　　腹横肌

图 2-47｜核心稳定性的 2 个模型

表面肌（腹直肌、腹外斜肌、腹内斜肌与竖脊肌）是负责脊柱整体的定向和姿势控制的机械结构。腹横肌无法直接控制外力，而是通过增加腹腔内压与和胸腰筋膜的张力，控制各部位的分节性运动。

(Hodges PW:Is there a role for transversus abdominis in lumbo-pelvic stability?Man Ther 4:74-86,1999)

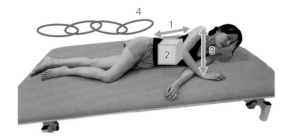

图 2-48｜翻身的评定

对翻身中躯干功能可以从这些方面进行评定和治疗干预。

1. 如腹横肌，同一块肌肉也存在**部位差异**。
2. 如局部肌与整体肌的**不同层面**。
3. 如支撑侧与非支撑侧的**不同功能**。
4. 如整体的运动链（kinetic chain）与姿势链（postural chain）的**连锁不同**。

阿鲁因（Aruin）列举了产生 APAs 的 3 个条件，提示了图 2-49 中左侧躯干优势的重度共济失调患者，在坐起时需要注意以下 3 个条件进行干预。

> 1. **已预期到的动摇方向和幅度**：使用多关节的运动通常伴有重心（center of gravity，COG）的大幅度移动。与无负重的上肢相比，有负重的上肢上举时重心移动范围更大。
> 2. **与动摇相关的随意运动**：近端肌肉活动时，反方向的 APAs 增加。快速运动中 APAs 增加，缓慢运动时减少。
> 3. **姿势课题**：姿势不稳定时 APAs 无法出现。与稳定支撑面下相比，狭窄的支撑面下进行相同课题时腓肠肌的 APAs 有所减少。

预期性姿势调整（APAs）与上位中枢神经系统（CNS）的关系

补充运动区

基于解剖学、生理学进行的研究认为，补充运动区（supplementary motor area，SMA）与 APAs 的形成相关。SMA 损伤的患者在损伤侧与对侧前臂负重时，会表现出重度 APAs 功能障碍。在 SMA 损伤、仅胼胝体完全阻断的患者并未发现 APAs 障碍。

初级运动皮质

形成 APAs 时初级运动皮质（M1）的功能在动物实验中得到证实。刺激无损伤的猫的初级运动皮质时，可以诱发其对侧肢体的活动和支撑侧下肢的 APAs。因为猫的初级运动皮质存在与意识性和不随意性相关的姿势调整。猫的皮质脊髓束的活动，与维持全身平衡的 APAs 相关的压心（COP）偏移参数成正比。在人类运动的研究中也观察到了初级运动皮质对 APAs 的作用。帕

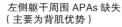

左侧躯干周围 APAs 缺失
（主要为背肌优势）　　　　　　　　COG 向后偏移

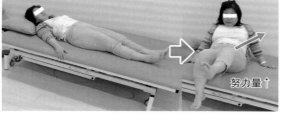

努力量↑

治疗前的起坐

①利用矿泉水瓶的重量诱导患者向前够取时肩胛骨和骨盆的协调运动　　　COG 向后偏移减轻

②缓慢运动促通拮抗肌

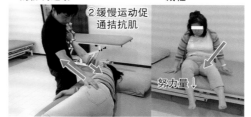

努力量↓

③提供稳定的支撑面　　　　一次治疗后

图 2-49 | 注意 APAs 的治疗干预病例（左侧优势的失调患者）

尔默（Palmer）等通过经颅磁刺激（transcranial magnetic stimulation，TMS），在受试者左上肢外展时观察其左右初级运动皮质，发现其左侧背阔肌的APAs先出现，刺激左侧初级运动皮质时虽然左侧背阔肌生成APAs延迟，但实际运动的时机没有发生变化；而刺激右侧初级运动皮质，实际运动的肌肉活化延迟。马西翁（Massion）等通过类似的研究探讨了双侧前臂负重课题中初级运动皮质与补充运动区的功能（图2-50）。其结果是负重侧的初级运动皮质、运动前区、补充运动区、基底节会参与运动时机调整等，这与APAs生成相关。

基底节

基底节参与APAs可以参考维亚莱特（Viallet）等对重度APAs障碍的帕金森病患者的研究。近年来的研究称，在双上肢操作的课题中，支配负重侧的大脑先行活动区域位于基底节、补充运动区与丘脑（图2-51），这一点和基底节－丘脑－大脑皮质网络与充分学习后的手指运动相关的思路类似，也就是说部分证实了发出APAs与随意运动指令的神经结构以姿势与随意运动两者的指令为基础的学说。

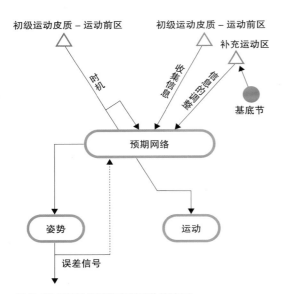

图2-50 | 双侧前臂负重课题的概念图

保持前臂姿势时，人体存在姿势与运动两者并行的模型，一个调整前臂姿势，另一个负重。两者均在初级运动皮质和基底节的调整下预期性控制动作时机。脑卒中与帕金森病患者缺乏预期性网络所收集的源自大脑皮质的信息。研究认为脑卒中患者新学习到的APAs容易出现问题，但以前学习掌握的运动的APAs则很少出现障碍。

（改编自 Massion J,et al:Acquisition of anticipatory postural adjustments in a bimanual load-lifting task:normal and pathological aspects.Exp Brain Res 128.229-235,1999）

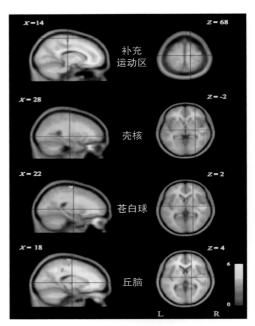

图2-51 | 上肢负重时对侧的基底节－丘脑－大脑皮质网络

（Ng TH,et al:Neuromagnetic brain activity associated with anticipatory postural adjustments for bimanual load lifting. Neuroimage 66:343-352,2013）

小脑

　　小脑与APAs的控制关系密切。巴宾斯基（Babinski）认为，小脑病变会扰乱随意运动与维持平衡之间的调整，因此小脑与姿势控制相关。此观点与小脑通过感知到的姿势可以预测行动的结果，以及小脑为了克服反馈控制造成的时间延迟发挥内部模型（顺模型）作用的观点相一致。对脑卒中患者的若干研究都针对此类关系得出了积极的结论。小脑病变的患者在拿起物体时无法正确预测和调整抓握的力度。小脑病变可能会导致APAs失去可塑性。

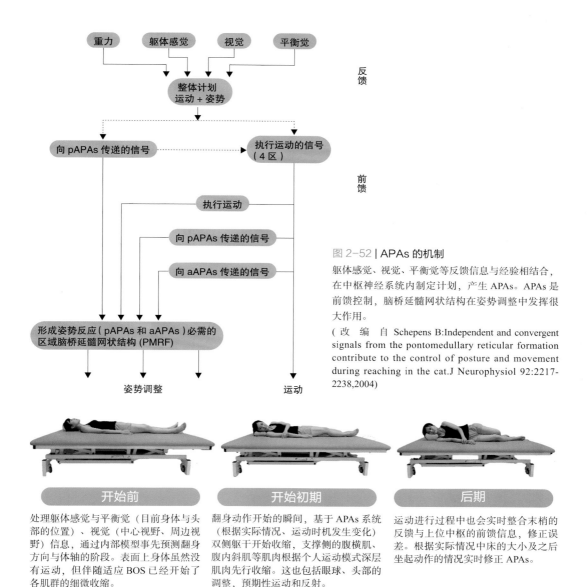

图 2-52 | APAs 的机制

躯体感觉、视觉、平衡觉等反馈信息与经验相结合，在中枢神经系统内制定计划，产生 APAs。APAs 是前馈控制，脑桥延髓网状结构在姿势调整中发挥很大作用。

（改编自 Schepens B:Independent and convergent signals from the pontomedullary reticular formation contribute to the control of posture and movement during reaching in the cat.J Neurophysiol 92:2217-2238,2004）

开始前

处理躯体感觉与平衡觉（目前身体与头部的位置）、视觉（中心视野、周边视野）信息，通过内部模型事先预测翻身方向与体轴的阶段。表面上身体虽然没有运动，但伴随适应 BOS 已经开始了各肌群的细微收缩。

开始初期

翻身动作开始的瞬间，基于 APAs 系统（根据实际情况、运动时机发生变化）双侧躯干开始收缩，支撑侧的腹横肌、腹内斜肌等肌肉根据个人运动模式深层肌肉先行收缩。这也包括眼球、头部的调整，预期性运动和反射。

后期

运动进行过程中也会实时整合末梢的反馈与上位中枢的前馈信息，修正误差。根据实际情况中床的大小及之后坐起动作的情况实时修正 APAs。

图 2-53 | 翻身过程中的 APAs

舍彭斯（Schepens）将 APAs 分为**先行性预期性姿势调整（pAPAs）**和**伴随性预期性姿势调整（aAPAs）**，详细地说明了随意运动与姿势控制的内涵（图 2–52）。这两者的关系十分复杂，但可以考虑为 pAPAs 在运动即将开始之前出现，接着是动作中的 aAPAs，在运动过程中两者总是相互关联，具体可以参考翻身过程中的 APAs（图 2–53）。

翻身、坐起与自身周围空间（peripersonal space）

自身周围空间（peripersonal space）（图 2–54）是指视觉、触觉、听觉等多重感觉整合的信息覆盖身体周围的区域，也被称为知觉空间（perceptual space）或灰色区域，主要用于处理四肢伸展范围内的空间信息。

身体图式（body schema）与自身周围空间紧密相连，一般多与触觉、本体觉、运动觉等自我身体信息处理相关，两者区别如表 2–2 所示。

健康成人可以无意识地将床面的宽窄、反作用力、自身周围空间与身体图式对照并处理，因此能无风险且效率最高地做动作。但脑卒中等因肢体瘫痪导致身体图式功能下降的患者，会在翻身时担心床面的宽度不够而过度恐惧，或无视偏瘫侧上肢位置而进行翻身，多出现肩部疼痛、无法正确处理身体与自身周围空间的关系等问题。

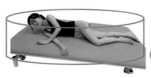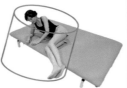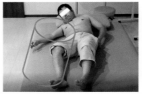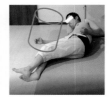

图 2-54 | 健康成人与脑卒中患者对自身周围空间的认知

健康成人自身周围上下、左右的可活动空间宽阔，拥有可以配合姿势更新认知的可塑性要素（plastic）。而脑卒中患者偏瘫侧的可活动空间狭小，难以根据姿势变化处理信息，导致其容易忽略偏瘫侧上肢，难以根据支撑面进行姿势调整。

表 2-2 | 自身周围空间与身体图式的区别

	自身周围空间	身体图式
感觉输入	视觉、听觉、触觉	本体觉、运动觉、触觉
功能特性	防御动作、随意动作	有关动作的身体知识
神经机制	顶叶 – 额叶皮质的双通路神经元	前侧额叶前皮质与顶叶

实验结果表明，从神经学机制来看，双通路神经元与自身周围空间相关。
在身体触碰物体或看到身体周围的物体时，双通路神经元均会产生反应（例：躯体感觉与视觉）。
(Cardinali L,et al:Peripersonal space and body schema:two labels for the same concept?Brain Topogr 21:252-260.2009)

以恰当的角度将轮椅推至床旁等需要高效的自身周围空间信息处理能力的动作中，特别是左侧偏瘫患者可能将轮椅放置在跌倒风险高的位置。一般来讲，左侧偏瘫患者在开放空间中视觉信息处理容易出现障碍，<u>难以依靠视觉信息进行相应修正</u>。此问题与其欠缺自身周围空间的认知能力关系较大。

高张力与痉挛状态的关系

翻身与坐起需要许多抗重力活动。上、下肢痉挛状态所致的高张力容易妨碍动作的产生。在此从临床的观点对脑卒中患者的高张力和痉挛状态进行整理。

李（Li）等人具体地讲述了脑卒中患者的神经症状与临床症状。临床中部分治疗师将患者翻身时肘部屈曲的高张力状态描述为"出现痉挛"，但思考具体的内涵时，需要参考表 2-3 所示的要点。痉挛状态是引发高张力的众多原因之一，肌肉在被牵伸时表现为速度依赖性，可以与其他病因导致的亢进进行鉴别。对脑卒中发病后 13 个月以内出现疼痛的 24 名患者进行的研究发现，其中 12 名患者对肘关节被动伸展有较高的抵抗，仅有 5 名患者存在痉挛。因此治疗师需要从临床的角度判断高张力的内涵。例如，见到患者在翻身时肘关节屈曲，治疗师需要考虑以下情况，如：翻身前其肘关节是否伸展？被动活动时有无抵抗？能否随意地有意识地控制？有没有未出现定型的联合反应模式的身体部位？做其他动作时有无出现？睡眠时是否缓解？有无疼痛？等等。

痉挛状态患者不仅可以见到反射亢进，也可以见到肌肉机械性质的改变，机械性抵抗增加会引起肌纤维的生理学变化及肌腱柔韧性的变化。这些肌肉性质的改变会对患者继发的瘫痪症状与适应性问题产生不良影响。也有研究称患者瘫痪的四肢固定在短缩位会导致肌节减少，挛缩与短缩进一步增强，同时会引起牵张反射增强，肌肉硬度可达正常的 2 倍。

表 2-3 | 脑卒中患者神经症状与临床症状的关系

脊髓网状结构的兴奋会造成脊髓反射过敏。	·速度依赖性抵抗，安静时肌紧张增高。 ·对正常刺激（多种速度的被动牵伸）及不快刺激（皮肤与自主神经）的过度反应。 ·肌张力大幅度变动（步行时的姿势变化等）。
伴随网状脊髓束兴奋性不均衡，表现出皮质脊髓束的随意活动减少和定型性同时收缩，出现辐散。	·痉挛样同时收缩（运动控制缺失），如试图伸肘时肘关节反而屈曲的现象等。 ·定型的联带模式（肩关节内收、内旋时，肘、腕关节和手指屈曲）。 ·联合反应（运动时的异常扩散）。
脱离抑制的网状结构及其他大脑皮质、脑干间的相互作用。	·肌张力的变动（夜间与睡眠时等）。 ·疼痛增强（与网状结构关联）。 ·愤怒与不安等情绪变化造成肌张力上升（与网状结构关联）。 ·随呼吸功能变化（脑卒中急性期患者打哈欠时手会松开，咳嗽时屈曲等）。 ·与交感神经症状的关系（脑卒中后复杂性区域疼痛综合征等）。

(Li S,et al:New insights into the pathophysiology of post-stroke spasticity.Front Hum Neurosci 9:192,2005)

因此，为了控制患者的高张力，治疗师不能仅用徒手治疗，患者平时的自我管理、药物干预和环境调整也十分重要。

与前庭系统的关系

前庭系统通过感知空间内头部的活动而获得自身运动信息（self-motion），以此为自身运动赋予主体感，在稳定视线、平衡与姿势控制方面发挥重要作用。翻身时人体必须控制头部旋转与眼球运动，若再坐起来，就需要处理更多信息，如与重力的关系、头颈部的角度、运动加速度等。小脑疾病等造成前庭系统功能障碍的患者会表现出严重的头晕和头颈部控制问题；一般壳核出血等病灶也会使患者因姿势控制，过多利用前庭系统，而出现头颈部处于固定状态的症状。在此，探讨前庭系统与翻身、躯干功能的关系。

近年的研究中，支配内耳前庭器官的向心性神经纤维受到了关注。前庭器官分为感知三维空间所有角加速度的**3 个半规管**，与感知三维空间所有的线加速度（即重力与平行运动）的**球囊和椭圆囊**。半规管经由前庭内侧核影响头颈部的运动神经元，球囊和椭圆囊通过前庭外侧核支配脊髓运动神经元（图 2–55），前庭神经将这些感受器接收的信号传递至前庭核，翻身动作中也会从头颈部的运动感知角加速度与线加速度，对保持适当的四肢位置、控制头颈部起辅助作用。

前庭系统的 3 个作用

1. 控制注视以在日常生活中确保视觉功能正常。

2. 通过外部信息与内部信息引发姿势稳定所需的颈部和四肢运动。

3. 辅助复杂的自发动作，如引导上肢够取。

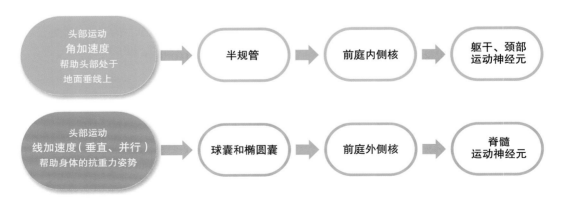

图 2–55 | 半规管、球囊和椭圆囊的作用

光流（optic flow）作为与前庭系统相关的视觉信息，有着重要的作用，可以提供自我运动中重要的感觉信息，即便自身处于静止状态时也能提供强感觉。光流通过诱发眼球运动来补充前庭动眼反射，以便在较低频率的自身运动中也可以确保稳定的视线。头部旋转时视线不抖动、维持流畅且连续的视觉世界，需要统合包含大量光流的视觉与平衡觉信息。有研究认为顶叶背侧 MST 区和顶内沟腹侧区（ventral intraparietal area，VIP）负责此功能。可以说在翻身、坐起中统合输入的平衡觉与视觉信息的功能是必需的。

向前庭核输入的信息不仅出自前庭器官，躯体感觉、本体觉、视觉、与运动相关的信息及与环境的相互作用也会为移动提供参照。所以前庭处理初期的特征是多种感觉统合（图 2-56）。

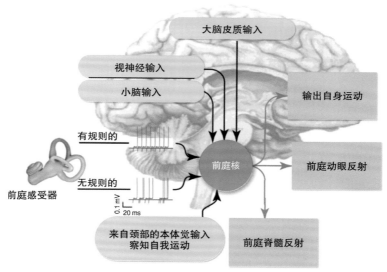

图 2-56 | 前庭核的多种感觉统合

(Cullen KE:The vestibular system:multimodal integration and encoding of self-motor control.Trends Neurosci 35:185-196,2012)

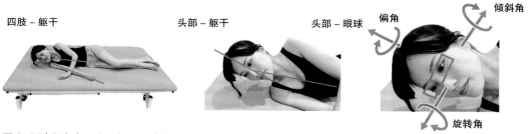

图 2-57 | 翻身中四肢－躯干－头部－眼球的协调运动

人根据来自视神经、小脑、大脑皮质、头颈部的本体觉信息来察知自身运动、稳定注视、稳定姿势，如此，基于传递至前庭核的信息来完成翻身、坐起中四肢 - 躯干 - 头部 - 眼球的协调运动(图 2-57)。

前庭与躯体感觉、本体觉的统合

躯体感觉、本体觉的输入介由脊神经后根传达至前庭核，也有研究称对此信息输入敏感的小脑和大脑皮质区直接将信息投射至前庭核。在除脑或麻醉的情况下，被动的颈部本体觉刺激会对前庭核神经元的活动产生影响。如此，众多区域向前庭核进行感觉输入，使人体能够详细感知身体运动并维持姿势稳定。前庭小脑对平衡觉与本体觉的统合在姿势控制中必不可少，具有感知自身运动的高级功能。例如，前庭脊髓反射产生的运动，需要根据头部相对身体的位置变化进行。

相对于躯干垂线决定重心方向时，需要组合头部朝向及头部相对于躯干的角度的信息。图 2-58 所示为头部与躯干的关系。头部与重力方向的夹角为 α，头部与躯干的夹角为 β，因此躯干与重力方向以 $\alpha + \beta$ 的角度定向。球囊和椭圆囊可以感知 α 的角度信息，颈部的本体感受器可以感知 β 的角度信息。通过这些信息可以建立躯干与头部恰当的运动链。

临床中，处于急性期意识不清的脑卒中患者无法在躯干及头颈部屈曲位下感知重力，因此

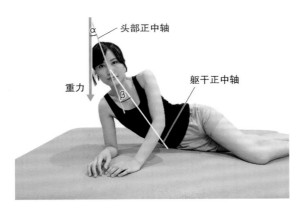

图 2-58 | 头部、躯干、重力的夹角

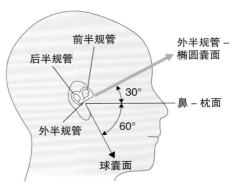

图 2-59 | 感知头部相对于躯干角度的垂直轴
(Dickman JD:The Vestibular System,Oxford University Press,2012)

信息难以输入前庭核，不能获得恰当的躯干与四肢张力；到了恢复期已经出现代偿模式时，患者多见头颈部过伸的代偿。由此，前庭外侧核刺激脊髓运动神经元，容易引起四肢紧绷，多见患者想从病床上坐起时，因前庭过度兴奋，上下肢强伸而坐起困难。

图 2-59 所示为从矢状面观察前庭感受器的定向模式。如前所述，内耳存在 5 个前庭感受器，它们在功能上互相补充。这些感受器在空间中的排列方式，可以使其在三维空间中最灵敏地感受到特定平面上人体的运动。前、后半规管相对于鼻 - 枕面均向外上方倾斜（图 2-59）。人在走路或跑步时，头部通常向下 30°，视线朝向前方数米。在这个方式下，外半规管 - 椭圆囊面与地面平行，头部稳定在与重力方向一致的垂直方向上。翻身和坐起动作中，尤其是第 2 ～ 3 期，稳定眼球方向可以使头部容易向垂直方向定向，因此在临床治疗时治疗师需要考虑患者运动方向、头部和视线的朝向。图 2-60 中简单地总结了脑卒中患者发病 6 个月后进行的前庭系统的治疗干预。

步行

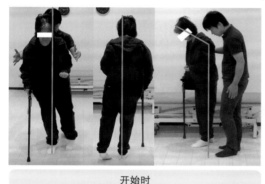

开始时

患者头颈部屈曲，视线固定在地面上，步行速度缓慢，头部和躯干相对于足跟向侧方有较大偏移，晃动明显。

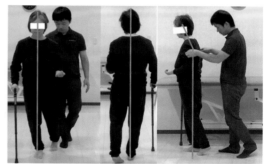

治疗 2 个月后

患者头部伸展，视线可以分离，步行速度增快，步行时相对于足跟，躯干与头部更容易在垂直位定位。

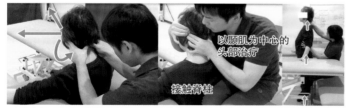

治疗师以颈部伸肌群为中心治疗。
患者转动眼球，旋转颈部。

脑卒中患者前庭康复录像　检索
http://youtu.be/geDOGQRu9j8

图 2-60 | 对前庭系统的治疗干预
治疗师改善患者枕下肌、颞肌、耳郭肌群、翼内肌、翼外肌过度紧张，同时使其头部相对躯干在空间中保持稳定；在此过程中促通患者向目标物定向与颈部旋转运动等，诱导其视线分离；进一步在立位及站起、坐下过程中，调整患者颈部伸肌群，以便手、足部的感觉信息输入不会使头部位置和眼球运动方向固定，向前庭核输入正确的视觉、躯体感觉及平衡觉信息，以稳定头颈部与四肢的运动，有助于患者改善步行。

临床应用

　　将翻身、坐起的治疗分为：1.非偏瘫侧治疗；2.端坐位治疗；3.坐位→卧位治疗；4.偏瘫侧治疗4项，下面分别介绍其评定与治疗。寻找这4项之间关联的过程有利于治疗师从多角度思考偏瘫患者的翻身、坐起动作。前述核心稳定性评定与治疗可以作为共同的要素用于患者的治疗中。

1. 非偏瘫侧的评定与治疗

　　患者非偏瘫侧的治疗对推进偏瘫侧治疗非常重要。为了使患者在偏瘫侧位于上方的侧卧位下能保持稳定，其非偏瘫侧需要适应床面的反作用力，建立伸展的成分。而脑卒中患者会因拄拐步行等原因形成非偏瘫侧用力下压的习惯，躯干与肩关节容易屈曲。

2. 端坐位下的评定与治疗

　　患者在坐位平衡中增强核心控制，可以改善翻身与坐起，这一点在立位下进行ADL时也是一样，但在卧位下治疗更容易受重力与摩擦力的影响。在支撑面小的体位推进治疗可以提高患者翻身与坐起的自理程度和动作完成质量。

翻身、坐起的治疗

3. 端坐位→仰卧位的评定与治疗

　　不仅是抗重力控制，体会顺从重力的控制对患者学习身体各部位的肌肉活动也非常重要。在抗重力和顺重力的情况下控制COM，肌肉的活动量与运动模式不同，站起后坐下、上肢够取物体后返回原来姿势的顺重力控制对患者非常重要。

4. 偏瘫侧的评定与治疗

　　患者通过前3步治疗非偏瘫侧上肢和躯干，可以增强偏瘫侧肩胛骨与肩关节的控制。偏瘫侧上肢与骨盆带的动作跟随COM移动，可使患者颈部–肩胛骨–躯干–骨盆–下肢出现分节性活动，对步行与ADL课题有所帮助。

病例介绍与治疗前后的比较

脑卒中翻身肩痛录像　检索
http://youtu.be/967n_EOF7Fc

　　男性，30余岁，左侧偏瘫，2年前壳核出血后入院进行康复治疗，经过半年的恢复期，佩戴短下肢矫形器生活，一年前行主动脉置换术，术后出现了步行时跌倒的情况，复职前以调整身体为目的每周进行一次康复治疗。该患者偏瘫侧的深、浅感觉都出现中度障碍，左侧上肢的呈屈曲位，随意够取时肩关节内收、肘关节屈曲，因此难以进行直线够取运动；足部有较强的内翻、跖屈，立位时膝反张非常明显，下肢整体容易出现阵挛；手术造成其躯干和脊柱的活动范围明显受限，翻身动作中左肩前面受牵张时出现疼痛。患者为减轻坐起时肩关节的疼痛进行了3次治疗。

治疗前

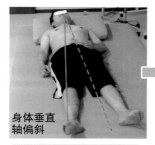

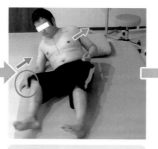

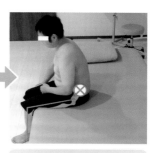

身体垂直轴偏斜

仰卧位无法在床面上躺直，偏瘫侧肩胛骨过度后撤，肘关节和手指屈曲，上部躯干与骨盆顺重力方向姿势崩溃。

无法移动重心转移至前臂支撑（on elbow），需拉拽床边，缺乏体轴内旋转的状态下抬起上身的能力。偏瘫侧上肢被拉向后方，左肩前方出现牵张痛。

骨盆后倾、躯干屈曲明显，可见到COM向后方、下方下沉。小腿与足部位置偏前（front position），足底无法接触地面。

第3次治疗后

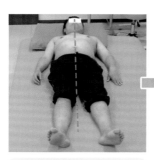

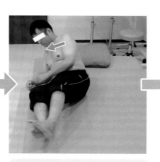

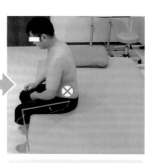

仰卧位身体垂直轴正常，肘关节与腕关节处于伸展位。上部躯干与骨盆的抗重力活动稍有改善，肩胛骨后撤也有所减轻。

能移动重心，转移至前臂支撑，起身时可以不再拉拽床边。体轴内旋转及肩胛骨前伸的姿势链（postural chain）得到改善，坐起时需要的努力量也有所减少。

骨盆后倾、躯干屈曲现象减轻。COM可以向前方移动。小腿与足部可以保持在后方位置，足底接触地面。

有许多关于脑卒中后肩痛病例的文献，大规模同批研究发现脑卒中 11 个月后有 72% 的患者出现肩痛。其原因有肩关节半脱位、肩关节撞击综合征、肩袖损伤、肌腱炎、关节囊炎、末梢神经损伤、复杂性区域疼痛综合征（complex regional pain syndrome，CRPS）、痉挛、挛缩等。疼痛并非一种原因引起，而是多种问题交织的结果（图 2-61）。许多文献都提及脑卒中患者肩痛与运动瘫痪的程度相关。其他风险因素有发病时间、感觉障碍、活动范围下降、痉挛状态、糖尿病等，但与运动瘫痪的程度相比循证依据较少。

从部位来看，特别容易出现疼痛的是肩关节。其原因有肩关节窝与肱骨头的接触点仅有 10% 受关节囊、韧带与肌肉保护，结构上存在潜在的不稳定因素。关节囊与韧带可以使肩关节向各个方向活动，但在运动时更容易成为负担。

肩关节半脱位是偏瘫患者常见的症状，有研究称有 50% 的偏瘫患者都会出现此症状。本书中介绍的病例为肩关节半脱位伴痉挛和短缩，翻身时患者上肢的重量拉伸肱二头肌起点周围，引起牵张痛，治疗内容包括改善其肩关节半脱位、翻身时躯干旋转，以及形成肩胛骨 – 上肢**姿势链**（**postural chain**）。

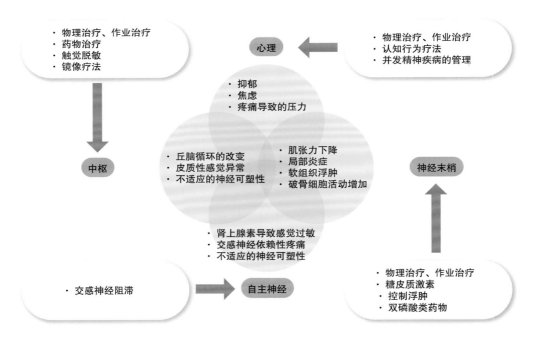

图 2-61 | 脑卒中患者疼痛的原因与治疗

(Harrison RA,Post stroke pain:identification,assessment,and therapy.Cerebrovasc Dis 39:190-201.2015)

仰卧位、侧卧位非偏瘫侧的治疗

– 配合姿势设置仰卧位 –

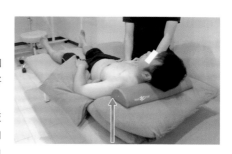

患者曾行开胸手术使胸廓活动范围和脊柱伸展受限，加之脑卒中使双侧躯干低张力。因此治疗师在仰卧位治疗中将枕头叠放在患者背部，用来减轻脊柱伸展受限和腰椎前弯，使躯干的低张力状态不再加重；将枕头垫在患者偏瘫侧上肢下面以防止肩胛骨向重力方向下沉；患者肘关节屈曲使肌肉短缩严重，但仅靠仰卧位的姿势设置难以完全放松肘部，由此治疗师需要以肱肌和旋前圆肌起点为主对其机械性肌肉短缩进行治疗。

– 改善胸廓的活动性 –

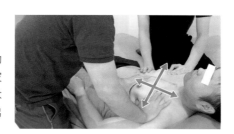

通过上述姿势设置、手法治疗，患者胸大肌、腹直肌和肋间肌等短缩的问题得到了改善。患者手术部位周围的肌肉和皮肤都失去了延展性，锁骨与颈部前方的颈阔肌等都被拉向手术部位。两位治疗师相互配合进行治疗，一位保持患者稳定，另一位辅助患者进行运动，逐渐改善其肌肉长度。

– 上部躯干与下部躯干的分节性运动 –

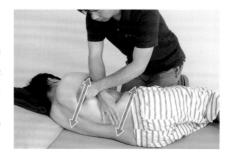

仰卧位下患者获得以胸廓周边和胸椎为中心向伸展方向的活动性。为了将患者非偏瘫侧的屈曲活动向伸展方向促通，采取偏瘫侧位于下方的侧卧位进行治疗。侧卧位比仰卧位更容易诱发骨盆旋转运动，有利于改善其下部肋骨与腹斜肌等短缩，不仅如此，患者躯干稳定在支撑面上，治疗师用手法操作进行感觉信息输入，可以使患者骨盆旋转与肩胛骨前伸得到控制。

– 骨盆与腰椎的分节性运动及非偏瘫侧伸展 –

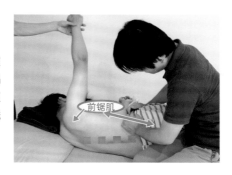

骨盆，不仅能够旋转，还能做下降、上提等动作，是核心稳定必需的骨盆带稳定和腰椎动态稳定的构成成分。将偏瘫侧上肢稳定在外展、上举位，患者容易建立起下部肋骨至上部肋骨的运动链，将被牵拉向前方的前锯肌与背阔肌力线向后方定位。

问：为什么要治疗患者的非偏瘫侧？

答：一般优先治疗脑卒中患者的偏瘫侧，但其非偏瘫侧也有许多问题。从神经学上来讲，半球间抑制下患者出现非偏瘫侧肌肉过度紧张及躯干双侧性瘫痪，导致非偏瘫侧肌肉弱化与整体肌（表面肌）优势代偿。非偏瘫侧还会受到环境因素的影响。患者偏瘫侧的不稳定使非偏瘫侧出现代偿，过度下压手拐支撑体重进行步行的状态长期持续下去的话，会造成其非偏瘫侧躯干伸展困难，上肢自由度仅限于固定范围内，变化减少。有研究指出脑卒中患者非偏瘫侧肌肉弱化和不灵活会对偏瘫侧造成不良影响。因此需要对患者双侧进行治疗与管理。上肢与躯干的关系与步行、够取等许多动作中的平衡控制相关，因此治疗与改善非偏瘫侧的过度活动十分重要。

< 偏瘫侧处于下方的侧卧位治疗中的注意事项 >

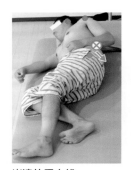 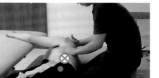

崩溃的重心线　　　恰当的姿势设置

偏瘫侧处于下方的侧卧位治疗中，床面反作用力容易传导至患者的偏瘫侧，可增加其偏瘫侧的肌张力，促进感觉信息输入。有些非偏瘫侧强力推动（pushing）身体转向偏瘫侧的患者让偏瘫侧在下方的话，便可以保持稳定的侧卧位。治疗重点在于不对患者偏瘫侧的肩关节等施加负担过重的力线调整和姿势设置。

< 非偏瘫侧处于下方的侧卧位治疗中的注意事项 >

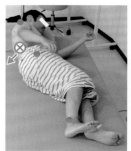 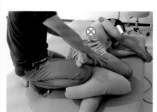

崩溃的重心线　　　恰当的姿势设置

非偏瘫侧处于下方的侧卧位治疗中，患者更容易进行非偏瘫侧躯干的伸展活动，治疗师也更容易为其治疗偏瘫侧的肩胛骨与骨盆。仰卧位下难以诱导患者肩胛骨内侧面与骶骨周围的活动。侧卧位下容易诱导患者脊柱旋转和恰当的脊柱活动，可广泛应用于髋关节伸展和骨盆旋转等活动的治疗中。如左图所示重心线崩溃的姿势，会助长患者支撑体重的非偏瘫侧过度压床和屈曲，治疗师需要多加注意。

端坐位的评定与治疗

– 来自双上肢的感觉信息 –

治疗师调整患者上肢和手的位置以提高其躯干的核心控制并增加腹腔内压，诱导其肩关节外旋和肩胛骨下降、内收、外旋、后倾以修正发挥负荷转移（load transfer）功能的肩胛带周围力线。这样，多少可以使患者脊柱伸展，患者更容易保持骨盆中立位，治疗师也更容易直接用手法干预患者的核心肌群。

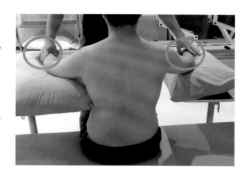

– 正中轴的建立 –

治疗师通过上述设置来牵伸患者短缩的背阔肌、前锯肌和斜方肌下部肌束，同时诱导其脊柱分节性伸展。此患者容易出现非偏瘫侧躯干屈曲与侧屈，治疗师在接触患者身体时，要为其建立伸展方向的参照。患者 COM 可移动范围扩大后，偏瘫侧肘关节和手指的痉挛状态都得到了缓解。

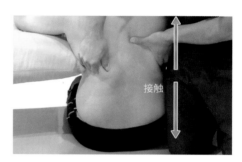

– 促通多裂肌与脊柱的抗重力伸展活动 –

患者坐位姿势稳定后，通过以多裂肌为中心的局部肌活化，可以逐渐获得脊柱分节性稳定；借由胸腰筋膜配合呼吸促通控制腹腔内压的功能，诱导骨盆分节性后倾、前倾。因为患者腹直肌短缩明显，治疗师通过向心性、离心性骨盆运动来帮助其牵伸腹直肌；在患者收缩竖脊肌的同时诱导其肩胛骨外旋、下降。

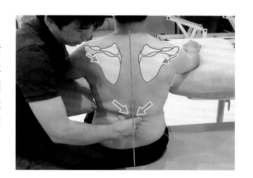

– 向偏瘫侧移动重心与抗重力伸展活动 –

在坐骨获得反作用力的阶段，治疗师诱导患者骨盆上提、下降和旋转；诱导患者向左侧坐骨移动重心，上旋与前伸左侧肩胛骨，同时，促进其右侧腹内斜肌与腰方肌等深层肌收缩，并诱导非偏瘫侧躯干不代偿固定下侧屈。患者偏瘫侧重心移动时增加腹腔内压，提高稳定性，以防止非偏瘫侧上肢下压桌面。

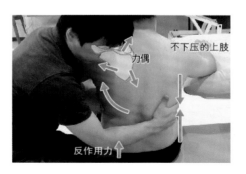

问：偏瘫侧的痉挛状态与躯干平衡活动有什么关系？

答：研究认为躯干是负责身体平衡的中心，网状结构与躯干抗重力活动、各关节姿势控制相关。在临床上经常可以看到脑卒中患者姿势稳定后上肢痉挛状态减轻，此外也会看到患者躯干不稳定容易跌倒，四肢用力时肘关节和手指屈曲的现象。上肢高张力的患者容易受躯干不稳定及网状结构活动的影响。例如，觉醒程度较低的患者肘关节更容易放松下来。反之，意识活动较多的患者，即便是注意力集中在课题上也会加重痉挛状态。下面，对痉挛状态与网状结构的关联进行稍稍深入的说明。

如图 2-62 所示各部分网状结构的功能有所不同。网状脊髓束与前庭脊髓束在解剖学上有明确的区分，背侧网状脊髓束 *(dorsal reticular spinal tract) 对脊髓的牵张反射有强抑制作用。延髓网状脊髓束源自皮质网状束与延髓腹内侧网状结构，通过皮质网状纤维输入运动区的促通信息。而内侧网状脊髓束（脑桥网状脊髓束）与前庭脊髓束具有兴奋脊髓伸展反射的作用。脑桥网状脊髓束与延髓网状脊髓束不同，不受大脑皮质和内囊等发出的指令的影响。前庭脊髓束也是一样，源自前庭神经核，不交叉直接下行。脑桥网

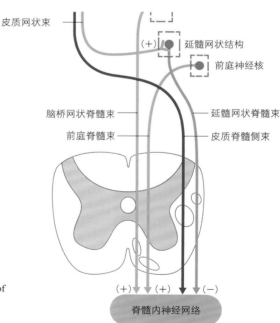

图 2-62 | 各部位网状结构

（改编自 Li S, et al: New insights into the pathophysiology of post-stroke spasticity. Front Hum Neurosci 9: 192, 2015）

* 译者注：应为延髓网状脊髓束，后文中均写为延髓网状脊髓束。

状脊髓束与前庭脊髓束在远离皮质脊髓侧束和延髓网状脊髓束的位置下行。当兴奋与抑制的平衡被打破时患者容易出现异常的牵张反射与痉挛状态。有研究认为脑卒中患者多见内囊受损，皮质脊髓束和皮质网状束两者受损，则抑制性下行纤维功能障碍，结果是脑桥网状脊髓束和前庭脊髓束优势，更容易出现痉挛状态。

临床中该如何缓解患者的痉挛状态呢？这些结构位于脑内无法直接观察。但是治疗师在理解脑内结构的基础上为患者制订治疗方案可以扩展干预的范围。

为控制患者痉挛状态和异常脊髓反射，作者认为以下 2 项治疗非常重要：1. 建立异常反射与大脑皮质之间的连接，使出现障碍的抑制性下行通路兴奋；2. 抑制异常的前庭脊髓束与脑桥网状脊髓束的兴奋性下行通路。单纯增强网状结构功能的想法有可能强化患者的痉挛状态。为患者建立异常反射与大脑皮质之间的连接时，治疗师需要以注意、识别、语言指示、视觉和皮肤感觉信息为中心，让患者有针对性地适应。手与大脑皮质的联系紧密，手部的治疗干预尤为重要。非意识性信息（如肌肉、筋膜、关节、内脏的感觉）的调整对抑制性下行通路的兴奋非常重要。这名患者也是通过双手和躯干深层肌肉的感觉信息和治疗师的语言指令，调整兴奋性下行通路和抑制性下行通路的平衡。

基于这些脑内结构的临床思路范围较广，治疗师需要聚焦于治疗效果来验证治疗假说。

端坐位→仰卧位的评定与治疗

− 眼球的定向 −

患者向偏瘫侧躺下的过程中治疗师促通其以眼球－头部－躯干为中心的姿势控制。治疗师通过口头指令与水平外展患者的上肢，诱导其眼球向偏瘫侧后方运动。此患者在姿势不稳定时难以将眼球固定在偏瘫侧，因此采用了头颈部向右侧侧屈的代偿策略，以更多地感知身体信息；姿势设置为非偏瘫侧手放在桌子上，以使患者从手部获取感觉信息。

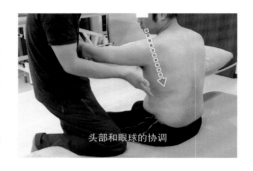
头部和眼球的协调

− 颈部－躯干－四肢的定向 −

患者头颈部不应过度侧屈，而是伴有伸展和向右旋转。治疗师以自己的躯干与大腿为参照帮助患者。患者还需要意识到自己非偏瘫侧肋骨周围肌肉伸展→脊柱伸展，躯干右旋→骨盆右旋→大腿外旋→膝伸展的下行性运动链。同时，治疗师逐渐向顺重力方向诱导患者。患者还应注意使半规管输入恰当的角加速信息以维持头部与躯干的角度。

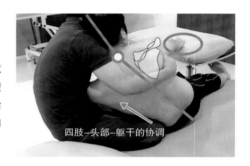
四肢－头部－躯干的协调

− 颈部－躯干的定向 −

为了防止患者头部对线加速度产生过度反应，以及前庭系统兴奋所伴随的下肢过度伸展与上肢屈曲，治疗师应注意患者的躯干－头部－眼球运动，在枕头上慢慢诱导其躯干至头部的顺重力分节性控制；通过颈部的本体觉和语言诱导患者注视，注意前庭系统的多重感觉统合。依照以上方法，患者可以在不出现四肢过度伸展的状态下转移至卧位姿势。

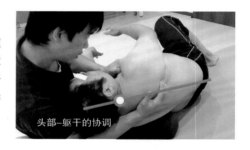
头部－躯干的协调

− 具有活动性的仰卧位（active spine）−

伴随脊柱旋转和伸展的仰卧位姿势下，患者的骨盆能够保持灵活，不被脊柱与髋关节牵拉固定，这样可以减少患者非偏瘫侧髋关节屈肌群的屈曲固定，随着骨盆向右旋转，偏瘫侧下肢也容易抬起。在这样的状态下治疗师诱导患者偏瘫侧髋关节屈曲，在保持核心稳定与腹腔内压的情况下，转移至功能性屈膝、脚着床姿势。

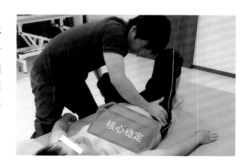
核心稳定

问： 患者坐起时的辅助量有什么注意事项？

答： 翻身、坐起的诱导有 2 种不同的方法，一种是单纯的辅助方法，另一种是以促通为目的有意识地进行干预的方法。辅助应注重患者的安全，并方便其他人员操作。第二种方法目的是改善患者功能并使其发挥潜能，因此急性期或需要较大辅助量，或可以自己坐起但根据其治疗目标不希望使用代偿模式的患者，可根据具体特点选择这种干预方法。翻身、坐起的辅助也需要使用治疗技术，如此既能发挥患者的潜能，也可以减轻治疗师的负担，降低治疗师受伤的风险。以下将分别举例介绍诱导急性期、中度、轻度脑卒中患者坐起的方法。

[急性期、重度瘫痪等]

因意识障碍与瘫痪的影响，患者多表现为躯干弛缓、难以紧张。患者难以建立四肢与躯干的姿势链和运动链，COM 不稳定。治疗师需关注着患者近端及躯干的核心稳定性，诱导其四肢与颈部向躯干集中。对患者四肢与颈部使用手法治疗时，治疗师不要只关注如何做（How to），而要感知在诱导下患者四肢的重量是否变轻，患者有无追随动作。诱导患者身体的注意事项请参照坐起的构成成分（ ➡ 13 页）。

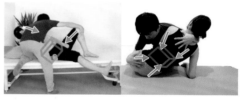

即便是重症患者，治疗师也需要关注其核心稳定性，从近端加压，在提高腹腔内压的状态下诱导其坐位、卧位的转换。

[恢复期、中度偏瘫等]

恢复期患者的神经系统自然恢复，因此比急性期更容易动员肌肉；因意识清醒，自身的运动计划和应对外部刺激的意识更强。因此，不仅是近端，多数患者可以从中间关节（肘、膝关节）及末梢部位（手、足部）进行治疗干预。如左图患者，治疗师从肘关节进行干预，可选择从一侧或双侧进行治疗；当然也可以通过语言指令或灵活使用桌子等视觉信息进行治疗干预。

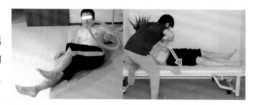

治疗师寻找患者肩部疼痛的原因，注意动作的构成成分，诱导其坐位、卧位的转换。

[轻度瘫痪等]

无论发病时间长短，轻度瘫痪的患者大多意识清晰，可以自行坐起。重点不在于患者能否自行坐起，而是能否解决患者有问题的动作成分。如果患者能代偿较少地坐起，治疗师可将其与恢复良好的步行及上肢功能的治疗有效结合起来，充分注意语言指示患者对意识和触摸强度的影响，同时尽可能地从末梢部位开始进行治疗和诱导；根据地面、沙发等环境因素来评定患者运动模式的变化也非常重要。

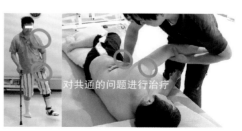

对共通的问题进行治疗

即便患者动作独立完成动作，但从长远来看治疗师有必要在起床等日常生活动作中对其有问题的部位进行干预。

偏瘫侧的评定与治疗

－ 非偏瘫侧位于下方并伸展的侧卧位 －

卧位→坐位→卧位等姿势变换中，治疗师通过抗重力、顺重力方向的活动，将患者设置在非偏瘫侧躯干不产生侧屈的高效侧卧位姿势；调整枕头的位置使患者偏瘫侧髋关节处于中间位，躯干肌更容易收缩；同时注意使患者的肱骨头与股骨头位于纵向体轴（londitudinal body axis，LBA）上，如此可以减轻患者菱形肌和斜方肌下部肌束的紧张，更容易诱导肩胛骨外旋与上方旋转。

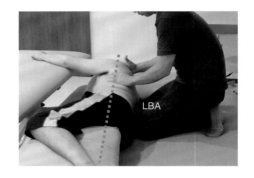

－ 头颈部与肩胛骨的分离 －

治疗肩关节时，可见患者斜方肌上部肌束和肩胛提肌、胸锁乳突肌、颈阔肌明显短缩，使其肩胛骨上提、前倾，形成了翼状肩。治疗师通过手法改善患者肌肉短缩，并在其肩胛骨下降、内收、后倾和外旋的同时，诱导其伸展胸椎并收缩多裂肌，患者出现胸椎伸展与肩胛骨下降的预期性姿势调整连锁反应（APAs-chain）后，诱导其不伴随躯干屈曲的肩胛骨前伸。

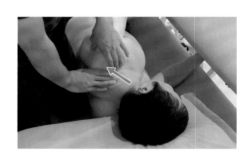

－ 胸廓与肩胛骨的分离 －

随着患者局部肌开始活动，治疗师通过诱导其负荷转移肌群中的胸大肌与背阔肌，可以促通其更加灵活地活动肩胛骨。该患者受心脏手术的影响，胸大肌与胸小肌牵拉感很强，因此治疗师应以胸骨周围的肌纤维为中心进行松动；患者背阔肌与前锯肌一同被拉向前方，本该具备的躯干伸展与肩关节内旋无法出现，治疗师应连同前锯肌一起向后方调整其力线，诱导双关节肌发挥作用。

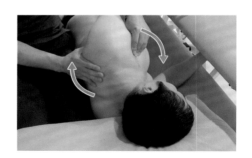

－ 骨盆 － 躯干 － 上肢 － 颈部的姿势链 －

在患者头颈部和肩胛骨变得灵活之后，治疗师诱导其肩胛骨前伸、肩关节外旋、颈部向右旋转、骨盆向右旋转的运动链。该患者左侧骨盆、肩胛骨容易后撤，使肘关节与手指屈曲。在这样的上肢前伸动作的诱导中患者应注意非偏瘫侧的肘关节与前臂不出现代偿，从前臂支撑（on elbow）至手支撑（on hands）坐起。

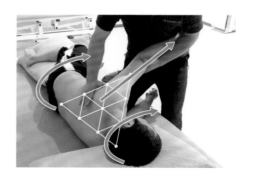

问：手的够取与翻身和坐起有何关系？

答：有许多研究称恰当的平衡觉信息处理、头部位置、眼球运动对上肢的运动与手的位置有着重要影响。翻身、坐起需要躯干和四肢短时间内配合以进行恰当的头颈部控制，因此通过偏瘫侧上肢与手的治疗让恰当的本体觉信息传送至中枢神经系统非常重要。在运动学中上肢的位置会对骨盆造成很大影响，下面将介绍为减少翻身过程中的辅助量与患者的努力程度所需的上肢与骨盆的关系。

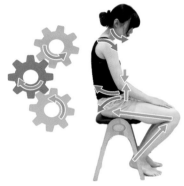

骨盆后倾→腰椎屈曲→胸椎屈曲→
肩胛骨外展→上肢内旋

【伴随躯干屈曲的姿势链】

一般脑卒中患者进行抗重力活动会很困难，且躯干有屈曲倾向，因此容易出现左图的姿势链，基本都需要诱导相反的模式。但是为了使患者理解感觉，治疗师也可以先诱导患者使用擅长的模式，再引入相反模式，可以增强患者的知觉注意（salience approach）。左图中的运动模式不应在患者无法对抗重力的情况下进行，而是伴随顺重力活动进行诱导，以扩展治疗促通的范围，这一点治疗师需要加以注意并多加练习。

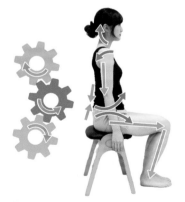

骨盆前倾→腰椎伸展→胸椎伸展→
肩胛骨内收→上肢外旋

【伴随躯干伸展的姿势链】

有的脑卒中患者处于腰椎过伸、骨盆前倾、上肢外旋的伸展模式以保持坐位。看上去虽然能很好、很稳定地保持姿势，但患者可能无法转换至上图的屈曲模式。姿势控制需要能够根据课题自由切换这两种模式。自由切换这两种姿势，需要患者既可以抗重力活动，也可以顺重力活动，这对运动学习来讲非常重要。

第 2 章的学习重点

☐ 理解翻身、坐起的 4 个期的特点

☐ 从解剖学、运动学方面理解各期

☐ 理解各期的神经学机制

☐ 理解治疗干预患者的 4 个视角

☐ 理解对患者治疗干预的临床问答

原书参考文献

[1] Sekiya N, et al: Kinematic and kinetic analysis of rolling motion in normal adults. J Jpn Phys Ther Assoc 7: 1-6, 2004

[2] Sarnacki SJ: Rising from Spine on a Bed: A Description of Adult Movement and Hypothesis of Developmental Sequences. Richmond, VA: Virginia Commonwealth University, 1985

[3] Horak FB: Postural orientation and equilibrium: what do we need to know about neural control of balance to prevent falls?. Age Ageing Suppl 2: ii7-ii11, 2006

[4] Bouisset S: Relationship between postural support and intentional movement: biomechanical approach. Arch Int Physiol Biochim Biophys 99: A77-A92, 1991

[5] Yiou E, et al: Adaptability of anticipatory postural adjustments associated with voluntary movement. World J Orthop 3: 75-86, 2012

[6] Richter RR, et al: Description of adult rolling movements and hypothesis of developmental sequences. Phys Ther 69: 63-71, 1989

[7] Ford-Smith CD, et al: Age differences in movement patterns used to rise from a bed in subjects in the third through fifth decades of age. Phys Ther 73: 300-309, 1993

[8] Barra J, et al: Perception of longitudinal body axis in patients with stroke: a pilot study. J Neurol Neurosurg Psychiatry 78: 43-48, 2007

[9] Neumann DA: Kinesiology of the Musculoskeletal System. 3rd ed, p370, Elsevier, 2016

[10] Kibler WB: The role of core stability in athletic function. Sports Med 36: 189-198, 2006

[11] Panjabi MM: The stabilizing system of the spine.: Part I. function, dysfunction, adaptation, and enhancement. J Spinal Disord 5: 383-389; discussion 397, 1992

[12] Bogduk N: Clinical Anatomy of the Lumbar Spine and Sacrum. 3rd ed, Churchill-Livingstone, New York, 1997

[13] Solomonow M, et al: The ligamento-muscular stabilizing system of the spine. Spine 23: 2552-2562, 1998

[14] Akuthota V, et al: Core strengthening. Arch Phys Med Rehabil 85 (3 Suppl 1): S86-S92, 2004

[15] Smith CE, et al: Dynamic trunk stabilization: a conceptual back injury prevention program for volleyball athletes. J Orthop Sports Phys Ther 38: 703-720, 2008

[16] Richardson C, et al: Therapeutic Exercise for Spinal Segmental Stabilization in Low Back Pain: Scientific Basis and Clinical Approach. Churchill Livingstone, Edinburgh (NY), 1999

[17] Hides JA, et al: Multifidus muscle recovery is not automatic after resolution of acute, first-episode low back pain. Spine 21: 2763-2769, 1996

[18] Yu SH, et al: The effects of core stability strength exercise on muscle activity and trunk impairment scale in stroke patients. J Exerc Rehabil 9: 362-367, 2013

[19] Ebenbichler GR: Sensory-motor control of the lower back: implications for rehabilitation. Med Sci Sports Exerc 33: 1889-1898, 2001

[20] Richardson C, et al: Therapeutic exercise for spinal segmental stabilization in low back pain: scientific basis and clinical approach. Churchill Livingstone, Edinburgh, 1999

[21] Vleeming A, et al: The posterior layer of the thoracolumbar fascia. Its function in load transfer from spine to legs. Spine (Phila Pa 1976) 20: 753-758, 1995

[22] http://www.anatomy-physiotherapy.com/articles/musculoskeletal/spine/lumbar/259-the-thoracolumbar-fascia-anatomy-function-and-clinical-considerations

[23] McGill S: Low Back Disorders: Evidence-based Prevention and Rehabilitation. Champaign (IL), Human Kinetics, 2002

[24] Yu SH: The effects of core stability strength exercise on muscle activity and trunk impairment scale in stroke patients, J Exerc Rehabil 9: 362-367, 2013

[25] McGill SM: Low back stability: from formal description to issues for performance and rehabilitation. Exerc Sport Sci Rev 29: 26-31, 2001

[26] Hodges PW, et al: Inefficient muscular stabilization of the lumbar spine associated with low back pain: a motor control evaluation of transversus abdominis. Spine 21: 2640-2650, 1996

[27] Porterfield JA, et al: Mechanical Low Back Pain: Perspectives in Functional Anatomy. 2nd ed, WB Saunders, Philadelphia, 1998

[28] Bogduk N: Clinical Anatomy of the Lumbar Spine and Sacrum. 3rd ed, Churchill-Livingstone, New York, 1997

[29] Corry IS, et al: Botulinum toxin A in hamstring spasticity. Gait Posture 10: 206-210, 1999

[30] Gibbons SGT, et al: Strength versus stability: part 1. concepts and terms. Orthop Division Rev 2: 21-27, 2001

[31] Behm DG, et al: The use of instability to train the core musculature. Appl Physiol Nutr Metab 35: 91-108, 2010

[32] Lyons K, et al: Timing and relative intensity of hip extensor and abductor muscle action during level and stair ambulation: an EMG study. Phys Ther 63: 1597-1605, 1983

[33] Konin JG: Facilitating the serape effect to enhance extremity force production. Athl Ther Today 8: 54-56, 2003

[34] Michael A: Effects of proprioceptive exercises on pain and function in chronic neck- and low back pain rehabilitation: a systematic literature review. BMC Musculoskelet Disord 15: 382, 2014

[35] Tony Everett: Human movement: An Introductory Text. 6th ed, pp15-16, Churchill Livingstone, 2010

[36] Zattara M: Posturo-kinetic organization during the early phase of voluntary limb movement. J Neurol Neurosurg Psychiatry 51: 956-965, 1988

[37] Hirashima M: Sequential muscle activity and its functional role in the upper extremity and trunk during overarm throwing. J Sports Sci 20: 301-310, 2002

[38] Van Ingen Schenau GJ, et al: The unique action of bi-articulate muscles in complex movements. between lower extremity injury, low back pain, and hip muscle. J Anat 155: 1-5, 1987

[39] Kebaetse M, et al: Thoracic position effect on shoulder range of motion, strength, and 3-D scapular kinematics. Arch Phys Med Rehabil 80: 945-950, 1999

[40] Kellie C: Core stability training for injury prevention. Sports Health 5: 514-522, 2013

[41] Barr KP, et al: Lumbar stabilization: a review of core concepts and current literature. Part 2. Am J Phys Med Rehabil 86: 72-80, 2007

[42] Hebert JJ, et al: The relationship of transversus abdominis and lumbar multifidus activation and prognostic factors for clinical success with a stabilization exercise program: a crosssectional study. Arch Phys Med Rehabil 91: 78-85, 2010

[43] Minick KI, et al: Interrater reliability of the functional movement screen. J Strength Cond Res 24: 479-486, 2010

[44] McGill SM, et al: Endurance times for low back stabilization exercises: clinical targets for testing and training from a normal database. Arch Phys Med Rehabil 80: 941-944, 1999

[45] Borghuis J, et al: The importance of sensory-motor control in providing core stability: implications for measurement and training. Sports Med 38: 893-916, 2008

[46] Cook G, et al: Pre-participation screening: the use of fundamental movements as an assessment of function. Part 1. N Am J Sports Phys Ther 1: 62-72, 2006

[47] Cook G, et al: Pre-participation screening: the use of fundamental movements as an assessment of function. Part 2. N Am J Sports Phys Ther 1: 132-139, 2006

[48] Chorba RS, et al: Use of a functional movement screening tool to determine injury risk in female collegiate athletes. N Am J Sports Phys Ther 5: 47-54, 2010

[49] Kiesel K, et al: Can serious injury in professional football be predicted by a preseason functional movement screen? N Am J Sports Phys Ther 2: 147-158, 2007

[50] Peate WF, et al: Core strength: a new model for injury prediction and prevention. J Occup Med Toxicol 2: 3, 2007

[51] McGill SM, et al: Coordination of muscle activity to assure stability of the lumbar spine. J Electromyogr Kinesiol 13: 353-359, 2003

[52] Cresswell AG, et al: Changes in intra-abdominal pressure, trunk muscle activation, and force during isokinetic lifting and lowering. Eur J Appl Physiol 68: 315-321, 1994

[53] Ekstrom RA, et al: Electromyographic analysis of core trunk, hip, and thigh muscles during 9 rehabilitation exercises. J Orthop Sports Phys Ther 37: 754-762, 2007

[54] Hodges PW: Feed-forward contraction of transversus abdominis is not influenced by the direction of arm movement. Exp Brain Res 114: 362-370, 1997

[55] Hubscher M, et al: Neuromuscular training for sports injury prevention: a systematic review. Med Sci Sports Exerc 42: 413-421, 2010

[56] Willardson JM: Core stability training: applications to sports conditioning programs. J Strength Cond Res 21: 979-985, 2007

[57] Aruin AS: The Organization of Anticipatory Postural Adjustments, Journal of Automatic Control 12: 31-37, 2002

[58] Allison GT, et al: Feedforward responses of transversus abdominis are directionally specific and act asymmetrically: implications for core stability theories. J Orthop Sports Phys Ther 38: 228-237, 2008

[59] Caronni A, et al: Anticipatory postural adjustments stabilise the whole upper-limb prior to a gentle index-finger tap. Exp Brain Res 194: 59-66, 2009

[60] Morris SL, et al: Corset hypothesis rebutted: transversus abdominis does not co-contract in unison prior to rapid arm movements. Clin Biomech (Bristol, Avon) 27: 249-254, 2012

[61] Andersson EA, et al: Diverging intramuscular activity patterns in back and abdominal muscles during trunk rotation. Spine (Phila Pa 1976) 27: E152-E160, 2002

[62] Urquhart DM, et al: Regional morphology of the transversus abdominis and obliquus internus and externus abdominis muscles. Clin Biomech (Bristol, Avon) 20: 233-241, 2005

[63] Richardson C, et al: Techniques for active lumbar stabilisation for spinal protection: a pilot study. Aust J Physiother 38: 105-112, 1992

[64] Snijders CJ, et al: Biomechanical modelling of sacroiliac stability in different postures. Spine: State of the Art Reviews 9: 419-432, 1995

[65] Hodges PW: Is there a role for transversus abdominis in lumbo-pelvic stability? Man Ther 4: 74-86, 1999

[66] Cavallari P: The organization and control of intra-limb anticipatory postural adjustments and their role in movement performance. Front Hum Neurosci 10: 525, 2016

[67] Bolzoni F, et al: Transcranial direct current stimulation of SMA modulates anticipatory postural adjustments without affecting the primary movement. Behav Brain Res 291: 407-413, 2015

[68] Massion J, et al: The supplementary motor area is implicated in the coordination between posture and movement in man. C R Acad Sci III 308: 417-423, 1989

[69] Massion J, et al: Acquisition of anticipatory postural adjustments in a bimanual load-lifting task: normal and pathological aspects. Exp Brain Res 128: 229-235, 1999

[70] Viallet F, et al: Coordination between posture and movement in a bimanual load lifting task: putative role of a medial frontal region including the supplementary motor area. Exp Brain Res 88: 674-684, 1992

[71] Gahéry Y: Postural and kinetic coordination following cortical stimuli which induce flexion movements in the cat's limbs. Brain Res 149: 25-37, 1978

[72] Yakovenko S, et al: A motor cortical contribution to the anticipatory postural adjustments that precede reaching in the cat. J Neurophysiol 102: 853-874, 2009

[73] Palmer E, et al: The processing of human ballistic movements explored by stimulation over the cortex. J Physiol 481: 509-520, 1994

[74] Viallet F, et al: Performance of a bimanual load-lifting task by parkinsonian patients. J Neurol Neurosurg Psychiatry 50: 1274-1283, 1987

[75] Ng TH, et al: Neuromagnetic brain activity associated with anticipatory postural adjustments for bimanual load lifting. Neuroimage 66: 343-352, 2013

[76] Boecker H, et al: Role of the human rostral supplementary motor area and the basal ganglia in motor sequence control. J Neurophysiol 79: 1070-1080, 1998

[77] Babinski J: De l'asynergie cérébelleuse. Rev Neurol 7: 806-816, 1899

[78] Imamizu H, et al: Human cerebellar activity reflecting an acquired internal model of a new tool. Nature 403: 192-195, 2000

[79] Müller F, et al: Impairments of precision grip in two patients with acute unilateral cerebellar lesions: a simple parametric test for clinical use. Neuropsychologia 32: 265-269, 1994

[80] Diedrichsen J: Cerebellar involvement in anticipating the consequences of self-produced actions during bimanual movements. J Neurophysiol 93: 801-812, 2005

[81] Schepens B: Independent and convergent signals from the pontomedullary reticular formation contribute to the control of posture and movement during reaching in the cat. J Neurophysiol 92: 2217-2238, 2004

[82] Massion J: Movement, posture and equilibrium: interaction and coordination. Prog Neurobiol 38: 35-56, 1992

[83] Cardinali L, et al: Peripersonal space and body schema: two labels for the same concept? Brain Topogr 21: 252-260, 2009

[84] Holmes NP, et al: The body schema and multisensory representation(s) of peripersonal space. Cogn Process 5: 94-105, 2004

[85] Rossit S, et al: No neglect-specific deficits in reaching tasks. Cereb Cortex 19: 2616-2624, 2009

[86] Rizzolatti G: Afferent properties of periarcuate neurons in macaque monkeys, Somatosensory responses. Behav Brain Res 2: 125-146, 1981

[87] Li S, et al: New insights into the pathophysiology of post-stroke spasticity. Front Hum Neurosci 9: 192, 2015

[88] Sheean G: The pathophysiology of spasticity. Eur J Neurol 9(Suppl.1), 2002

[89] O'Dwyer N: Spasticity and muscle contracture following stroke. Brain 119: 1737-1749, 1996

[90] Thilmann A: The mechanism of spastic muscle hypertonus. Variation in reflex gain over the time course of spasticity. Brain 114: 233-244, 1991

[91] Mirbagheri M: Changes of elbow kinematics and kinetics during 1year after stroke. Muscle Nerve 37: 387-395, 2008

[92] Friden J: Spastic muscle cells are shorter and stiffer than normal cells. Muscle Nerve 27: 157-164, 2003

[93] Cullen KE: The vestibular system: multimodal integration and encoding of self-motion for motor control. Trends Neurosci 35: 185-196, 2012

[94] Angelaki DE, et al: Vestibular system: the many facets of a multimodal sense. Annu Rev Neurosci 31: 125-150, 2008

[95] Goldberg JM: Afferent diversity and the organization of central vestibular pathways. Exp Brain Res 130: 277-297, 2000

[96] Angelaki DE, et al: Visual and vestibular cue integration for heading perception in extrastriate visual cortex. J Physiol 589: 825-833, 2011

[97] Cullen KE, et al: Signal processing in the vestibular system during active versus passive head movements. J Neurophysiol 91: 1919-1933, 2004

[98] Manzoni D: The cerebellum and sensorimotor coupling: looking at the problem from the perspective of vestibular reflexes. Cerebellum 6: 24-37, 2007

[99] Wilson VJ, et al: Cortical influences on the vestibular nuclei of the cat. Exp Brain Res 125: 1-13, 1999

[100] Goldberg JM, et al: Vestibular control of the head: possible functions of the vestibulocollic reflex. Exp Brain Res 210: 331-345, 2011

[101] Kennedy PM, et al: Interaction effects of galvanic vestibular stimulation and head position on the soleus H reflex in humans. Clin Neurophysiol 113: 1709-1714, 2002

[102] Tresilian J: Sensorimotor Control and Learning: An Introduction to the Behavioral Neuroscience of action. pp368-369, Palgrave Macmillan, 2012

[103] Dickman JD: The Vestibular System. Oxford University Press, 2012

[104] Van Ouwenaller C, et al: Painful shoulder in hemiplegia. Arch Phys Med Rehabil 67: 23-26, 1986

[105] Ratnasabapathy Y, et al: Shoulder pain in people with a stroke: a population-based study. Clin Rehabil 17: 304-311, 2003

[106] Wanklyn P, et al: Hemiplegic shoulder pain (HSP): Natural history and investigation of associated features. Disabil

Rehabil 18: 497-501, 1996

[107] Gamble GE, et al: Poststroke shoulder pain: a prospective study of the association and risk factors in 152 patients from a consecutive cohort of 205 patients presenting with stroke. European J Pain 6: 467-474, 2002

[108] Bohannon RW, et al: Shoulder pain in hemiplegia: Statistical relationship with five variables. Arch Phys Med Rehabil 67: 514-516, 1986

[109] Harrison RA, et al: Post stroke pain: identification, assessment, and therapy. Cerebrovasc Dis 39: 190-201, 2015

[110] Pandian S: Motor impairment of the ipsilesional body side in poststroke subjects. J Bodyw Mov Ther 17: 495-503, 2013

[111] Desrosiers J: Performance of the 'unaffected' upper extremity of elderly stroke patient. Stroke 27: 1564-1570, 1996

[112] Drew T, et al: Cortical and brainstem control of locomotion. Prog Brain Res 143: 251-261, 2004

[113] Han BI: Vestibular rehabilitation therapy: review of indications, mechanisms, and key exercises. J Clin Neurol 7: 184-196, 2011

[114] Daghestani L: Coordination of a step with a reach. J Vestib Res 10: 59-73, 2000112)Drew T, et al: Cortical and brainstem control of locomotion. Prog Brain Res 143: 251-261, 2004

03

第三章

站起、坐下

概述

站起、坐下的定义

　　站起、坐下（sit to stand，sit TS；stand to sit，stand TS，STS）是日常生活中必不可少的动作。这样的基本动作是为了完成各种日常生活活动（如站起后步行、站起后上肢活动、从立位到坐位再到卧位等）必需的主要动作和中间动作。因此 STS 的相关知识及临床上对患者进行的动作分析，对各个专业的临床工作者都非常重要。STS 分析的重点在于理解患者从一个姿势到另一个姿势的过程，在肌肉、骨骼和神经系统方面找出患者的问题点。其中，理解**质心**（center of mass，COM）和**压心**（center of pressure，COP）的位置关系可为动作分析提供帮助（图 3-1）。

　　站起动作中人体的 COP 在 COM 的影响下移动。正如文字所描述，COP 是指人体承受压力的中心，坐位时坐骨与足部产生正向力，双方压力的中点即为 COP。坐位下坐骨承受压力更强，COP 会偏向坐骨。站起与步行中 COP 随地面反作用力移动，**重心**（center of gravity，COG）与 COP 的距离越远，人就越难以保持平衡。站起可以认为是使 COM 和 COP 向重力线靠近，从而增强**姿势稳定性**（postural stability）的过程（图 3-2-A）。脑卒

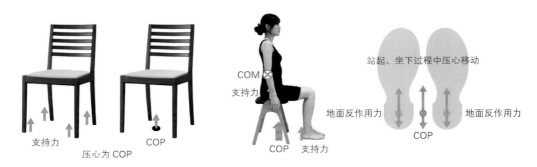

图 3-1 | 支持力、COP、COM 的关系

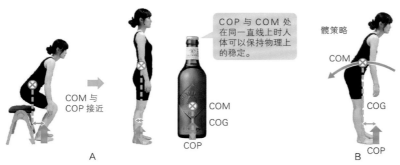

图 3-2 | STS 中 COM、COP、COG 的关系

中患者多见 COP 向非偏瘫侧前移的倾向，如采取髋策略保持立位的患者，COM 向后移动，为保持平衡，强化踝关节跖屈以使 COP 向前方移动（图 3-2-B）。

支撑面

立位下，足与地面接触形成的区域称为**支撑面（base of support，BOS）**。只有重心在支撑面内，人体才能保持稳定的**直立姿势（upright stance）**。支撑面的大小随足部位置摆放变化（图 3-3），图 3-3 中 B 比 A 的支撑面更宽、人体更稳定；C 中虽然前后方向范围更大，但侧方稳定性较差；D 中支撑面虽然被手杖拓宽，但偏瘫患者容易出现偏瘫侧负重减少且平衡降低的情况，患者越用力下压拐杖，重心就越向手杖方向移动，使用足跟负重保持平衡的经验就越少，因此患者会使用躯干屈曲的方式与髋策略来维持身体平衡。

坐位（图 3-3E）同理，患者骨盆后倾则支撑面变大，骨盆前倾则支撑面变小；浅坐时大腿处的支撑面减小，深坐时增大。骨盆后倾位的深坐状态下，患者的坐位稳定性有所提高，但运动启动时需要更多的肌肉活动。支撑面越大、重心越低，则患者越稳定，但肌张力越容易下降。希望提高肌肉兴奋性时，患者选取骨盆前倾位、浅坐和高坐位（座面较高的坐位）最为有效，但同时不稳定性也有所增加，在治疗时需要根据患者能力选择。

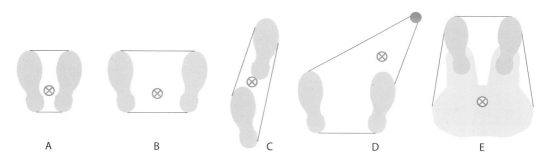

图 3-3 | BOS 与姿势的关系

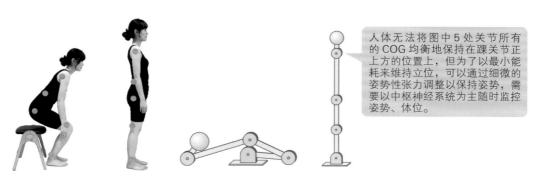

人体无法将图中 5 处关节所有的 COG 均衡地保持在踝关节正上方的位置上，但为了以最小能耗来维持立位，可以通过细微的姿势性张力调整以保持姿势，需要以中枢神经系统为主随时监控姿势、体位。

图 3-4 | 倒钟摆模型与站起的关系

（改编自 Tresilian JT: Sensorimotor Control & Learning: An Introduction to the Behavioral Neuroscience of Action. pp399-400, Palgrave Macmillan, 2012）

维持直立姿势需要将重心维持在支撑面内的能力。身体由许多关节组成，它们相互连接且针对身体各部位的位置能够进行旋转。维持直立需要相关的各关节交叠向上保持平衡，不需要外部支撑的力量，这被称为**倒钟摆模型**。站起的动作也可以看作是坐位→立位将身体各关节调整至垂直的过程（图 3-4）。

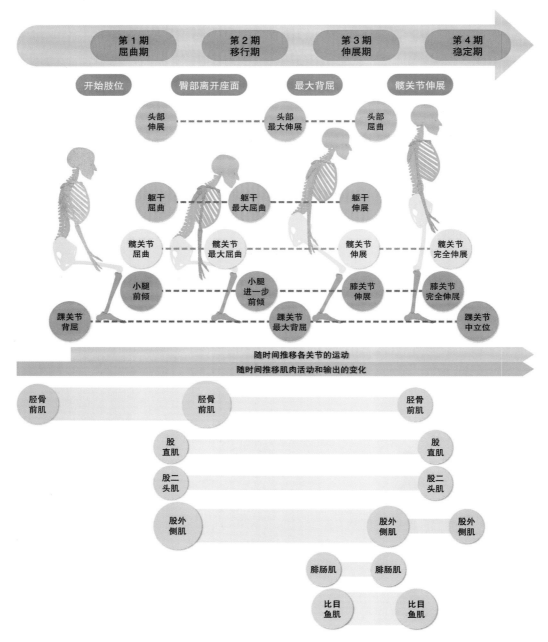

图 3-5 | 站起时随时间推移各关节运动、肌肉活动及输出的变化

站起（sit to stand）的 4 个期

申克曼（Schenkman）等将站起分为图 3-5 所示的 4 个期。胫骨前肌在动作开始前就出现了肌肉活动，且在移行期臀部离开座面时最为兴奋。臀部抬离时以胫骨前肌为主的肌肉活动转移为以股外侧肌为主的大腿肌肉活动，伸展期腓肠肌、比目鱼肌开始发挥作用。

第 1 期　屈曲期（flexion momentum）

第 1 期为屈曲期，是指从舒适的坐位到臀部离开座面（lift-off）的过程，臀部离开座面的准备期占整个动作的 27%。第 1 期维持直立姿势（upright stance，➡ 222 页）对高效地完成 STS 十分重要。

完成第 1 期必需的运动成分有 1. 髋关节屈曲 120°，2. 膝关节屈曲 90 ~ 115°，3.COG 移至足前方 2cm 的位置，4. 躯干屈曲 0 ~ 16°，5. 颈部伸展 30°，6. 肩关节屈曲 11 ~ 53°。健康成人存在个体差异，运动范围各有不同，治疗师充分理解运动成分可以对临床的评定与治疗提供帮助。

高效进行第 1 期的运动需要**动量（momentum）**，也就是伴随惯性进行重心移动。从起始姿势至髋关节屈曲 90° 是髋关节屈肌群在发挥作用，将重心向前移动（图 3-6），但超过 90° 后便不再需要髋关节屈肌群收缩，此时由动量与重力发挥作用让身体向前移动，通过髋关节伸肌群离心性收缩的方式来控制身体向前移动所需的动量。

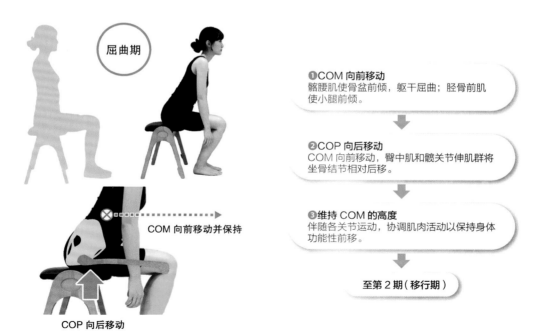

屈曲期

COM 向前移动并保持

COP 向后移动

❶COM 向前移动
髂腰肌使骨盆前倾，躯干屈曲；胫骨前肌使小腿前倾。

↓

❷COP 向后移动
COM 向前移动，臀中肌和髋关节伸肌群将坐骨结节相对后移。

↓

❸维持 COM 的高度
伴随各关节运动，协调肌肉活动以保持身体功能性前移。

↓

至第 2 期（移行期）

图 3-6 | 第 1 期中 COM 与 COP 的关系

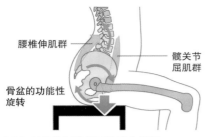

腰椎伸肌群

髋关节屈肌群

骨盆的功能性旋转

图 3-7 伴随腰椎伸展的骨盆前倾

（Neumann DA, et al: Kinesiology of the Musculoskeletal System: Foundations for Rehabilitation, 3rd ed, p366, Mosby, 2016）

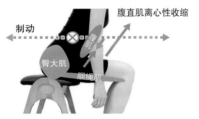

腹直肌离心性收缩

制动

臀大肌

腘绳肌

图 3-8 臀大肌和腘绳肌的制动作用

第 1 期失败的话，臀部离开座面时患者就需要更多地努力。临床中容易误将患者无法站起的原因归结于第 2 期臀部离开座面时失败，但实际是第 1 期的问题。

站起时重要的是髋关节屈肌群和竖脊肌能进行协调性活动来伸展腰椎（lumbar extension），并使骨盆前倾（图 3-7）。多数患者会出现髋关节稳定肌（如臀中肌、腘绳肌近端、髋关节周围深层肌等）的先行性功能下降。

坐骨周围肌肉低张力且盆底肌失活时，骨盆无法进行高效的运动。为此，从起始姿势至第 1 期屈曲期时，对患者坐骨周围肌肉活动的评定就显得尤为重要。核心稳定是站起过程中维持 COM 向前移动的必备条件。但是如果只注意增加腹腔内压，通过骨盆前倾与躯干屈曲诱导腹直肌向心性收缩的话，患者便难以进入伸展期。有些患者会出现腹直肌过度收缩，甚至短缩。因此，治疗师要促通其腹直肌离心性收缩的同时骨盆前倾。

此时，臀大肌与腘绳肌的制动作用对控制惯性十分重要，治疗师应对这些肌肉进行评定（图 3-8）。

比较健康人和偏瘫患者的站起动作，可以发现偏瘫患者多用胸椎屈曲代偿骨盆前倾，致使 COM 无法向前移动，重心向足底方向的移动不充分（图 3-9）。因此，治疗师不仅要评估患者肉眼可见的活动范围受限，更需要确认 COM 的移动。COM 的移动对核心控制非常重要，详细内容请参考 55 页。

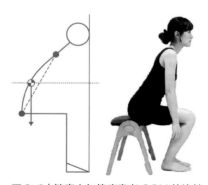
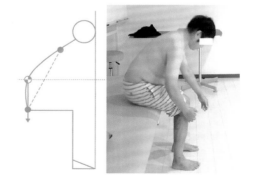

图 3-9 | 健康人与偏瘫患者 COM 的比较

（改编自 Messier S, et al: Dynamic analysis of trunk flexion after stroke. Arch Phys Med Rehabil 85: 1619-1624, 2004）

第 2 期为移行期，是指骨盆前倾至踝关节最大背屈的过程。膝关节开始伸展，躯干从前倾位转换至伸展为止，臀部离开座面的阶段，约占整个动作的 9%。胫骨前肌在这个阶段中发挥了很重要的作用，促进高效地向第 3 期转移。

在第 2 期，躯干最大屈曲（0 ~ 16°），髋关节最大屈曲（约 120°），膝关节最大屈曲（90 ~ 115°），COG 移至足部，为进行重心控制，胫骨前肌向心性收缩与比目鱼肌离心性收缩，协调着进行活动。股四头肌与髋关节伸肌群活动的峰值出现在第 2 期，第 2 期是需要肌肉出力最多的阶段。

COM 向前移动是第 1 期产生的动量的延续，最大可移动至足部前方 7cm 的位置。COM 前移结束后动量消失。第 2 期是支撑面狭窄、COM 向前移动且肌肉活动量最大的阶段，是最不稳定的。因此，临床上患者移乘时，护理人员多会对患者提供伸展辅助。踝关节最大背屈可促进小腿三头肌和足底筋膜牵伸，活化足底肌，使足底形成强劲的反作用力（图 3-10）。若不能生成水平力和正向力，上行性运动链、踝关节、膝关节、髋关节的伸展力矩便难以形成，患者通常会使用上肢支撑等屈曲优势的代偿策略。

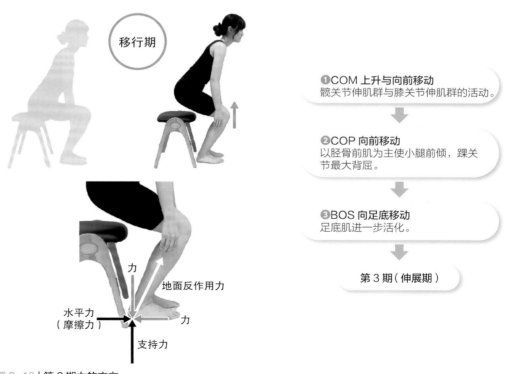

移行期

❶COM 上升与向前移动
髋关节伸肌群与膝关节伸肌群的活动。

❷COP 向前移动
以胫骨前肌为主使小腿前倾，踝关节最大背屈。

❸BOS 向足底移动
足底肌进一步活化。

第 3 期（伸展期）

力

地面反作用力

水平力
（摩擦力）

力

支持力

图 3-10 | 第 2 期力的方向

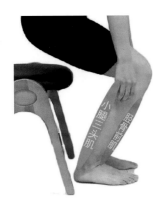

图 3-11 | 踝关节最大背屈时
胫骨前肌与小腿三头肌的关系

胫骨前肌的向心性收缩在踝关节背屈中非常重要，但站起过程中人体需要控制向前的惯性，小腿三头肌在第 2 期中发挥了制动的作用（图 3-11）。因此小腿三头肌张力低下时，膝关节会过度向前移动，使踝关节过度背屈，距小腿关节容易出现撞击（impingement）与不稳定。

小腿三头肌短缩时，由于踝关节背屈受限，患者臀部难以离开座面并容易出现膝反张。因此，治疗师不能只关注患者的胫骨前肌，也需要经常评定其拮抗肌的活动。

Sit TS 时 COM 最多能向足部前方移动约 7cm。COM 向前移动在 STS 中的重要性不难想象，通过肌电图进行的研究中发现，足部位置会影响患者肌肉链的活动（图 3-12）。足部位于后方时腓肠肌与股直肌等双关节肌处于优势，足部位于前方时胫骨前肌、比目鱼肌、股外侧肌等单关节肌处于优势。足部位于前方时人体要将 COM 进一步向前方诱导，为防止向后倒下需要前方的肌肉进行控制，为此需要固定单关节肌，给关节造成负担。脑卒中患者常见腘绳肌短缩等导致足部位于前方而难以站起；而另一方面，小腿三头肌挛缩与短缩限制其踝关节背屈活动时，足部在后的姿势设置也变得困难。重点在于通过治疗使患者获得可以应对足部处于各种位置的姿势控制能力。

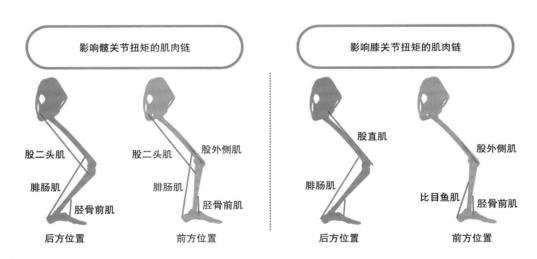

图 3-12 | 足部位置对 STS 策略的影响

〔改编自 Khemlani MM, et al: Muscle synergies and joint linkages in sit-to-stand under two initial foot positions. Clin Biomech (Bristol, Avon)14: 236-246, 1999〕

第 3 期 伸展期（extension）

第 3 期为伸展期，是指从踝关节最大背屈至直立位的过程，小腿肌的活动在此阶段尤为重要。此阶段的活动方式如下：COG 前移越过足部，运动从水平方向转为垂直方向；髋关节与膝关节开始伸展，踝关节略跖屈；关节运动加大的同时，躯干开始伸展；为使头部处于最上方，颈椎屈曲；上肢放松回到自然位置。在此期躯干与下肢伸展后，为了将头部定位于适当的位置，颈椎做小幅度屈曲、伸展运动。

患者从第 2 期向第 3 期转换时不可忽略的是胫骨前肌与比目鱼肌等小腿肌的协调运动，第 3 期的后半程还需要控制骨盆前、后倾。治疗师将这些作为重点进行评定与治疗的话可以使患者获得高效的 STS。第 3 期占整个动作的 65%，这一阶段患者不脱离双侧足底构成的 BOS，COM 向上方移动，COP 在前后方向移动。

一般来讲，将 COM 控制在足部上方时，根据图 3-13 所示，姿势不同身体各关节之间也会产生较大变化。重点在于患者尽可能以踝策略来保持平衡，否则 COM 越过**稳定极限（limit of stability）**便会出现迈步（stepping）等代偿策略。关于保持平衡的详细内容请参照第六章 (➡️ 195 页）。

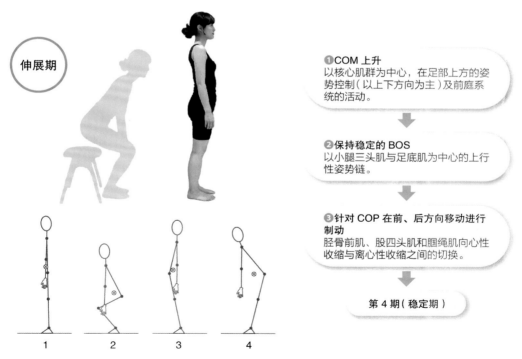

伸展期

❶COM 上升
以核心肌群为中心，在足部上方的姿势控制（以上下方向为主）及前庭系统的活动。

❷保持稳定的 BOS
以小腿三头肌与足底肌为中心的上行性姿势链。

❸针对 COP 在前、后方向移动进行制动
胫骨前肌、股四头肌和腘绳肌向心性收缩与离心性收缩之间的切换。

第 4 期（稳定期）

1 2 3 4

图 3-13 | 立位的类型与 COM 位置

（改编自 Tresilian JT: Sensorimotor Control & Learning: An Introduction to the Behavioral Neuroscience of Action. pp399-400, Palgrave Macmillan, 2012）

保持立位时的姿势张力

图 3-13 中，4 个姿势下人体都在对抗重力保持立位。人采取的姿势策略会根据环境与课题而有所不同。例如，姿势 1 见于站在悬崖边眺望风景，姿势 2 见于从地面搬起重物等场景。使用姿势 2、3、4 需要一定程度的努力，否则难以长时间维持。特别是姿势 2，人保持数十秒便会疲劳，但可以长时间维持姿势 1。人在水平地面保持姿势 1 时，COG 通常位于踝关节轴前数厘米处（一般在 5 厘米以内，图 3-14），这意味着踝关节存在使身体向前方倾斜的重力扭矩。为了避免身体向前方倾斜，人体需要形成相反的扭矩。这个扭矩部分源于踝关节结缔组织（韧带和软骨）的弹性、关节囊内的摩擦力和小腿三头肌的收缩，尤其是在保持立位时随时收缩的比目鱼肌。从图 3-14 的姿势可以看出身体的 COG 通过膝关节轴的稍前方、髋关节轴的稍后方。而且，在股骨前方（膝关节伸展）和骨盆后方存在旋转的重力扭矩。此时从关节轴至重力线的距离短、扭矩小，因此为了维持与重力扭矩的平衡膝关节需要少许扭矩。膝关节与髋关节大部分扭矩都是由关节周围的韧带及其他软组织被动生成的，因此膝关节屈肌群（腘绳肌）和髋关节屈肌群只需少量活动。

总在感知身体，同时对抗重力扭矩，保持下肢、躯干、头部在一条直线上的肌肉活动被称为**姿势张力（postural tone）**。这样的活动可以在人体向前后、左右偏移时保持姿势稳定（图 3-15）。

为将 BOS 扩展至整个足底，肌肉活动十分重要。只要 COG 保持在足部的 BOS 内，身体就可以产生肌肉活动，防止因关节扭矩而摔倒；如果 COG 移动至 BOS 外，无论肌肉活动的多少，身体就会倾斜，此时需要通过迈步（stepping）或手扶物体的策略扩大 BOS。一般来讲 BOS 增大，患者容易出现肌张力下降。

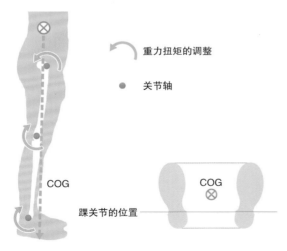

图 3-14 | 立位姿势与 COG 的关系

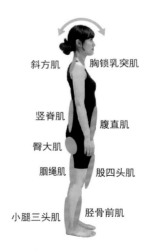

图 3-15 | 立位姿势时主要的姿势肌

第 4 期是稳定期，是维持立位姿势的阶段。虽然看起来处于静止状态，但其实人体是在略微晃动（sway）的状态下保持立位（图 3-16）。这可以说是中枢神经系统的自动运动（呼吸等）和监测外界信息的反馈机制。

姿势可按情境分为 1. 无内部、外界干扰的静态站姿；2. 有外界干扰的环境站姿；3. 有内部干扰的行动站姿三种，因此，第 4 期人们保持姿势的方式各不相同。例如，人在治疗室等刺激少的环境下保持立位、行人多时保持立位和有尿意时保持立位的姿势策略各不相同。

可以通过测力台（force platform）装置测量 COP，比推断 COG 的位置更简单。COG 在水平方向移动时 COP 也会移动，但双方的活动并不相同。如图 3-16 所示，COG 与 COP 的移动不同。本图记录了短时间静态站姿时身体 COG（红线）的水平移动与 COP（蓝线）的前后方向移动，最明显的区别在于静态站姿下的运动模式，COP 比 COG 移动的范围更大。

直立姿势有以下 2 个重要的功能。

1. **姿势稳定（postural stability）**：将身体的 COG 保持在支撑面上。

2. **姿势定位（postural orientation）**：保持身体各关节的排列（保持特定的体位）。

两者都是以反馈机制为基础产生的，姿势稳定指 COG 保持在 BOS 上，姿势定位是在肌肉活动最少的位置上将身体各部位垂直排列。即便是通过矫形器将身体各关节垂直排列并加以维持，但姿势肌只有在协调运动的前提下才能维持高效的立位。只注重机械性排列，意味着患者维持稳定的支撑面减小。这两者都发挥作用时姿势控制才能起作用。

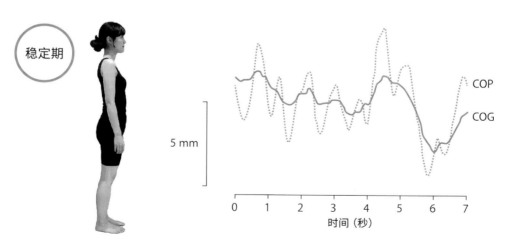

图 3-16 | 立位姿势中 COP 与 COG 的移动

（改编自 Winter DA: Human balance and posture control during standing and walking. Gait Posture 3: 193-214, 1995）

立位动摇（sway）的机制

静态立位姿势的动摇受许多因素影响，具体原因可分为以下 5 种。

1. **个体特点与状态：** 如孩子和老人，相比成人动摇更多；疲劳也会影响动摇的程度；妊娠后期的女性也出现动摇增多。

2. **姿势：** 动摇受足部位置的影响较大。与窄支撑面（small base）相比，人在宽支撑面（wide base）时动摇更少。静态姿势看似身体没有变化，轻触患者胸廓可以评定其轻微的动摇，有人左右晃动，有人前后晃动，动摇的方向存在差异；也有患者存在依赖治疗师专业类型的个性化特点（图 3-17）。

3. **地面的特征：** 光滑度、坡度等支撑面的物理特性会影响人体动摇。例如，人站在软的地面比硬的地面更容易摇晃；站在非常滑的地面时会采取固定姿势将动摇控制在最小范围。

4. **本体觉、平衡觉、视觉信息：** 姿势控制与所有的感觉信息相关，尤其在黑暗的地方或雾霭中人会出现姿势不稳定。早期研究发现闭眼时人体动摇会增加 50%，但近年的研究也有区别并不大的结论。倾斜综合征患者在无视觉信息的纯白空间内，即便是睁眼也无法形成中心坐标，不能保持姿势。

5. **心理因素：** 心理状态也会对动摇产生影响。例如，进行记忆或推理等特定的认知课题时，人体动摇的量会受影响；其他，如站在悬崖边上，或有担心的事时动摇也会产生变化。高张力时人体动摇减少，脑卒中患者在保持静态立位时几乎见不到动摇。还有很多研究认为双重课题与保持静态立位时的动摇相关，提示了认知要素与姿势相关的可能性。在难以保持平衡的情况下，人进行计算等认知课题效率会大幅度降低。脑卒中患者步行时，对话变复杂之后，多会暂停步行再进行对话。尽管能独立步行，有些患者在进行双重课题时也无法保持平衡，治疗师需要在康复治疗时评定其认知课题与姿势的相关性（图 3-18）。

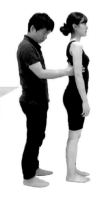

随着呼吸运动，患者出现前后、左右的微小晃动。治疗师在进行评定的同时逐步提高患者稳定极限，使其平衡得到改善。

32 + 18 = ?

在步行等活动时加入计算课题的话，脑卒中患者容易出现身体动摇、动作停止的情况。

图 3-17 | 动摇（sway）的评定　　　　图 3-18 | 双重课题与步行

坐下（stand to sit）的定义

坐下的 4 个期

坐下动作对 COM 顺重力（gravitational force）控制的能力要求很高（图 3-19），第 3 ～ 4 期股骨和坐骨的支撑面扩大，但这之前身体需要在空间中保持稳定并定向。

动作开始时骨盆一般需要后倾，因此，膝关节并非采用向屈曲方向运动的"屈膝"策略，而是采用"放松下来"的策略。骨盆后倾时躯干伸展活动和髋关节伸肌群的活动非常重要，缺乏这些活动的话，COM 便会向后移动过多，容易超过**稳定极限（limit of stability，LOS）**，还会出现腘绳肌远端活动增强，胫骨无法顺畅地向前移动，表现出膝关节屈曲与 COM 向下大幅度移动的缓冲减速策略（➡ 229 页）。因此，脑卒中患者躯干显著低张力时，容易采用骨盆前倾的策略。骨盆前倾容易导致髋关节周围肌群过度屈曲和躯干向前偏移，前庭系统活动处于优势；相反，因为髋关节与躯干伸肌群活动减弱，容易出现 1. 用上肢支撑着坐下；2. 向后摔倒一样地坐下；3. 通过视觉反馈确认足部位置、坐下的目标位置和座面情况，然后坐下。在第 2 期为控制 COM，骨盆容易前倾，髋关节分节性屈曲与骨盆后倾→前倾的控制十分重要。第 2 ～ 3 期足部需要对 COM 与 COP 进行充分控制，小腿三头肌与胫骨前肌的协调活动十分重要。一般 COM 向后偏移会使胫骨前肌的活动处于优势，超过 LOS，出现踝关节背屈。小腿三头肌对 COM 向前偏移进行制动的作用也非常重要。

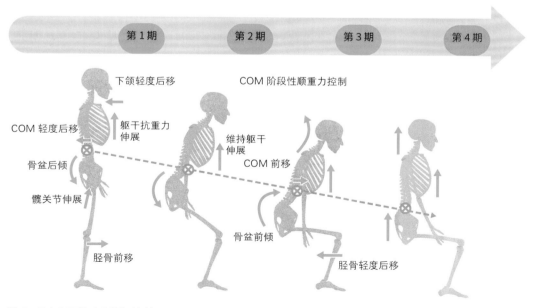

图 3-19 | 坐下的 4 个期与控制

图 3-20 所示为坐下与站起时运动轨迹的不同。与站起相比,坐下这一动作多用髋策略,而站起多用踝策略。造成这一区别的原因有很多,坐下时人不方便确认落座目标,难以检测运动方向是值得考虑的主要原因。由此患者会更加依赖视觉与平衡觉,容易出现姿势不稳定(图3-21),随着姿势不稳定增强,更倾向于使用依赖平衡觉的髋策略。如此患者容易以下行性运动链为主,根据头颈部位置决定躯干和足部的运动模式,结果是使颈部的本体觉变得重要,眼球运动反馈优势变得固定,再加上坐下需要顺重力方向运动,动作更容易伴有腘绳肌、小腿三头肌的离心性收缩和等长收缩。

坐下的开始体位为立位,身体需要更强的空间水平的控制。这里对空间维度的发力进行详细介绍。

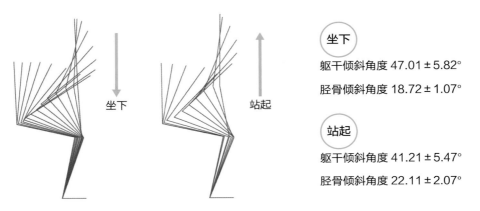

坐下
躯干倾斜角度 47.01±5.82°
胫骨倾斜角度 18.72±1.07°

站起
躯干倾斜角度 41.21±5.47°
胫骨倾斜角度 22.11±2.07°

图 3-20 | 坐下与站起时运动轨迹的不同

(改编自 Dubost V, et al: Decreased trunk angular displacement during sitting down: an early feature of aging. Phys Ther 85: 404-412, 2005)

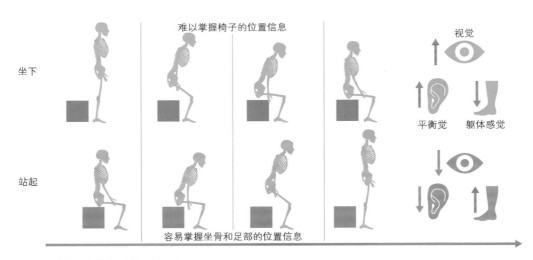

图 3-21 | 坐下与站起时的感觉活动

ADL 和灵活的运动需要患者有在空间中更精细的控制能力。伯恩斯坦（Ber-nstein）提出了①行动、②空间、③肌肉－关节链、④张力的 4 个控制结构的阶层理论。此阶层理论在空间水平将肌肉－关节链（也叫协同运动）水平的输出与环境、课题的脉络（context）相适应。伯恩斯坦认为，协同运动低水平的课题中人以身体分节性运动控制为主，在更高水平的课题中，人配合外部刺激控制**运动的冗余性（自由度）**。巴尔迪（Bardy）等将空间水平的姿势控制与协同运动（如关节活动）概念化（图 3-22）。在空间中人的感觉多由视觉、平衡觉、躯体感觉信息输入，先从重心水平感知 COM 与 COP 的偏移，并在与协同运动比对的同时形成姿势策略。姿势控制在形成协同运动的许多构成成分的作用下，在各种课题与环境的调整过程中（成分变量）维持平衡。协同运动带来空间水平中 COP 与 COM 等集体变量。

总结，姿势控制由**个体、环境、课题的相互作用**形成，也就是说仅靠生物力学、人体新陈代谢、思考等身体内部信息无法改变姿势控制。治疗师在治疗过程中，不应仅以单关节运动和床上动作为重心安排治疗，也需要让患者积极地挑战空间中的运动控制以改善姿势控制。因此，治疗师需要时常评定患者的肌肉、关节和重心移动的情况等，并考量课题与环境方面。

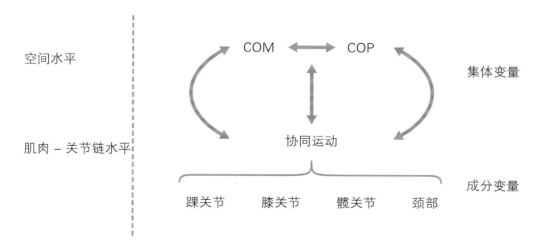

图 3-22 | 空间水平与肌肉－关节链水平的运动控制

（Bardy BG, et al: Postural coordination modes considered as emergent phenomena. J Exp Psychol Hum Percept Perform 25: 1284-1301, 1999）

解剖学、运动学、神经学方面

【站起等动作中平衡控制必需的 6 个要素】

奥利韦拉 (Olliveira) 等列举了平衡控制必需的 6 大要素（图 3-23），以下进行详细介绍。

感觉类型与统合

姿势控制主要与躯体感觉、视觉、平衡觉这三种感觉类型有关。统合以上感觉信息人体才能形成恰当的姿势控制。感觉信息不断地动态调整，并根据环境条件的变化修正。多种感觉信息源自站起中参与平衡控制，中枢神经系统（central nervous system，CNS）会根据实际情况从中选出一个优先系统。当本体觉缺失时，对动摇来讲视觉信息和平衡觉信息的重要性就会凸显。上述选择感觉信息输入的功能被称为感觉信息的加权（sensory re-weighting）。例如，人站立在不稳定的表面上时，CNS 会增加平衡觉与视觉信息权重，减少对躯体感觉的依赖；在黑暗中，平衡控制会依赖躯体感觉和平衡觉。

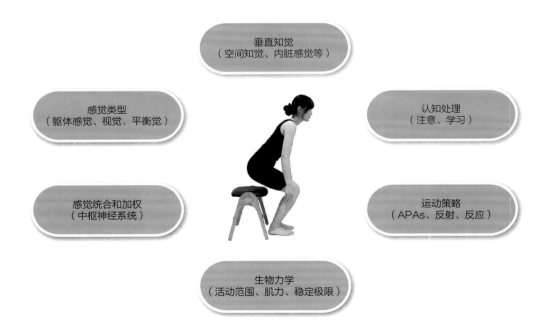

图 3-23 | 平衡控制的 6 个要素

（改编自 de Oliveira CB, et al: Balance control in hemiparetic stroke patients: main tools for evaluation. J Rehabil Res Dev 45: 1215-1226, 2008）

感觉信息的加权在日常生活中频繁发生。例如，人在音乐会等人多的地方站起时，视觉、躯体感觉和平衡觉互相拮抗，将物体与人的相对活动传至大脑。像这样的环境中，大脑会时时监控感觉信息，选择对身体风险最小的活动。感觉信息的加权在第六章（➡ 211 页）中也有说明，敬请参考。

　　脑卒中患者的平衡功能障碍与踝关节的本体觉下降呈正相关，参与平衡的 3 个感觉系统异常的相互作用可能是异常姿势反应的原因。脑卒中患者可能会不恰当地依赖固化的感觉系统。慢性期脑卒中患者会过度依赖视觉信息输入，随着时间推移经过学习形成代偿机制。依赖于单一感觉系统可能会使患者难以适应多变的环境与课题。

生物力学

　　前文已经阐述了生物力学的要素，在此将其与脑卒中的临床进行对照，简单地总结。姿势稳定是指在 BOS 上保持 COG 的稳定极限（limit of stability，LOS）的功能。稳定极限并非固定不变，它会随课题、动作、个体的生物力学要素、环境的变化而改变。因此，运动、肌张力、肌力、活动范围等问题可能会影响姿势控制。CNS 存在 LOS 的内部表征，并由此来选择如何维持平衡。维持平衡最重要的生物力学限制是 BOS 的质地与大小。脑卒中患者，偏瘫侧下肢的弱化、运动控制能力下降和疼痛都可能使 BOS 发生变化。患者踝关节前方和后方肌肉的交互抑制关系下降，立位时 COP 容易偏向偏瘫侧下肢的前方，平衡功能障碍与下肢肌力下降程度呈正相关，而且躯干功能低下会对整体平衡造成不良影响。

　　表 3–1 为健康人、不会跌倒的脑卒中患者与容易跌倒的脑卒中患者 STS 数值的比较。容易跌倒的脑卒中患者在站起时不仅需要花费更长时间，也无法产生充分的正向力，因此在立位姿势下，各个关节容易呈现屈曲姿势。

表 3–1 | 健康人与脑卒中患者站起动作的比较

	健康人	不会跌倒的脑卒中患者	容易跌倒的脑卒中患者	
站起所需时间	1.88 ± .48	2.73 ± 1.19	4.32 ± 2.22	
下肢负重左右差（体重 %）	17.41 ± 5.96	41.86 ± 20.87	52.87 ± 18.42	
最大正向力（体重 %）	114.32 ± 9.06	左右差 107.19 ± 8.75	103.26 ± 6.49	
正向力的百分比（体重 %/ 秒）	85.96 ± 42.4	55.23 ± 31.24	23.78 ± 17.38	
左右方向 COP 左右差（cm）	6.73 ± 3.22	12.05 ± 6.00	21.05 ± 9.91	
前后方向 COP 左右差（cm）	8.48 ± 2.20	10.23 ± 3.35	13.13 ± 7.16	

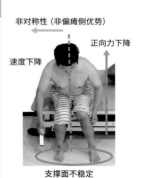

非对称性（非偏瘫侧优势）

正向力下降

速度下降

支撑面不稳定

（改编自 Cheng PT, et al: The sit-to-stand movement in stroke patients and its correlation with falling. Arch Phys Med Rehabil 79: 1043-1046, 1998）

长期坐位对站起的不良影响

图 3-24 所示为长期轮椅坐位的脑卒中患者站起时的问题。在恢复期为了避免长期卧床，很多患者长时间勉强坐在轮椅上。因为轮椅坐位是抗重力姿势，与长期卧床相比，对患者的循环系统等表现出一定的优势，但无论是"长期卧床"还是"长期坐位"都存在问题。例如，站起时这类患者髋关节屈肌群的活动流程如图 3-24 所示，立位时突然的牵伸会引出牵张反射，其下肢容易从地面抬起，这样便无法向足部输入合适的地面反作用力，容易形成不稳定的立位姿势。此外，患者的髋关节伸肌群处于被牵伸位，向心性收缩所需的肌动蛋白与肌球蛋白的滑动不足。由此患者下肢支撑不充分，对立位姿势造成不良影响。如此过度地保持屈曲位的状态称为<u>异常的募集状态（biased recruitment）</u>，而髋关节伸肌群长期固定在被牵伸位出现弱化的状态称为<u>过度牵张造成的弱化（over-stretch weakness）</u>。患者的其他症状还有站起时膝关节屈曲，腘绳肌远端被屈曲姿势固定，在膝关节伸展时可能出现牵张反射（图 3-25）。

长期卧床患者的腹直肌被固定在牵伸位，容易出现牵张弱化，站起时腹直肌向心性收缩困难，增加了护理负担。治疗重点在于为患者适时改变姿势，控制短缩位或被牵伸位。

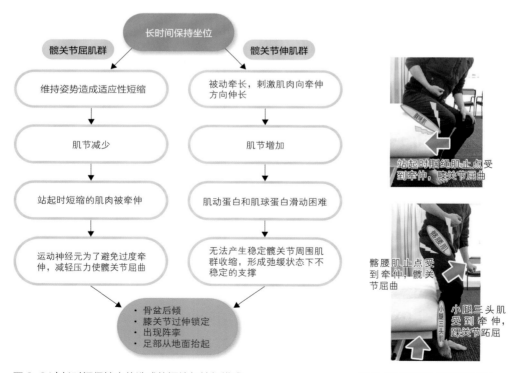

图 3-24 | 长时间保持坐位造成的短缩与站起模式

图 3-25 | 站起时的异常反射

头颈部力线与站起的关系

脑卒中患者躯干屈曲时容易伴随颈部过伸和胸椎过度后弯，此姿势可能是受到视觉注视地面或支撑面，在依赖平衡觉的同时，头颈部本体觉固定的影响。

西格彭（Thingpen）等将头部向前偏移与肩胛骨前倾、肩峰前移的姿势命名为**头前倾与圆肩姿势**（forward head and rounded shoulder posture，FHRSP）。此姿势容易引起肩关节疼痛，与偏瘫患者的肩痛有关。有研究显示站起时头部与上肢的位置会影响患者 COM 移动，FHRSP 下患者难以将头部的 COM 与躯干的 COM 移动至垂直轴上（图 3-26），由此姿势容易不稳定，随着屈曲姿势躯干的 COM 也向后偏移，向前移动时患者需要更多努力（图 3-27）。研究表示，FHRSP 使脑卒中患者容易出现斜方肌上部、下部肌束过度活动，却未激活前锯肌的活动；患者胸椎后弯明显时会使肩胛骨上旋，活动更容易受到制约，胸小肌短缩容易诱发肩胛骨前倾、内旋。以上内容特别容易对站起的第 3 期造成负面影响。患者站起时，治疗师需要时刻评定其头颈部与肩胛骨的位置。

图 3-28 是锁骨的三维图像。一般 FHRSP 的患者容易出现锁骨上抬、前突和前倾。即便患者头颈部处于过伸位，肩胛骨向后突时，肩胛骨下降、后撤、向后旋转的可能性较大，治疗师也需要多加注意并进行评定。

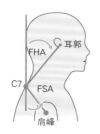

FHA：头部向前偏移的角度
FSA：肩胛带向前偏移的角度

图 3-26 | FHRSP 与头部重心的关系

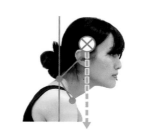

FHRSP 的患者头部的重心容易过度向前偏移

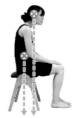

头部的 COM 与躯干的 COM 偏移，造成姿势不稳定

图 3-27 | FHRSP 与 COM 的关系

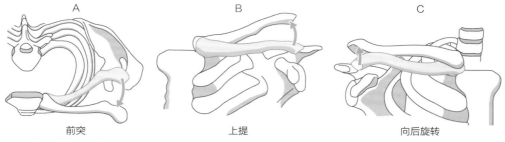

前突　　　　　　　　上提　　　　　　　　向后旋转

图 3-28 | 锁骨的三维图像

（Ludewig PM, et al: Motion of the shoulder COMplex during multiplanar humeral elevation. J Bone Joint Surg Am 91: 378-389, 2009）

上肢与站起的关系

人站起的重点在于上肢不固定，处于自由的状态，是因为上肢运动与身体向前方、垂直方向的重心移动有关。重心改变，躯干、下肢的肌肉活动也发生变化，所以肩胛带、上肢的运动会对全身的运动造成影响。

卡尔（Carr）等对上肢的不同位置如何影响水平、垂直方向的推进力进行了研究（图3-29）。上肢指向（pointing）前方（设置肩关节处于屈曲88.2°的位置）的状态增加了COG水平方向的推进力。这一点提示了维持COM的同时躯干向前方移动，为高效地站起发挥了作用。肩关节屈曲90°时，垂直方向的推进力是最大的，此时上肢固定最少。人在上肢上举的状态下站起时，会增加COG在垂直方向的推进，下肢生成的力量也会增大。而脑卒中患者，痉挛状态会导致躯干固定，向前方和垂直方向的推进力大幅度受限，为此，在做动作时需要避免使用偏瘫侧上肢固定的运动模式，如果上肢固定的话，患者即便进入了伸展期，也会持续表现出小腿前倾、踝关节背屈的趋势。

脑卒中患者多会出现胫骨前肌过度活动，小腿小趾侧肌群和腓骨肌等活动相对减弱，上肢可自由活动也会对其立位时重心向后移动及足底肌的活动产生较大影响。在脑卒中患者踝关节从背屈切换至跖屈的姿势控制中，上肢功能尤为重要。

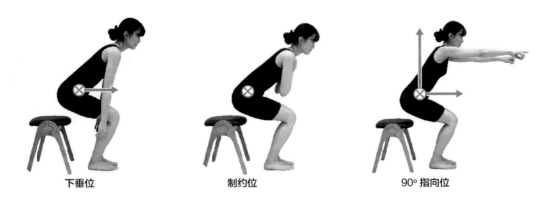

上肢位置	水平方向推进力	垂直方向推进力
下垂位	29.8	44.1
制约位	28.5	43.3
90°指向位	32.8	49.7

图3-29 | 上肢处于不同位置时COG的推进力（kg·m/秒）

（改编自 Carr JH, et al: The effect of arm movement on the biomechanics of standing up. Hum Mov Sci 13: 175-193, 1994）

跷二郎腿站起的弊端

迄今为止的研究显示，为了改变软组织、肌肉的重量和负重，倾向于让患者使用跷二郎腿的坐位。部分脑卒中患者存在髋关节外展肌群短缩、姿势不稳定，因而无法跷二郎腿（图3-30），这种情况需要通过治疗，从跷二郎腿的动作开始逐步学习，直至 ADL 自理（图3-31）。也有部分患者因髋关节外展肌群与躯干肌弱化，在轮椅上长时间跷二郎腿。跷二郎腿的动作是穿、脱矫形器和裤子等活动中必需的，有必要让患者练习并掌握，但需要注意姿势的代偿性固定。

脑卒中患者使用跷二郎腿的策略也有一些缺点。迄今为止的研究显示，跷二郎腿的作用是通过腰椎屈曲代偿髋关节屈曲不充分的活动范围，增加腰椎的旋转扭矩。骨盆侧倾时为了增强腰椎侧方的稳定性，人容易采取侧屈和侧弯的姿势。习惯性地跷二郎腿可能会使患者出现髋关节外展肌群的牵伸弱化及屈肌群屈曲，可能会造成肌肉和关节的疼痛。研究表明跷二郎腿的姿势超过 3 小时，人便会有意识地增加骨盆侧倾和躯干侧屈，对躯干和头部的位置造成不良影响。偏瘫侧髋关节外展肌群牵伸弱化时，患者站起重心移动时 COM 容易偏向偏瘫侧，使得非偏瘫侧表现出过度努力的倾向。

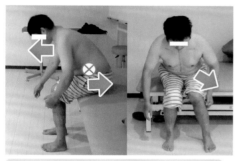

第 2 期通过髋关节内收和非偏瘫侧过度努力代偿骨盆后倾与偏瘫侧臀部周围肌肉低张力造成的姿势崩溃。

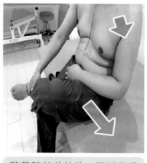

随着髋关节外旋，同时出现骨盆下降与偏瘫侧的 COM 偏移。

COM 向后偏移，重心倒向偏瘫侧，来自坐骨的反作用力下降，上肢低张力，髋关节屈曲、外旋控制能力下降等问题使患者在平衡控制中出现跷二郎腿困难。

图 3-30 | 站起与跷二郎腿的共通运动模式

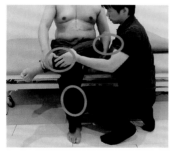
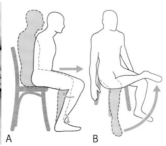

治疗师用手法操作时，让患者偏瘫侧臀部、偏瘫侧下肢、非偏瘫侧下肢三点支撑，同时促使患者学习重心控制，重点在于如 A 中跷二郎腿必需的骨盆和躯干前倾、髋关节 – 膝关节 – 踝关节的分节性运动链。

（改编自 May BJ: Prosthetics & Orthotics in Clinical Practice: A Case Study Approach. pp13-14, F.A. Davis COMpany, 2011）

图 3-31 | 跷二郎腿的手法操作

人常用的姿势策略有踝策略、髋策略和迈步（stepping）策略。具体内容将在第六章中详细介绍（➡ 229 页），敬请参考。这些姿势策略与肌肉协同运动、运动模式、关节扭矩和摩擦力有关。

踝策略中肌肉的活化从远端开始，向近端延伸，以上行性运动链为主，COM 的移动主要受踝关节扭矩的影响。髋策略中肌肉的活化主要发生于髋关节、躯干、头部等，髋关节、膝关节和踝关节扭矩形成下行性运动链。迈步策略始于髋关节外展肌群的收缩和踝关节肌群的同时收缩，针对 COM 的移动，下肢非对称地迈步以适应新的支撑面。踝策略可以使人在立位重心微小动摇时有效地将躯干保持在垂直位。髋策略对更快、更大的 COM 移动具有优势。髋策略需要恰当的平衡觉信息，而踝策略依赖正确的躯体感觉信息。BOS 狭窄及足底肌弱化时人不能很好地应用踝策略。姿势不断变化时人会协调地从踝策略转移至髋策略。迈步策略是为了适应 COM 的移动所需的 BOS 完全独立的策略，相对而言，其他策略则是 COM 保持在BOS 之内。

总结，平衡控制可以说是对造成 COM 偏移的外力的反馈应答，或是在步行中对身体内部扭矩和上肢上抬等先行动作进行平衡调整的前馈过程，即**反应性（reactive）**和**主动性或预期性（proactive or anticipatory）**的区别。这也取决于 CNS 预测并检测到身体不稳定并编程适当的肌肉收缩模式的能力。

图 3-32 是对运动和感觉的相互作用的总结。根据感觉信息，CNS 决定肌肉的协同运动，影响姿势控制。影响协同运动效果的选择有 2 个因素。

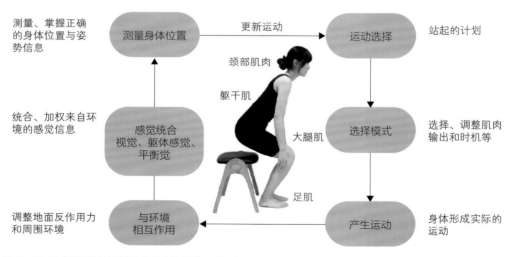

图 3-32 | 保持适当姿势所需的肌肉协同作用模型

（改编自 Barbara JH, et al: Musculoskeletal Interventions: Techniques for Therapeutic Exercise. p373, McGraw-Hill Education, 2014）

❶为了决定身体如何运动，神经系统必须对输入的感觉信息进行评定，并使用该信息来激活恰当的肌肉协同作用。❷必须根据环境条件和姿势的目标，为协同运动的选择性抑制和增强奠定基础。

站起时，脑卒中患者采取的运动策略是用非偏瘫侧上肢拉拽墙面或用桌子代偿 COM 向前移动，频繁地使用迈步策略。为了维持 BOS，脑卒中患者主要使用髋策略，很少使用踝策略（图 3-33）。脑卒中患者在产生推动 COM 偏移的推进力和保持 COM 不超过 BOS 边界的姿势控制等方面存在问题。

脑卒中患者跌倒的频率较高，因此可推断这些策略并不是稳定姿势的有效策略。其原因在于患者肌肉活动的弱化，难以协同运动的时间、空间变化等。有轻度运动障碍，功能水平较高的脑卒中患者，尽管运动模式异常，但也有良好的预期性姿势调整。为了诱导出最适合患者的姿势策略，需要为患者提供容易感知的感觉信息、明确的目标设定和修正的运动模式等。例如，患者不应拉拽桌子，而是适当地用其支撑，通过手部输入的感觉信息与上肢的姿势设置，更容易感知正中线，减轻左右方向的运动偏移并形成正向力。

认知过程

运动反应与肌肉协同运动的活化会受到感觉反馈，以及期待、注意、经验、环境和意图的影响。脑卒中患者在进行某项课题时，随着课题难度增加需要更加注意，注意力不足便会增加身体不稳定和跌倒的可能性。

第 1 期	第 2 期	第 3 期	第 4 期
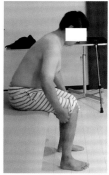	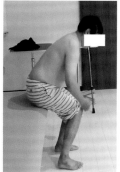	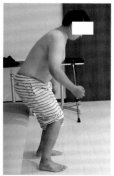	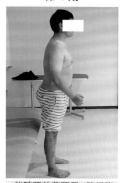
· COM 难以向前移动。 · 非偏瘫侧优势的移动。 · 骨盆后倾且躯干屈曲。 · 坐位时髋关节外展、外旋，支撑面宽，但躯干张力低。 · 缓慢或过于急速地将 COM 向前移动。	· 踝关节跖屈，不能移行至最大背屈位，髋关节屈曲优势下臀部离床。 · 视线指向地面。 · 依赖平衡觉信息，头颈部过伸且固定。 · 非偏瘫侧屈曲使 COM 被固定在后方。	· 来自足部的感觉信息不充足，需要用桌面等扩大支撑面。 · 不稳定，躯干和四肢同时屈曲。 · 眼球运动被固定。 · 重心在非偏瘫侧，形成正向力。	· 伴随踝关节跖屈、膝反张，重心在后方及髋关节屈曲的代偿。 · 竖脊肌过度收缩及腰椎过度伸展。 · COP 和 COG 的距离扩大。 · 身体不出现动摇而是固定。

图 3-33 │ 脑卒中患者（右侧偏瘫）站起容易使用的策略

　　空间中的定向对姿势控制非常重要。从坐位站起时缺乏正常垂直知觉的脑卒中患者,多需要增加辅助量。健康人不使用视觉反馈也能够在 0.5 秒内识别重力的垂直位。**主观视觉垂直度(subjective visual verticality,SVV)** 是从姿势的垂直度中独立出来的概念。**主观姿势垂直度(subjective postural verticality,SPV)** 是基于多重感觉统合,通过身体表象认知的垂直知觉,脑卒中患者,特别是忽略空间的患者容易出现此问题。

　　部分脑卒中患者非偏瘫侧支撑体重时会出现抵抗的症状,一直以来被称为"倾斜综合征"("pushing"或"pusher综合征"),在诱导其姿势从倒向偏瘫侧变为非偏瘫侧时,会有害怕倒向非偏瘫侧的恐惧心理。对重度倾斜综合征患者的研究表明,其与重力相关的身体姿势发生了变化。而有趣的是,他们处理输入的决定主观视觉垂直度的视觉与平衡觉信息的功能没有出现障碍。

　　巴拉(Barra)等以健康人与偏瘫、截瘫患者为对象,在屏蔽受试者视觉的状态下对其垂直知觉进行了研究(图 3-34)。图 3-34A 可以看出,身体倾斜时偏瘫、截瘫患者没有垂直知觉。图 3-34B 可以看出偏瘫患者偏瘫侧从倾斜调整至垂直位时也没有感觉到变化,而向非偏瘫侧移动后才能感觉到垂直位。研究提示,在治疗中若不能促进患者重心移动至非偏瘫侧,会导致其难以向脑的感觉系统(特别是前庭系统)进行信息输入。

　　图 3-35 中展示了站起与步行的神经系统活动。当 COM 位于 BOS 上方、处于 COP 的垂线上时才能保持直立姿势的平衡。站起时快速移动 BOS、摆动上肢,足部在前后方向的姿势设置使身体更容易动摇。因此为了将失去平衡的风险控制在最小,**CNS 需要在身体动摇前,使用预期性姿势调整(anticipatory postural adjustments,APAs)活化躯干肌与下肢肌。**

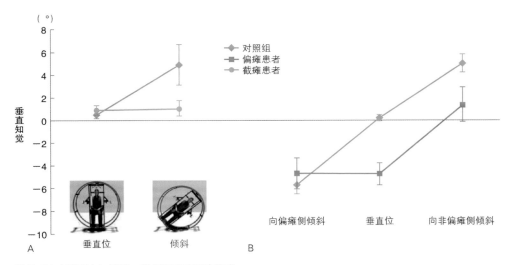

图 3-34 | 健康人与偏瘫、截瘫患者的垂直知觉

〔Barra J, et al: Humans use internal models to construct and update a sense of verticality. Brain 133(Pt 12): 3552-3563, 2010〕

站起时以本体觉为中心，来自肌梭的感觉信息上传至脊髓，借由网状结构、小脑、前庭，在 α 运动神经元和 γ 运动神经元的协调作用下构建姿势控制。网状脊髓束与前庭脊髓束对站起等平衡活动十分重要。前庭的活动与站起第 3 期的抗重力活动关系密切。半规管、球囊和椭圆囊感知头部前后、左右的位置，并以外侧前庭脊髓束为中心负责同侧下肢伸肌的 α 运动神经元与 γ 运动神经元的活化（➡ 46 页）。网状结构接收所有感觉系统、运动前区、补充运动区的上行性输入信息，对形成 APAs 具有重要的作用。**脑桥延髓网状结构（pontomedullary reticular formation，PMRF）**在姿势控制中发挥重要的作用。网状脊髓束的病变会导致猫科和灵长类动物在运动和日常生活中难以维持直立姿势。以姿势控制为基础的腹内侧通路是站起与步行中平衡控制的基础。移乘和如厕等许多生活场景都需要患者能自由站起，因此，治疗师需要深入理解姿势控制。

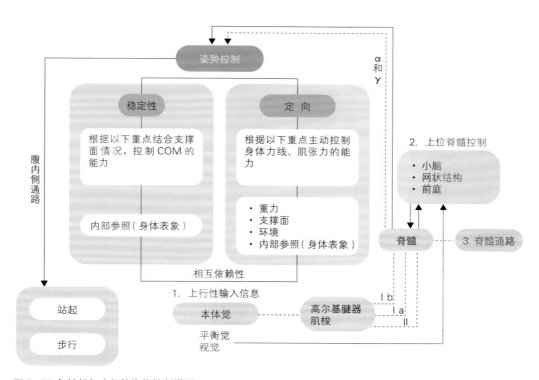

图 3-35 ｜ 站起与步行的姿势控制模型

（改编自 Sousa AS, et al: Biomechanical and neurophysiological mechanisms related to postural control and efficiency of movement: a review. Somatosens Mot Res 29: 131-143, 2012）

临床应用

本章将使患者重新获得站起动作的治疗分为躯干、上肢、下肢、站起 ⇌ 坐下 4 项，并分别阐述相关评定和治疗方法。治疗师寻找这 4 项的相关性，可以从多角度思考患者的站起动作。在病例介绍中，笔者将展示如何开展以上 4 项治疗的思路，希望能为大家提供参考。

1. 躯干

站起的第 1 期（屈曲期）中重要的是 COM 伴随抗重力活动向前移动。脑卒中患者多难以在正中位上向前移动 COM，因此在站起动作开始的坐位姿势向前移动时，促通患者躯干感觉是治疗的基础。

2. 上肢

站起动作中，患者提高偏瘫侧、非偏瘫侧的上肢控制能力可以增强身体整体的运动链，由此站起的第 1 ~ 2 期变得稳定，并改善下肢肌肉的收缩、COM 向前方和抗重力方向的移动。站起与上肢的相关性将通过后文中的病例探讨。

STS 治疗

3. 下肢

站起的第 2 期，对患者控制小腿和 COM 的能力要求较高。治疗着重于足底肌 – 小腿 – 大腿 – 骨盆的联系，以患者高效站起为目标。如果下肢形成了恰当的准备状态，患者可以获得地面反作用力，为改善非对称性姿势和不稳定姿势提供帮助。

4. 站起 ⇌ 坐下

站起的第 3 ~ 4 期，患者 BOS 变窄，需要在空间中控制姿势，有必要在站起的抗重力活动和坐下的顺重力活动中建立足部和躯干的联系。坐下动作中的姿势控制一般容易被患者忽略，但其有助于增强核心稳定性。

病例介绍与治疗前后的对比

　　男性患者，40 余岁，右侧偏瘫，半年前患左侧脑桥脑梗死，发病后经过半年恢复期的康复治疗，现在每周两次来本机构治疗。患者双侧躯干周围瘫痪明显，右侧肩胛带和髋关节周围肌肉明显弱化。患者的愿望是能够保持坐位 20 分钟以上，步行摆动期不会因蹭到地面而跌倒。经过约两个月的治疗，患者步行摆动期下肢的尖足现象有所改善，躯干晃动减少。以下将对患者 STS 的治疗干预进行介绍。

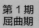

| 第 1 期
屈曲期 | 第 2 期
移行期 | 第 3 期
伸展期 | 第 4 期
稳定期 |

治疗前

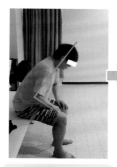 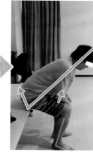 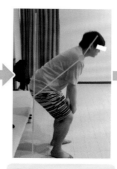 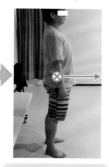

患者无法将手放于膝上，肩胛骨明显后撤、上提，用非偏瘫侧上肢代偿 COM 向前移动，因此表现为明显的躯干屈曲。

患者偏瘫侧上肢内旋明显，试图通过髋、肘关节过度屈曲获得正向力，COM 不能向足部方向移动，骨盆后倾和重心后置明显。

患者缺乏伸展活动，躯干屈曲和头颈部过伸明显。虽然不方便从矢状面观察，但患者在非偏瘫侧负重过多的状态下站起。

因为患者难以将 COM 控制在足跟上方，所以通过骨盆向前偏移和腰椎过度前弯代偿，颈部周围肌肉过度紧张。

治疗后（10 次）

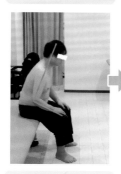 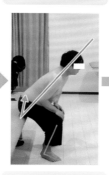 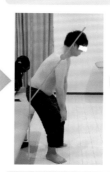 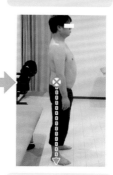

患者可以将手放于膝上，即便躯干屈曲仍能保持这个动作，肩胛骨后撤及颈部周围肌肉过度紧张缓解，骨盆后倾有所改善。

伴随骨盆前倾，来自坐骨的正向力容易向上传递了。随着小腿前倾，踝关节背屈改善。

患者躯干屈曲减轻，可以控制足跟伸展，髋关节伸肌群的活动变得容易。

患者 COM 能够保持在足跟上方，使髋关节伸展和踝策略成为可能，头颈部过伸得到改善。

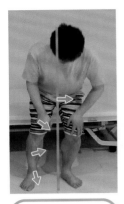

治疗前

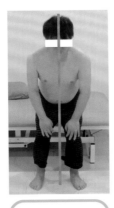
治疗后

治疗前，从冠状面观察，患者重心明显偏移向非偏瘫侧，并用非偏瘫侧上肢支撑；偏瘫侧膝关节倒向内下方，小腿内旋，内侧足弓塌陷；踝关节跖屈肌群张力高且明显短缩，足跟难以稳定地接触地面。

治疗后，患者身体的左右差异减轻，肩胛骨与髋关节获得了部分控制能力，更容易从足部获得正向力了。

STS 的 5 个关节运动链

凯木拉宁（Khemlani）等强调了站起动作中的 5 个关节运动链（图 3-36），分别为踝关节、膝关节、髋关节、肩关节和肘关节，它们在评定脑卒中患者站起动作中非常重要。通过评定这些关节的扭矩和肌张力，可以确认上肢、躯干、骨盆带、胫骨和足部的运动链与姿势链。本文中的患者偏瘫侧肘关节屈曲，前臂呈旋前位，肩胛骨上提、前倾、后撤明显，双侧躯干缺乏活动，髋关节屈肌群如髂腰肌等的活动与伸肌群相比明显处于优势。因此，患者肩关节与髋关节无法形成伸展力矩，向顺重力方向下沉，整体处于屈肌优势，容易依赖非偏瘫侧上肢的力量。肌肉骨骼的运动链很重要，神经性肌肉募集模式、运动时机、速度等都包含在姿势链中。

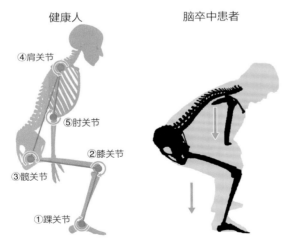

图 3-36 | STS 的 5 个关节运动链

〔改编自 Khemlani MM, et al: Muscle synergies and joint linkages in sit-to-stand under two initial foot positions. Clin Biomech(Bristol, Avon)14: 236-246, 1999〕

躯干的评定与治疗（主要改善第 1 期）

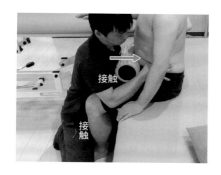

– 促通双侧腹横肌、腹内斜肌的活动 –

为了改善第 1 期（屈曲期），患者在端坐位进行治疗。具体来讲治疗以核心稳定为主要目的，增加腹腔内压，防止 COM 下降。患者的竖脊肌过度固定，双侧腹斜肌低张力非常明显，骨盆周围肌肉也严重弛缓。因此，治疗师用前臂、大腿与患者接触，对其不稳定的低张力部位予以辅助；使用泡沫轴，使治疗师用胸部施加的压力更容易传递至患者的躯干。

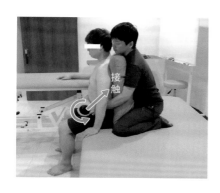

– 灵活应用背部参照物 –

治疗师有意识地关注患者腹内斜肌与腹横肌活动的同时，将其向重力方向垂下的肌肉的力线修正，然后用枕头形成接触面并施加压力进行姿势设置，使患者容易感知肩胛骨和骶骨等的位置；再使用泡沫轴从患者下部躯干向斜上方施加压力，促进其骨盆带 – 躯干 – 肩胛骨的运动链。压力过大容易增强患者竖脊肌的固定，因此治疗师应通过旋转和上拉泡沫轴等，在运动方向上多下功夫。

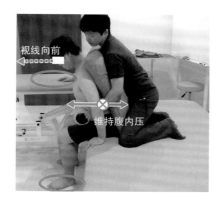

–COM 的前后移动及维持腹腔内压 –

增强患者以腹内斜肌和腹横肌为主的肌肉活动，患者腹腔内压上升后，治疗师诱导其 COM 向前移动，促通抗重力活动的第 1 期。向前移动时，患者的视线容易固定向地面，因此治疗师通过语言指示，诱导患者看向前方。骨盆倾斜时治疗师让患者通过偏瘫侧手的接触刺激及坐骨处的感觉来防止其 COM 向非偏瘫侧偏移。不仅是患者向前移动时，在患者向后移动并返回初始位置时，治疗师需要注意使其 COM 向下偏移，使骨盆出现功能性后倾和旋转，在骨盆从前倾到后倾的活动与向前移动中，嘱咐患者时刻注意重心在足部上的移动。

问：增加腹腔内压时的注意事项？

答： 脑卒中患者普遍出现**腹腔内压**（internal abdominal pressure，IAP）减低，造成脊柱稳定性低及分节性运动困难。可以参考之前的患者，治疗师使用泡沫柱增加其腹腔内压的同时，其他区域也不应放松，应持续地稳定患者体侧肌肉和盆底肌（图3-37-A）。治疗师可以联想低张力明显时气球则无法鼓起，空气会从低张力的部位漏出似的感觉（图3-37-B），像吹起气球那样提高患者的腹腔内压，此时治疗师施加压力的方向与力度十分重要（图3-37-C）。同样是右侧偏瘫，每一位患者躯干低张力的部位有所不同，对刺激的反应也不同。为稳定患者骨盆，有时需要修正其足部与下肢的力线（图3-38）。同样，为了锻炼膈肌收缩，肩胛骨稳定与头颈部位置也很重要。治疗师应当结合患者的实际情况，适当对其低张力的部位进行辅助或给予参照物。

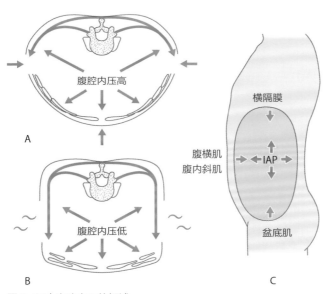

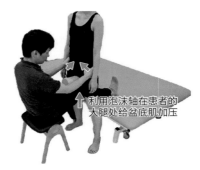

图3-38 | 促通盆底肌的创意

站起训练中促通盆底肌的例子。脑卒中患者由于骨盆带肌肉和盆底肌低张力，COM容易下降。，因此需要通过手法治疗提高腹腔内压。

图3-37 | 腹腔内压的概述

A表示腹腔内压增高。腹腔内压增高，将腹横肌和腹内斜肌推向外侧，胸腰筋膜被牵张，这样可以提高脊柱稳定性。但如果像B那样不能提高腹腔内压，腹横肌等就不能很好地收缩，使脊柱不稳定。偏瘫患者单侧或双侧躯干功能出现问题，腹腔内压容易减低。对患者弱化（漏气）的部位的促通和稳定在治疗上具有重要意义。C是从矢状面观察的腹腔内压示意图。图3-38所示为向盆底肌间接加压来提高腹腔内压。

（Burdett RG, et al: Biomechanical COMparison of rising from two types of chairs. Phys Ther 65: 1177-1183, 1985）

上肢的评定与治疗（主要改善第 2 期）

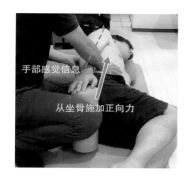

— 坐骨稳定与上行性肌肉链 —

患者在第 2 期中难以在空间中控制上肢，骨盆与肩胛带上肢的运动链缺失。图中患者表现为明显的臀中肌与坐骨周围肌肉低张力，难以感知偏瘫侧坐骨周围的信息。因此，治疗师可在其坐骨处放置泡沫轴，并向垂直方向加压，增强其骨盆带的感觉；在此状态下修正其肩胛骨和肋骨周围的力线，同时增加手部的感觉信息输入；进一步通过语言提示患者手与上肢的位置及感觉等，通过这些方法建立患者骨盆带 – 躯干 – 上肢的运动链，以改善患者站起时上肢在空间中的控制。

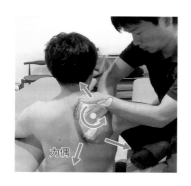

— 形成力偶（focus couple）—

然后患者在坐位姿势下将双臂置于体侧的桌子上，治疗师将患者的身体正中轴设置在他容易抓握的位置后开始治疗。患者肩胛骨周围肌肉，特别是菱形肌、斜方肌下部肌束、背阔肌、前锯肌的低张力明显，斜方肌上部肌束代偿性过度紧张。因此在第 1 期中受到缺乏稳定性的影响，患者肩胛骨在上肢重量影响下被强行牵拉向外展方向，加强了躯干屈曲。因此在治疗中治疗师以力偶为中心（➡ 119 页），促通患者斜方肌上部肌束恰当地向心性、离心性控制与斜方肌下部肌束向胸椎方向收缩活动。

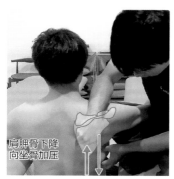

— 肩胛骨 – 骨盆的运动链 —

患者获得肩胛骨下降、内收、后倾等活动后，促通其前锯肌至腹斜肌收缩，让患者有意识地将肩胛骨与骨盆联结起来。治疗师从患者肋间及肩胛骨向其坐骨方向加压，坐骨能够获得反作用力后，也可以增强肩胛骨周围肌肉收缩。患者躯干稳定，肩胛骨能在胸廓上滑动的同时上旋后，肱三头肌和三角肌后部纤维低张力部分收缩增强。该名患者肱骨头半脱位宽约一横指，加上肱二头肌和胸大肌短缩，肱骨头被拉向内旋方向。

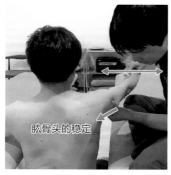

— 上肢 – 躯干的运动链 —

因患者肩关节不稳定，所以治疗师将其肱骨头嵌入关节窝，同时辅助其进行右上肢水平内收、外展，关注着其肱骨外旋，肩胛骨下降、后倾、外旋、内收的三维运动的同时诱导其右上肢水平外展。在右上肢水平内收动作中，治疗师在维持患者肱骨头在关节窝内稳定的同时，让患者保持肱骨外旋位，诱导其肩胛骨外展、上旋、从内旋到外旋的运动。患者在获得了三角肌后部肌束和肱三头肌的活动、胸大肌的抗重力活动和离心性收缩之后，进行了肘关节和手的活动。

问：患者站起时出现问题不应该从其足部找原因吗？

　　答：站起与上肢功能的关系在前面有所阐述（➡ 86 页），在此进一步讨论。伯德特（Burdett）等的研究中，比较了使用前臂支撑和不使用前臂支撑的站起动作。从这项研究的结果来看，使用前臂支撑时，髋关节的屈曲力矩下降了 50%。脑卒中患者肩胛骨周围肌肉低张力，导致上肢无法对抗重力，顺重力方向下坠，下肢负重增加，造成髋关节屈曲增强，股四头肌和腘绳肌过度收缩，最终更加妨碍髋关节伸展。因此，在治疗患者上肢的同时，对其日常轮椅坐位时偏瘫侧上肢进行姿势设置可以有效减轻患者下肢的负担。患者站起时肩胛骨上旋非常重要，需要斜方肌上部、下部肌束和前锯肌的协调运动。临床中斜方肌上部肌束过度的**预期增强激活（anticipated increased activation）**会阻碍肩胛骨上旋，前锯肌等难以兴奋，对 COM 向前移动造成不良影响。脑卒中患者肩关节不稳定时，容易诱发 1. 肩胛骨内旋增强；2. 肩胛骨下旋增强；3. 肩胛骨前倾增强；4. 肱骨内旋，因此患者站起时需要多加注意（图 3–39，表 3–2）。辅助者在患者移乘至床、椅等时强行拉拽其上肢，患者的 COM 便无法追随上肢的诱导，可能会损伤肩峰下滑囊，辅助者需要多加注意。

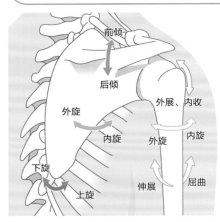

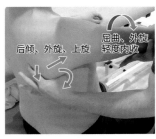
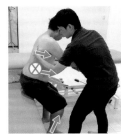

图 3–39 | 肩胛骨与肱骨的关联及临床应用

表 3–2 | 肩胛骨和肱骨的关系及临床应用

肩胛骨	⟷	肱骨
前倾	⟷	屈曲
后倾	⟷	伸展
内旋	⟷	内旋
外旋	⟷	外旋
上旋	⟷	屈曲
下旋	⟷	伸展

A：肩胛骨与肱骨的关系
肩胛骨与肱骨的运动链用同颜色箭头表示（如肩胛骨前倾与肱骨屈曲）。在移乘等动作中，治疗师需要评定上肢诱导时患者肩胛骨能否随动。

B：临床应用
治疗师在考虑 A 中所说的运动链的同时诱导患者向前够取，仅强行拉拽患者肱骨、诱导其上肢向前可能导致其肩部软组织损伤；还需要注意患者肱骨是否存在强行外旋，评定患者肱骨头能否独立外旋。

C：诱导站起
治疗师稳定患者肩关节周围软组织以防损伤，诱导其肩胛骨和 COM 向足底方向移动。治疗师进行手法操作时，需感知反作用力和患者向足底方向的重心移动并进行诱导。由此患者可以获得上肢和下肢的运动链（coupling，在此指小腿三头肌和三角肌的协调收缩）。

（Kisner C: Therapeutic Exercise: Foundations and Techniques. pp423-424, F. A. Davis, 2012）

下肢的评定与治疗（主要改善第 3 期）

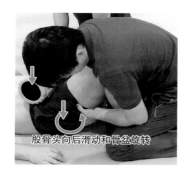

股骨头向后滑动和骨盆旋转

– 骨盆后倾与髋关节伸展活动 –

患者在第 2～3 期伴随骨盆旋转的前倾运动出现困难，在安静时和运动时都有轻度髋关节疼痛。患者站起时及步行的支撑期和摆动期髋策略明显，可见髂腰肌过度收缩，考虑是股骨头向前滑动过多，因撞击产生疼痛。治疗时由 2 名治疗师增强患者腹腔内压，提高患者腰椎周围稳定性的同时，牵伸其腘绳肌、髂腰肌和股直肌，使其股骨头向后滑动。由此，患者低张力的腘绳肌起始部和臀中肌后部肌束变得容易收缩，使髋关节伸展和骨盆前、后倾更容易被诱导出来。

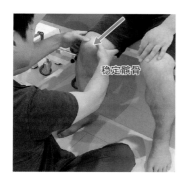

稳定髌骨

– 确保股四头肌长度和骨盆前倾 –

然后，患者取坐位，以髌骨为中心，治疗师牵伸其短缩的股直肌和髋关节内收肌群，并在牵长肌肉时诱导患者骨盆前倾与重心向足跟移动的运动链。患者用髋关节内收肌群止点和腘绳肌内侧使小腿内旋，同时将小腿向下牵拉，减少使髋关节外旋、外展的臀中肌和股二头肌的活动。因此，治疗师在牵伸并促通患者髋关节内收肌群抗重力方向活动的同时，诱导其腓肠肌内侧起始处向心性收缩。这样患者可以减轻小腿过度内旋，将距下、距小腿关节稳定在中间位，跟骨获得负重的感觉，并减轻踝关节跖屈肌群紧张。

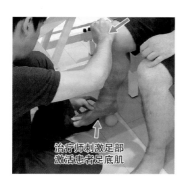

治疗师刺激足部
激活患者足底肌

– 激活足底肌与确保反作用力 –

治疗师继续使用泡沫轴将患者大腿和小腿保持在中间位，诱导患者距小腿关节背屈。患者腓肠肌和比目鱼肌短缩、高张力，踝关节背屈严重受限，为了降低张力，治疗师对患者足底筋膜和踇长屈肌进行牵伸，并利用参照物建立足弓，加强了对足底肌的刺激。治疗开始时，患者在跖趾关节背屈时内侧足弓明显向下方塌陷。治疗师还牵伸了患者的骨间背侧肌、趾短屈肌、趾长屈肌等肌肉。患者由此得以重建足内侧纵弓，在距小腿关节背屈时距下关节出现旋前，有利于出现高效的足外翻，结果是重新获得了站起时的足内侧纵弓及小趾展肌的活动，站起的第 2 期（移行期）踝关节更容易出现最大背屈。

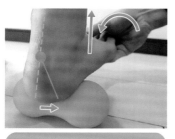

足部背屈、旋前，足外翻

问： 诱导患者的股四头肌会对其站起时的负重造成怎样的影响？

答： 脑卒中患者容易股四头肌萎缩，会影响步行与站起时向心性收缩下的膝关节伸展及离心性收缩下的髋关节伸展。有研究称与髋关节伸展相比，脑卒中患者偏瘫侧和非偏瘫侧的膝关节伸展的关节力矩更加弱化（图 3-40）。患者以髋策略为主步行的话，站起时股四头肌短缩使膝关节无法向前移动，重心难以向足部转移。图 3-41 所示为以重心轴为中心的力矩臂。脑卒中患者的股四头肌短缩，膝关节和重心轴之间容易有缩短的倾向，为获得恰当的收缩肌肉需要保持一定的长度；髋关节至重心轴的长度也容易变短，可能会造成髋关节活动受限。图 3-42 所示为负重时距下关节（ST 关节）和小腿的关系。站起负重时，在跟骨与地面接触的情况下，负重线与跟骨的 BOS 的距离诱导距下关节旋前。此患者存在距下关节旋前受限，小腿受髋关节内收肌群和腘绳肌内侧紧张的影响被拉向内旋位。理想状态是股二头肌外侧部产生小腿上部外旋的力矩，伴随足底肌收缩距下关节旋前，并产生小腿下部内旋力矩，这些都非常重要。股二头肌外侧部和股外侧肌的作用使小腿外旋、伴距下关节旋前的小腿内旋，两者的力矩使足部恰当地负重，对站起时控制 COM 向下方移动及吸收冲击有重要影响。确保距骨和跟骨之间的距骨沟有合适的空间，对距骨和跟骨反向旋转的同时产生足部旋前、旋后力矩非常重要（图 3-43）。后足部的旋前和前足部、中足部的旋后是确保足内侧纵弓活动不可或缺的因素。

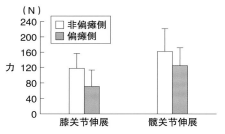

图 3-40 | 偏瘫侧、非偏瘫侧膝、髋关节的力矩

〔Roy G, et al: Side difference in the hip and knee joint moments during sit-to-stand and stand-to-sit tasks in individuals with hemiparesis. Clin Biomech (Bristol, Avon) 22: 795-804, 2007〕

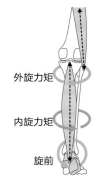

图 3-42 | 距下关节与小腿、大腿的运动链

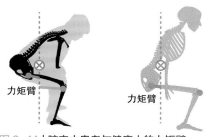

图 3-41 | 脑卒中患者与健康人的力矩臂

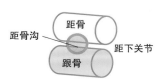

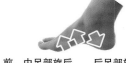

图 3-43 | 距下关节的结构与足部旋前、旋后

〔改编自 Polastri M: Subtalar Arthroereisis with endorthesis in adult-acquired flatfoot: classification of the postoperative rehabilitation phases. The Foot and Ankle Online Journal 5: 1, 2012〕

站起 ↔ 坐下的评定与治疗（主要改善第 4 期）

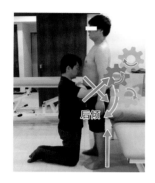

– 立位下的核心控制和顺重力活动 –

图中患者受躯干前部肌群和臀肌弱化的影响，直立姿势容易向前方偏移。因此治疗师使用泡沫轴，用自己的胸部从患者低张力明显的下腹部向臀大肌方向施加压力，诱导患者在足跟上的姿势控制。通过前后、左右的重心转移，患者竖脊肌和髂腰肌的高张力略有缓解，此时治疗师诱导患者骨盆后倾，在协调来自足跟的反作用力的同时坐下，诱导患者控制顺重力活动。

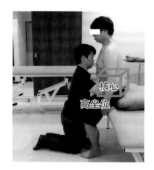

– 足部的 COM 控制 –

患者为防止腹腔内压下降，1. 在偏瘫侧、非偏瘫侧左右差较小的 BOS 内上下移动 COM；2. 减轻头颈部和眼球固定等的视觉依赖，并维持颈部抗重力伸展；3. 适度用髋关节屈曲策略维持高坐位。治疗师注意以上 3 点对患者进行诱导。维持腹腔内压的状态下采取高坐位可以使患者更容易获得臀大肌和腘绳肌起始部的肌肉活动，在此位置上站起时股四头肌伸展膝关节，臀大肌伸展髋关节。患者站起时重复做第 4 期◀━▶第 3 期的动作，促通了抗重力伸展活动。

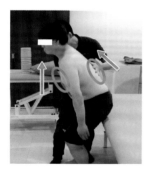

– 足部的 COM 控制 –

下面不使用泡沫轴，治疗师通过轻接触的手法（light touch handing）诱导患者控制运动方向，优先于通过腹腔内压诱导坐下◀━▶站起。治疗师通过轻接触，让患者采取前馈优势的运动模式，诱导患者思考如何在感知腹腔内压增加的状态下活动；也可通过轻接触和语言提示组合，对患者就日常生活中站起时的注意事项进行指导。

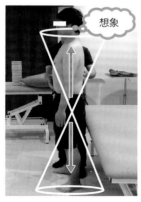

– 运动想象与 COM 控制 –

治疗师注意患者向前移动的膝关节、在足底支撑面内进行的重心移动、腹部和臀部的位置等，防止患者过度使用髋关节屈曲与非偏瘫侧负重策略进行站起的练习。图中患者配合呼气将重心从臀部移至足底，减轻了腰背部代偿性过伸模式。让患者观看自己坐下时姿势的视频，同时想象正常的运动模式；然后深呼吸，在深呼气时注意着膝关节向前移动、躯干向垂直方向伸展，诱导重心移向落座方向，如此可以减轻过度的髋策略和膝关节突然脱力的现象。

问：手法操作时有什么注意事项？

答： 手法操作是十分细致的技术，治疗师需要根据患者的状态和治疗目标时刻改变手法的压力、时机、部位和方向。在本文中的患者开始治疗时治疗师通过较强的手法增加压力，改善了其躯干周围肌肉的低张力，不让患者过于关注手法，而是从外部以感觉信息输入为中心，在脑内进行了感觉-运动的统合。之后治疗师采用轻接触让患者意识到足部和重心的位置，以逐步改善运动模式为主进行了治疗。这样的方法主要是通过运动计划来促进患者的感觉-运动统合。对患者的治疗如图 3-44 所示。通过手法操作，患者边调整肌梭传递的本体觉、视觉、听觉信息的权重，边输入在站起↔坐下中身体在空间中的位置、运动速度的变换等时间、空间要素。其中，让患者不通过视觉进行确认，而是通过集中注意力感受足底和坐骨，想象坐下时正常模式，注意膝关节前移等运动计划的时机，患者通过思考引入运动想象。感觉-运动统合需要正确的感觉模式和信息，治疗师需要注意避免不必要的语言、无意义的手法操作等，避免患者无法在脑内进行恰当的处理，也就是说可能导致患者错误地输出和学习运动。来自环境和身体的感觉信息，对建立和统合促进运动计划的制定和实施所需的"身体皮质图"非常重要。治疗师对此患者进行手法操作时如图 3-45 所示，肌肉间相互作用明显，治疗时着重促通其弱化部分，减轻过度固定。不仅限于矢状面，冠状面对角线上的问题也适用。例如，坐位姿势下左侧臀肌周围低张力↔右侧肩胛带周围肌肉高张力，步行时右侧下肢伸展和左侧上肢屈曲等，患者身体上多会表现出与对侧有关的姿势链和运动链问题（➡ 225 页）。

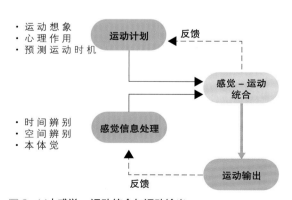

图 3-44 | 感觉-运动统合与运动输出

（Porcacchia P, et al: Parieto-motor cortical dysfunction in primary cervical dystonia. Brain Stimul 7: 650-657, 2014）

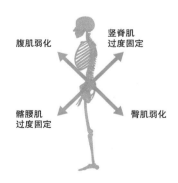

图 3-45 | 对角线上的共通问题

第 3 章的学习重点

☐ 理解 STS4 个期的特征

☐ 从解剖学、运动学方面理解各期

☐ 理解 STS 动作的神经学机制

☐ 理解病例治疗中的 4 个视角

☐ 理解病例治疗的问答

原书参考文献

[1] Geurts AC, et al: A review of standing balance recovery from stroke. Gait Posture 22: 267-281, 2005

[2] Tresilian JT: Sensorimotor Control & Learning: An Introduction to the Behavioral Neuroscience of Action. pp399-400, Palgrave Macmillan, 2012

[3] Schenkman M, et al: Whole-body movements during rising to standing from sitting. Phys Ther 70: 638-648, 1990

[4] Everett T, et al: Human Movement. pp171-190, Elsevier, 2010

[5] Pollock A, et al: "Interventions for improving sit-to-stand ability following stroke." 2014

[6] Neumann DA, et al: Kinesiology of the Musculoskeletal System: Foundations for Rehabilitation. 3rd ed, p366, Mosby, 2016

[7] Messier S, et al: Dynamic analysis of trunk flexion after stroke. Arch Phys Med Rehabil 85: 1619-1624, 2004

[8] Khemlani MM, et al: Muscle synergies and joint linkages in sit-to-stand under two initial foot positions. Clin Biomech (Bristol, Avon) 14: 236-246, 1999

[9] Winter DA: Human posture and balance during standing and walking. Gait Posture 3: 193-214, 1995

[10] Massion J: Postural control systems in developmental perspective. Neurosci Biobehav Rev 22: 465-472, 1998

[11] Loram ID: Human postural sway results from frequent, ballistic bias impulses by soleus and gastrocnemius. J Physiol 564: 295-311, 2005

[12] Nagai M, et al: Characteristics of the control of standing posture during pregnancy. Neurosci Lett 462: 130-134, 2009

[13] Creath R: A unified view of quiet and perturbed stance: simultaneous co-existing modes. Neurosci Lett 377: 75-80, Epub 2004 Dec 19

[14] Day BL, et al: Effect of vision and stance width on human body motion when standing; Implications for afferent control of lateral sway. Physiol 469: 479-499, 1993

[15] Van Asten WN, et al: Postural adjustments induced by simulated motion of differently structured environments. Exp Brain Res 73: 371-383, 1988

[16] Karnath HO: Understanding and treating "pusher syndrome". Phys Ther 83: 1119-1125, 2003

[17] Ramenzoni VC, et al: Postural responses to specific types of working memory tasks. Gait Posture 25: 368-373, 2007

[18] Wada M, et al: Anxiety affects the postural sway of the antero-posterior axis in college students. Neurosci Lett 302: 157-159, 2001

[19] Fraizer EV, et al: Methodological and interpretive issues in posture-cognition dual-tasking in upright stance. Gait Posture 27: 271-279, 2008

[20] Dubost V, et al: Decreased trunk angular displacement during sitting down: an early feature of aging. Phys Ther 85: 404-412, 2005

[21] Bernstein NA: On dexterity and its development. In: Latash M, et al (eds): Dexterity and Its Development, pp3-244, Mahwah, NJ, Lawrence Erlbaum, 1996

[22] Turvey MT: Action and perception at the level of synergies. Hum Mov Sci 26: 657-697, 2007

[23] Bardy BG, et al: Postural coordination modes considered as emergent phenomena. J Exp Psychol Hum Percept Perform 25: 1284-1301, 1999

[24] Pinter IJ, et al: The dynamics of postural sway cannot be captured using a one-segment inverted pendulum model: a PCA on segment rotations during unperturbed stance. J Neurophysiol 100: 3197-3208, 2008

[25] Ko YG, et al: Postural coordination patterns as a function of dynamics of the support surface. Hum Mov Sci 20: 737-764, 2001

[26] Bardy BG, et al: Dynamics of human postural transitions. J Ex Psychol Hum Percept Perform 28: 499-514, 2002

[27] de Oliveira CB, et al: Balance control in hemiparetic stroke patients: main tools for evaluation. J Rehabil Res Dev 45: 1215-1226, 2008

[28] Peterka RJ: Sensorimotor integration in human postural control. J Neurophysiol 88: 1097-1118, 2002

[29] Forssberg H, et al: Ontogenetic development of postural control in man: Adaptation to altered support and visual conditions during stance. J Neurosci 2: 545-552, 1982

[30] Oie K, et al: Multisensory fusion: Simultaneous re-weighting of vision and touch for the control of human posture. Brain Res Cogn Brain Res 14: 164-176, 2002

[31] Horak FB: Postural orientation and equilibrium: What do we need to know about neural control of balance to prevent falls? Age Ageing 35 Suppl 2: ii7-ii11, 2006

[32] Keenan MA, et al: Factors affecting balance and ambulation following stroke. Clin Orthop Relat Res 182: 165-171, 1984

[33] Niam S: Balance and physical impairments after stroke. Arch Phys Med Rehabil 80: 1227-1233, 1999

[34] Nashner LM: Adaptation to altered support and visual conditions during stance: patients with vestibular deficits. J Neurosci 2: 536-544, 1982

[35] Bonan IV: Reliance on visual information after stroke. Part I: Balance on dynamic posturography. Arch Phys Med Rehabil 85: 268-273, 2004

[36] Shumway-Cook A, et al: Motor control: Theory and Practical Applications. 2nd ed, Lippincott, Williams & Wilkins, 2001

[37] De Haart M, et al: Recovery of standing balance in postacute stroke patients: a rehabilitation cohort study. Arch Phys Med Rehabil 85: 886-895, 2004

[38] Bohannon R: Ordinal and timed balance measurements: reliability and validity in patients with stroke. Clin Rehabil 7: 9-13, 1993

[39] Au-Yeung SS, et al: Does balance or motor impairment of limbs discriminate the ambulatory status of stroke survivors? Am J Phys Med Rehabil 82: 279-283, 2003

[40] Verheyden G: Trunk performance after stroke and the relationship with balance, gait and functional ability. Clin Rehabil 20: 451-458, 2006

[41] Cheng PT, et al: The sit-to-stand movement in stroke patients and its correlation with falling. Arch Phys Med Rehabil 79: 1043-1046, 1998

[42] Sahrmann S: Diagnosis and Treatment of Movement Impairment Syndromes. pp19-20, Mosby, 2001

[43] Thigpen CA, et al: Head and shoulder posture affect scapular mechanics and muscle activity in overhead tasks, J Electromyogr Kinesiol 20: 701-709, 2010

[44] Finley MA, et al: Effect of sitting posture on 3-dimensional scapular kinematics measured by skin-mounted electromagnetic tracking sensors. Arch Phys Med Rehabil 84: 563-568, 2003

[45] Borstad JD: The effect of long versus short pectoralis minor resting length on scapular kinematics in healthy individuals. J Orthop Sports Phys Ther 35: 227-238, 2005

[46] Ludewig PM, et al: Motion of the shoulder complex during multiplanar humeral elevation. J Bone Joint Surg Am 91: 378-389, 2009

[47] Carr JH, et al: The effect of arm movement on the biomechanics of standing up. Hum Mov Sci 13: 175-193, 1994

[48] May BJ: Prosthetics & Orthotics in Clinical Practice: A Case Study Approach. pp13-14, F.A. Davis, 2011

[49] Callaghan JP, et al: Low back joint loading and kinematics during standing and unsupported sitting. Ergonomics

44: 280-294, 2001

[50] Sahrmann S: Diagnosis and Treatment of Movement Impairment Syndrome. pp51-73, Mosby, 2002

[51] Scoliosis Treatment Options: North York Chiropractor Presents. (http://www.drserbinski.ca/blog/tag/postural-scoliosis)

[52] Caneiro JP, et al: The influence of different sitting postures on head/neck posture and muscle activity. Man Ther 15: 54-60, 2010

[53] Nashner LM, et al: The organization of human postural movements: a formal basis and experimental synthesis. Behav Brain Sci 8: 135-172, 1985

[54] Horak FB, et al: Central programming of postural movements: adaptation to altered support-surface configurations. J Neurophysiol 55: 1369-1381, 1986

[55] Horak FB, et al: Postural perturbations: New insights for treatment of balance disorders. Phys Ther 77: 517-533, 1997

[56] Winter DA: Human balance and postural control during standing and walking. Gait Posture 3: 193-214, 1995

[57] Diener HC, et al: Influence of stimulus parameters on human postural responses. J Neurophysiol 59: 1888-1905, 1988

[58] McCollum G, et al: The form and exploration of mechanical stability limits in erect stance. J Mot Behav 21: 225-244, 1989

[59] Barbara JH, et al: Musculoskeletal Interventions: Techniques for Therapeutic Exercise. p373, McGraw-Hill Education, 2014

[60] Maki BE, et al: The role of limb movements in maintaining upright stance: The "change-in-support" strategy. Phys Ther 77: 488-507, 1997

[61] Rogers MW, et al: Kinetic analysis of dynamic transitions in stance support accompanying voluntary leg flexion movements in hemiparetic adults. Arch Phys Med Rehabil 74: 19-25, 1993

[62] Harris JE, et al: Relationship of balance and mobility to fall incidence in people with chronic stroke. Phys Ther 85: 150-158, 2005

[63] Stevenson TJ, et al: Standing balance during internally produced perturbations in subjects with hemiplegia: Validity of the balance scale. Arch Phys Med Rehabil 77: 656-662, 1996

[64] Garland SJ, et al: Postural responses to unilateral arm perturbation in young, elderly, and hemiplegic subjects. Arch Phys Med Rehabil 78: 1072-1077, 1997

[65] Brown LA, et al: Attentional demands for static postural control after stroke. Arch Phys Med Rehabil 83: 1732-1735, 2002

[66] Gustafson Y: Falls and injuries after stroke: time for action!. Stroke 34: 494-501, 2003

[67] Karnath HO, et al: The neural representation of postural control in humans. Proc Natl Acad Sci U S A; 97: 13931-13936, 2000

[68] Danells CJ, et al: Poststroke "pushing": Natural history and relationship to motor and functional recovery. Stroke 35: 2873-2878, 2004

[69] Karnath HO, et al: Understanding and treating "pusher syndrome". Phys Ther 83: 1119-1125, 2003

[70] Barra J, et al: Humans use internal models to construct and update a sense of verticality. Brain 133(Pt 12): 3552-3563. Epub 2010 Nov 19, 2010

[71] Sousa AS, et al: Biomechanical and neurophysiological mechanisms related to postural control and efficiency of movement: a review. Somatosens Mot Res 29: 131-143, 2012

[72] Santos M, et al: The role of anticipatory postural adjustments in compensatory control of posture: 2. Biomechanical analysis. J Electromyogr Kinesiol 20: 398-405, 2010

[73] Rothwell J: Meet the brain: Neurophysiology. Int Rev Neurobiol 86: 51-65, 2009

[74] Schepens B, et al: Neurons in the pontomedullary reticular formation signal posture and movement both as an integrated behavior and independently. J Neurophysiol 100: 2235-2253, 2008

[75] Burdett RG, et al: Biomechanical comparison of rising from two types of chairs. Phys Ther 65: 1177-1183, 1985

[76] Ludewig PM: Alterations in shoulder kinematics and associated muscle activity in people with symptoms of shoulder impingement. Phys Ther 80: 276-291, 2000

[77] Kisner C: Therapeutic Exercise: Foundations and Techniques. pp423-424, F. A. Davis, 2012

[78] Roy G, et al: Side difference in the hip and knee joint moments during sit-to-stand and stand-to-sit tasks in individuals with hemiparesis. Clin Biomech (Bristol, Avon) 22: 795-804, 2007

[79] Polastri M: Subtalar Arthroereisis with endorthesis in adult-acquired flatfoot: classification of the postoperative rehabilitation phases. The Foot and Ankle Online Journal 5: 1, 2012

[80] Porcacchia P, et al: Parieto-motor cortical dysfunction in primary cervical dystonia. Brain Stimul 7: 650-657, 2014

[81] Avanzino L, et al: Sensory-motor integration in focal dystonia. Neuropsychologia 79(Pt B): 288-300, 2015

04

第四章
上肢够取

概述

够取的定义

够取被定义为"能够随意地将手伸到想要到达的位置，并与环境相互作用的行为"。这不仅是伸手的"运动"，也包含"知觉"和"认知"的内容，需要考量对象物体的形状、意义、周边环境和目的。为此，不仅需要从解剖学和运动学的观点来理解够取动作，还需要从知觉和认知等方面进行分析，需要对以大脑皮质为中心的神经学有深刻的理解。上肢的够取根据课题的不同而方法多样，因此，本章将以治疗中常用的"伸手够取前方的水瓶"这一课题为中心，从解剖学、运动学和神经学方面分别进行介绍。

够取可大致分为**移行期（transportation）**和**操作期（manipulation）**两个阶段。这两个阶段的动作被认为是各自独立的。越接近操作期，反馈的占比越大（图 4-1）。本章为了简明地进行动作分析，将够取动作分为第 0 ~ 4 期进行说明。

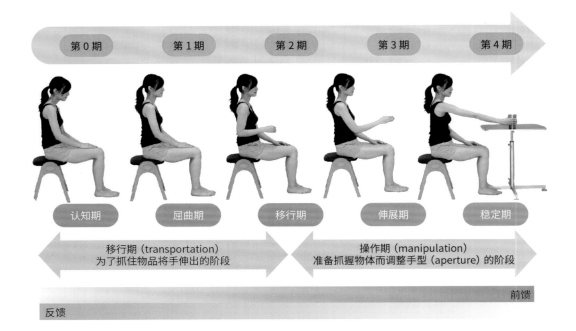

图 4-1 | 上肢够取的分期

够取的分期和肌肉活动

莱蒙（Lemon）等研究了够取动作中肌肉收缩的时间顺序，图 4-2 是参考此研究结果所制作的第 0 ～ 4 期中主要肌群收缩的时间轴。足部、躯干、肩胛带周围肌群因版面限制有所省略，上行性姿势链的详细内容请参考第 132 页。

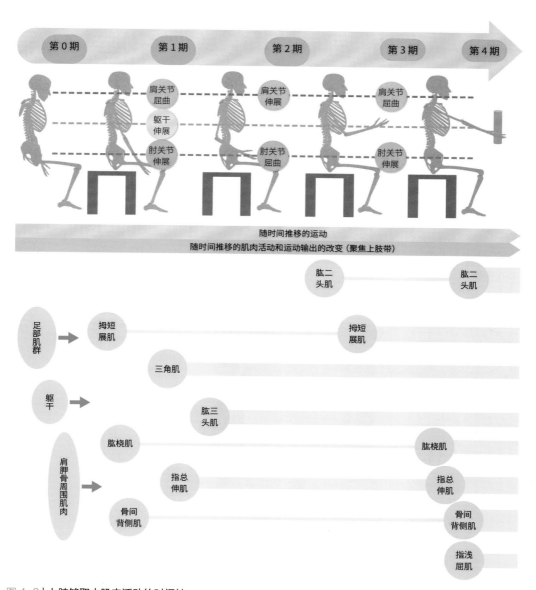

图 4-2｜上肢够取中肌肉活动的时间轴

各期的功能

与坐起和站起一样,在此也分别对上肢够取的各期进行阐述。为了说明上肢够取是认知物体并进行抗重力活动的重要阶段,在分期中加入了"第 0 期",其他基本动作中的"第 0 期"也是非常重要的阶段。

第 0 期(认知期)的作用

第 0 期是认知物体并形成运动计划的阶段,即够取运动的准备阶段。身体的表现为:头部与躯干在垂直方向上伸展,骨盆轻度前倾,躯干和踝关节维持姿势的肌群及肩周肌肉张力开始增强(图 4–3)。如果第 0 ~ 1 期有骨盆后倾、脊柱屈曲倾向,重心将被滞留在后方,因此上肢无法伸向远处。躯干处于屈曲姿势的话,从结构上讲肩胛骨会上提、前倾,上臂容易被牵拉至内旋位,肩胛骨、胸廓和肩关节的力线无法保持在适于够取的抗重力位,结果是屈肌群优势,第 3 期容易出现肩关节外展和肘关节屈曲的运动模式。因此在第 0 期,对动机、根据目标形成运动计划、手臂向前够取时的姿势状态的评定尤为重要。

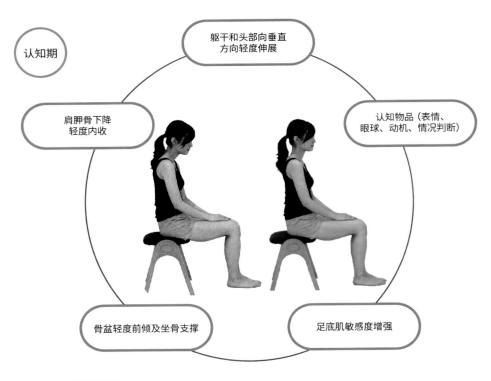

认知期

躯干和头部向垂直方向轻度伸展

认知物品(表情、眼球、动机、情况判断)

肩胛骨下降轻度内收

骨盆轻度前倾及坐骨支撑

足底肌敏感度增强

图 4-3 | 第 0 期观察的重点

第 1 期是肘关节开始屈曲的阶段（图 4-4）。虽然存在个体差异，但与肘关节屈曲相互协调，肩关节对肱骨头施加伸展力矩。肩胛骨内侧缘肌肉（菱形肌、前锯肌和斜方肌中部肌束等）活动，由此肩胛骨获得稳定，胸大肌和肱二头肌等前方肌群可以被有效地牵伸，为产生肩关节屈曲的推动力提供帮助。随着肩关节外旋，稳定肩关节的肩袖肌群收缩，能够有效地防止上肢上举时出现<u>撞击综合征</u>。

此期人体容易受到与桌子之间距离的影响，离桌子过近便更需要肩关节伸展。肩关节周围肌肉明显弛缓的患者更容易采用肩胛骨上提、前倾和肩关节外展模式代偿。脑卒中患者在用餐时，偏瘫侧上肢放在桌上比放在膝上的代偿更少，也更容易进行够取或用作辅助手。因此治疗师需要在姿势设置上多加考虑。

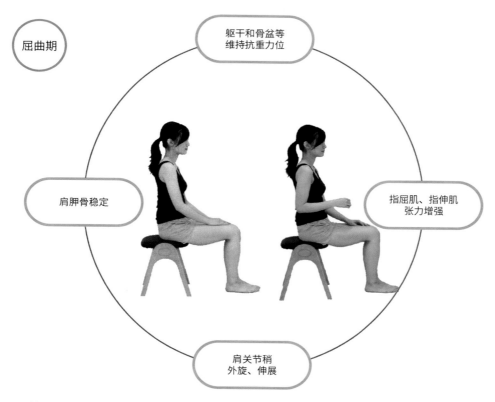

图 4-4 | 第 1 期观察的重点

第 2 期肩关节从略伸展的状态开始转换至屈曲，肘关节也从屈曲向伸展移行（图 4-5）。虽然个体差异和课题差异会造成个人动作的差异，但基本是在肩关节屈曲 45°左右时肘关节转为伸展，腕关节轻度背屈，手指伸展，手部形成**预构型（pre-shaping）**，后面将详细介绍。第 2 期中肱二头肌和肱三头肌会呈现功能划分（compartmentalization）的特殊收缩形态。此阶段人体需要更强的空间中的控制能力，因此偏瘫患者的肘关节和手指屈曲容易变强，运动失调的患者也容易出现意向性震颤。护理人员的诱导、视觉信息的整理、课题难易度的设定对患者正确地统合空间中各种信息的反馈非常重要。患者在移行期无法从肘关节屈曲转换至伸展时，容易造成明显的躯干前倾姿势和代偿的髋关节屈曲策略，因而无法在足底和坐骨上充分地将重心转移向对象物体的方向。也就是说，移行期患者不仅要活动上肢，还需要活动全身。患者非偏瘫侧的躯干侧屈、旋转及下肢过于用力地蹬地等也是评定的重要内容。脑卒中患者的主要障碍一般为屈曲 - 伸展的"开关"切换困难，这意味着脑无法"选择"身体的信号。

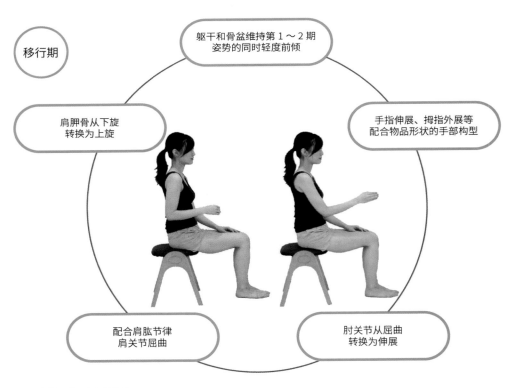

图 4-5｜**第 2 期观察的重点**

第 3 期上肢保持着肩胛骨外展、上旋，肩关节外旋，前臂中立位，肘关节充分伸展。此时肱三头肌的活动与手的预构型（pre-shaping）、张开的幅度（aperture）相关（图 4-6）。为了使前臂保持适当的中立位，需要前臂的肱桡肌，前臂旋前、旋后的肌群及伸肌群的活动。腕关节的稳定和手内在肌的活动有利于五指同步（synchronize）进行协调的分离运动。

在此期，质心（COM）向前移动使足底负重，这一点与<u>站起动作的第 2 期（➡73 页）</u>类似。伸展期存在问题的患者，也多在站起的移行期和伸展期出现问题，因此治疗师不仅需要对其上肢进行分析，对下肢的分析也非常重要。对脑卒中患者，如果治疗师抓握其肩关节周围肌肉发现张力减低，患者即便手指的分离没有问题，也容易出现手指过度屈曲，非偏瘫侧肩胛带上提，躯干代偿性侧屈、旋转，偏瘫侧髋关节与踝关节呈不良肢位等力线排列不当（malalignment）的问题。

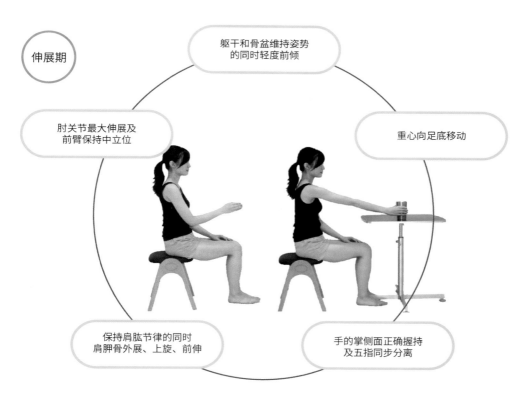

图 4-6 | 第 3 期观察的重点

第 4 期是需要实体觉和姿势控制的阶段（图 4-7-A）。与物体大小相关，BOS 有足底、臀部和手部 3 个区域，前倾姿势下人需要精细的身体分节性运动。人通常由稳定期移行至下一个课题。例如，将杯子送至嘴边、把握着的球投出去、一手拿笔记本一手写字的双手动作（抓握→操作）等。如果在此阶段不能正确处理实体觉，动作就会停止或变得笨拙，造成不良影响。例如，用餐时如果不能认知碗内食物的重量和材质，上肢在空间中的控制就会变得笨拙。因此第 4 期中治疗师不仅要对患者"手弓"的形成和姿势控制等身体方面进行评定，也要对其感觉、知觉方面进行评定。上肢够取和站起有诸多共同之处，上肢够取的失败多与站起的失败有关（COM 移动、肩胛骨前伸、足底触地等，图 4-7-B）。

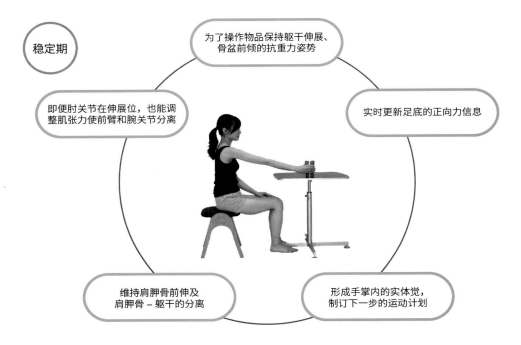

图 4-7-A | 第 4 期观察的重点

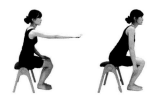

图 4-7-B | 站起与够取的共同点

两个动作在 COM 前移及足部、肩胛骨的活动等方面有许多共同点。在临床中治疗师需要对站起 ↔ 上肢够取场景中共通的问题进行临床推理。

脑卒中患者做够取动作时容易出现的问题及观察要点

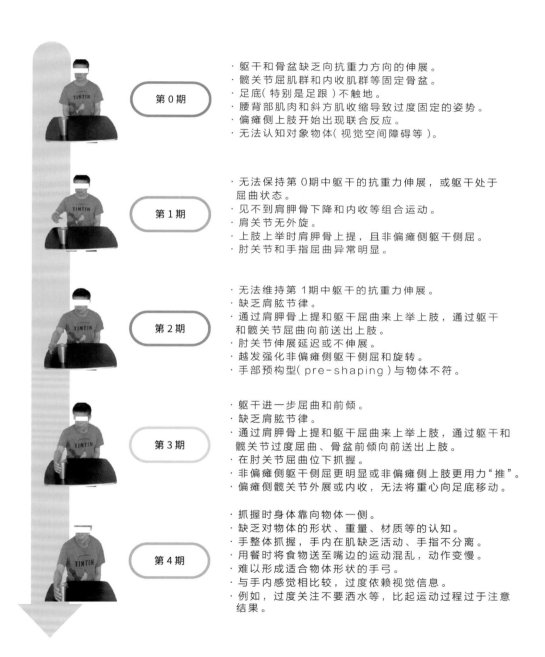

第0期
- 躯干和骨盆缺乏向抗重力方向的伸展。
- 髋关节屈肌群和内收肌群等固定骨盆。
- 足底（特别是足跟）不触地。
- 腰背部肌肉和斜方肌收缩导致过度固定的姿势。
- 偏瘫侧上肢开始出现联合反应。
- 无法认知对象物体（视觉空间障碍等）。

第1期
- 无法保持第0期中躯干的抗重力伸展，或躯干处于屈曲状态。
- 见不到肩胛骨下降和内收等组合运动。
- 肩关节无外旋。
- 上肢上举时肩胛骨上提，且非偏瘫侧躯干侧屈。
- 肘关节和手指屈曲异常明显。

第2期
- 无法维持第1期中躯干的抗重力伸展。
- 缺乏肩肱节律。
- 通过肩胛骨上提和躯干屈曲来上举上肢，通过躯干和髋关节屈曲向前送出上肢。
- 肘关节伸展延迟或不伸展。
- 越发强化非偏瘫侧躯干侧屈和旋转。
- 手部预构型（pre-shaping）与物体不符。

第3期
- 躯干进一步屈曲和前倾。
- 缺乏肩肱节律。
- 通过肩胛骨上提和躯干屈曲来上举上肢，通过躯干和髋关节过度屈曲、骨盆前倾向前送出上肢。
- 在肘关节屈曲位下抓握。
- 非偏瘫侧躯干侧屈更明显或非偏瘫侧上肢更用力"推"。
- 偏瘫侧髋关节外展或内收，无法将重心向足底移动。

第4期
- 抓握时身体靠向物体一侧。
- 缺乏对物体的形状、重量、材质等的认知。
- 手整体抓握，手内在肌缺乏活动、手指不分离。
- 用餐时将食物送至嘴边的运动混乱，动作变慢。
- 难以形成适合物体形状的手弓。
- 与手内感觉相比较，过度依赖视觉信息。
- 例如，过度关注不要洒水等，比起运动过程过于注意结果。

图4-8 | **脑卒中患者做够取动作时观察的重点**

解剖学、运动学方面

躯干与上肢功能的关系

　　关于躯干的详细内容请参考第二章（➡ 11 页）。有学者针对脑卒中患者和健康人上肢上举时的躯干和肩胛骨进行了三维分析及肌肉募集模式分析，并对比研究。图 4-9 是以此研究为蓝本制作而成的。脑卒中患者与健康人相比，在上肢上举时躯干屈曲和旋转有明显增强的趋势，特别是放下上肢时，此倾向更加明显；此外与之相关的是肩胛骨内收和外旋，以及保障肩胛骨恰当后倾的运动构成成分缺失，与躯干一样，"放下"上肢时，肩胛骨外展、内旋、前倾有增强的倾向。通过这项研究发现，脑卒中患者可能存在"抗重力活动"和"顺重力活动"两方面的问题。

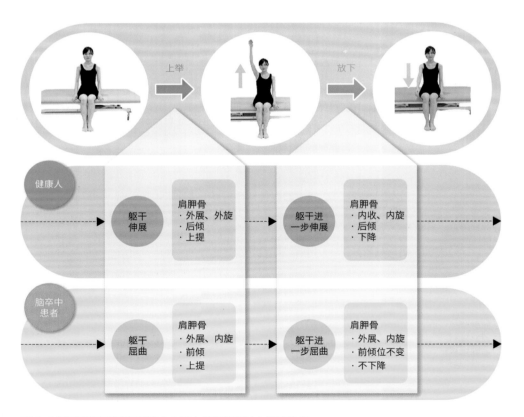

图 4-9 | 左侧偏瘫患者与健康人上肢上举和放下时力线的特点

　（改编自 De Baets L, et al: Three-dimensional kinematics of the scapula and trunk, and associated scapular muscle timing in individuals with stroke. Hum Mov Sci 48: 82-90, 2016)

肌肉募集模式中，通过三维分析基础检查患者躯干、肩胛骨的力线是否受影响。脑卒中患者的斜方肌上部肌束、三角肌等表层肌同时进行先行性收缩活动，与健康人躯干肌先行活动的模式不同。有报告称在"放下"上肢时，脑卒中患者在早期阶段躯干肌活动便处于低下，表层肌控制上肢的"下降"运动。图4–10所示为左侧偏瘫患者在右肩上举时出现疼痛，为此采用了双上肢上举增加双侧躯干伸展肌群的紧张，先放下左臂，再放下右臂的代偿策略以避免诱发疼痛。从此可以看出，肩胛骨、躯干的力线与肌肉募集模式的关联，以及评定双方功能的同时进行治疗的重要性。

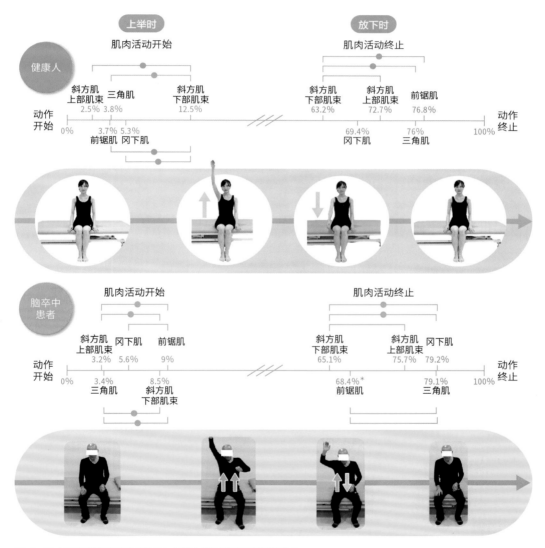

图4–10 | 左侧偏瘫患者与健康人上肢上举时的肌肉募集模式

（改编自 De Baets L, et al: Three-dimensional kinematics of the scapula and trunk, and associated scapular muscle timing in individuals with stroke. Hum Mov Sci 48: 82-90, 2016）

肩胛骨与上肢功能的关联

肩胛骨可以在肋骨周围滑动，是活动性很强的结构。肩胛骨功能正常是优化上肢功能必需的。肩胛骨的基本功能包括保障稳定的上肢运动，尤其是增强肩关节的动态稳定，形成最佳的肌肉募集模式（recruitment pattern）；时时对应上肢和全身的姿势、运动进行调整；在保持**力偶（force couple）**作用的同时进行协调的活动（图 4-11）。脑卒中患者受痉挛状态和瘫痪的影响，肩胛骨力偶功能容易下降，斜方肌上部肌束和胸小肌过度收缩固定肩胛骨，而斜方肌下部肌束和前锯肌有弱化的倾向。侯（Hou）等将其称为"肩胛骨运动障碍"，脑卒中患者肩胛骨的力线问题多种多样。控制肩胛骨的主要肌肉有斜方肌、前锯肌、菱形肌、肩胛提肌和胸小肌；其他，如胸大肌、背阔肌、三角肌、肩袖、喙肱肌、肱三头肌长头、肱二头肌长头和短头也对肩胛骨有一定的影响（图 4-12）。

肩胛胸廓关节的重要性

第 1 期为姿势定向的阶段，肩胛骨在胸廓上向"下降、内收"方向滑动，同时保持稳定。此时肩胛胸廓关节自由的活动性和能够倾斜非常重要。因此前锯肌使肩胛骨贴在胸廓上的**后倾（posterior tilt）**的作用是必要的。肩胛骨位于被称为肩胛平面（scapular plane）的面上，在身体安静不动时内旋 30°～45°，在内旋的状态下上肢屈曲超过 90°时开始外旋。

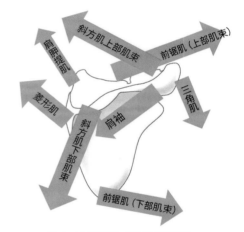

图 4-12 | **附着于肩胛骨的肌群**

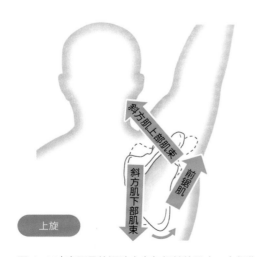

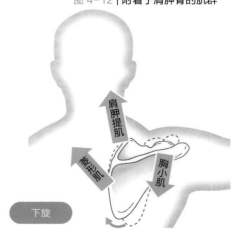

图 4-11 | **肩胛骨的运动方向与相关的肌肉、力偶作用**

（改编自 Kibler WB: The role of the scapula in athletic shoulder function. Am J Sports Med 26: 325-337, 1998）

肩关节的重要性

肩关节是自由度最大的关节，同时也是非常不稳定的结构，为了保障其稳定性，有许多肌肉和韧带参与其中，如保障关节稳定性的主要肌群——肩袖（冈上肌、冈下肌、小圆肌、肩胛下肌），它有保障肩关节动态稳定（dynamic stability）的作用。

肩袖通过肩肱韧带等的帮助，将肱骨头控制在关节窝内（图4-13）。

上肢上抬至180°需要肩胛骨的运动和脊柱的伸展，上肢与躯干的功能密不可分。众所周知的肩肱节律是1944年英曼（Inman）等人提出的，指肱骨和肩胛骨的角度比，0~30°时肩胛骨不活动，肩关节外展60°以上时为2:1，外展90°以上时为1:1。

近些年仪器的发展使三维分析成为可能，布拉曼（Braman）等的研究证实上肢上举30°以后，肱骨和肩胛骨的角度比为2.3:1，下降时为2.7:1，上肢上举和下降时的运动模式不同。理解图4-14中三维的动作可以给治疗师分析和治疗患者提供帮助。治疗师在给偏瘫患者的偏瘫侧肩胛骨进行治疗时，需要掌握从三维角度熟练地组合外旋、上旋、后倾动作要素的手法操作。初学者可先从一维的动作开始练习，逐渐掌握二维至三维的动作，可以显著提高治疗效果。

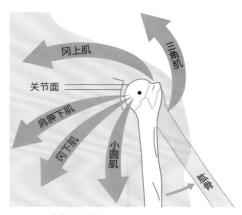

图 4-13 | 肩袖的作用

（部分改编自 Lynn S: Clinical Kinesiology and Anatomy. 4th ed, pp103-107, F. A. Davis, 2006）

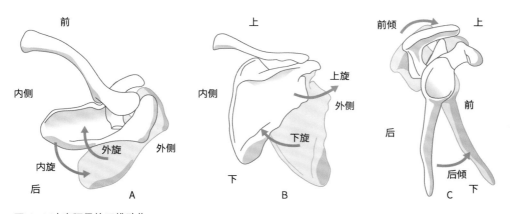

图 4-14 | 肩胛骨的三维动作

（改编自 Braman JP, et al: In vivo assessment of scapulohumeral rhythm during unconstrained overhead reaching in asymptomatic subjects. J Shoulder Elbow Surg 18: 960-967, 2009）

以往的研究认为肩关节屈曲 0 ～ 30°时肩胛骨不活动，但近年的研究发现肩胛骨会向下旋转 5°（图 4-15-A）。而脑卒中患者出现大圆肌、小圆肌和肱三头肌等短缩时，上举上肢会马上出现肩胛骨外展。肩胛骨下旋 5°对患者稳定肩胛骨、脑内认知肩胛骨的身体图式是很重要的，会为之后上肢的动态运动做准备（准备阶段，setting phase）。

患者骨盆和躯干肌的姿势链越好，肩胛骨越容易出现良好的下旋，因此，多裂肌等肌肉的活动非常重要。这个准备阶段与**预期性姿势调整**（anticipatory postural adjustments，APAs）（➡ 38 页）的关系密切，如果是坐位的话需要对患者骨盆和足部状态等与姿势的相关的内容进行评定。

治疗师对脑卒中患者的肩胛骨进行治疗时，重要的是要关注着三维空间的运动进行手法操作，特别是后倾、外旋、上旋的组合更加需要治疗师操作灵活，感觉灵敏。 为了能更好地理解肩胛骨后倾的姿势设置和旋转运动，请参考下图（图 4-15-B）。

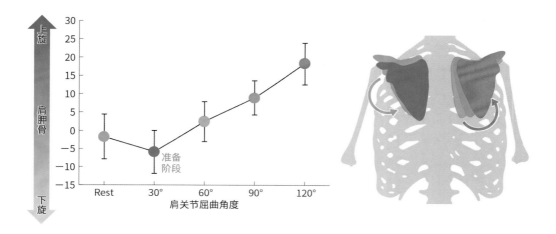

图 4-15-A | 肩胛骨屈曲 0~30° 的运动（setting phase）

（改编自 Borsa PA, et al: Scapular-positioning patterns during humeral elevation in unimpaired shoulders. J Athl Train 38: 12-17, 2003）

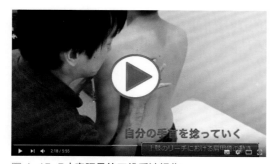

图 4-15-B | 肩胛骨的三维手法操作

上肢够取手法操作录像　检索

https://youtu.be/a9aBXmp-rRE

肘关节与上肢功能的关系

　　肘关节具有连接手和肩关节的功能性运动链的中间关节的作用。尺骨旋转对肘关节屈曲和伸展十分重要。尺骨旋转由桡骨、尺骨间旋前和旋后的活动形成，使手可以朝最合适的方向定向，并在够取运动中稳定前臂。肘关节屈曲位和伸展位相比较，伸展位时旋前、旋后的动作会使肩胛骨和肱骨旋转（图 4-16）。

　　也就是说脑卒中患者肘关节充分伸展且肱骨的旋转更灵活，是最大限度地发挥手功能的条件。米夏埃尔森（Michaelsen）等阐述了上肢运动障碍的脑卒中患者在够取中使用躯干前倾代偿肘关节伸展的现象（图 4-17）。研究称这样的代偿模式会造成患者不去伸展肘关节，对上肢功能的恢复造成不良影响。实验发现，使用限制躯干前倾的机器有助于改善脑卒中患者的上肢功能（图 4-18）。

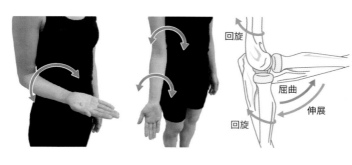

图 4-16 | 肘关节锁定和其对肩关节的影响

肘关节能充分伸展的话，在韧带和骨骼的辅助下更容易促通肱骨内、外旋。进行肩关节治疗时，由于双关节肌附着于肘关节周围，治疗师需要时刻检查患者肘关节的力线。脑卒中患者肘关节的滑动和滚动容易因软组织僵硬和肌肉短缩而受阻。

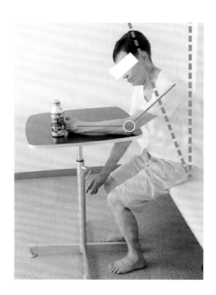

图 4-17 | 脑卒中患者的躯干前倾代偿

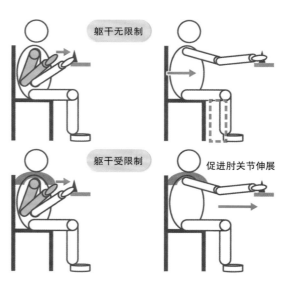

图 4-18 | 限制躯干前倾对上肢功能改善的影响

限制躯干前倾使患者无法代偿够取范围，患者必然要伸展肘关节。

图 4-19 展示了可以在双关节肌见到的特征，此现象被称为"**功能划分**"（compartmentalization），是调整肌肉功能的运动神经机制（图 4-20）。

脑卒中患者容易在切换神经肌肉活动时出现障碍，肌肉活动的起点和止点均为向心性活动时容易陷入异常的**共同运动模式**（mass pattern）。

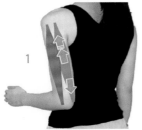

肱骨头开始负载上肢重量的阶段

1

· 肩袖和肱二头肌、肱三头肌等双关节肌起点的向心性活动对稳定肱骨头有重要的作用。

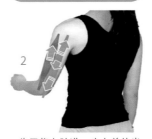

肘关节转换为伸展之前肩关节屈曲优势的阶段

2

· 为了将上肢进一步向前伸出，肱三头肌起点向心性活动稳定肱骨头，止点离心性活动。
· 肱二头肌向心性活动处于优势。

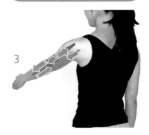

切换至肘关节伸展的阶段

3

· 为了完全伸展肘关节，肱三头肌整体增强向心性活动。
· 肱二头肌在肱骨头周围总是向心性活动，但整体以离心性活动为优势辅助肘关节伸展。

图 4-19 | 上肢够取中的功能划分

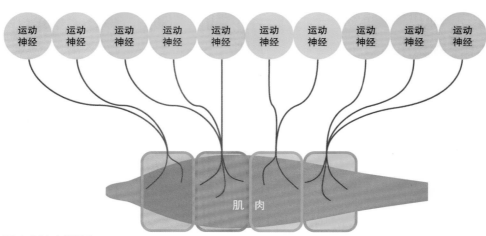

图 4-20 | **功能划分**

多个运动神经划分肌肉的不同区域，支配和控制肌纤维。

（改编自 English AW, et al: Compartmentalization of muscles and their motor nuclei: the partitioning hypothesis. Phys Ther 73: 857-867, 1993）

手和上肢的关联

够取时离物体越近，越需要上肢和手的协调。人在第 0 期认知塑料瓶后，在第 1 ～ 2 期手便开始预构型（pre-shaping）。

脑卒中患者因为手功能（肌肉骨骼系统、神经系统）障碍，手指和手内在肌会出现肌张力不能提高，或过度握紧的现象。因此在够取动作的前一阶段需要观察患者手部的状态。有研究指出在够取动作出现之前手已经开始活动，仅改善患者手部浮肿、皮肤的柔软性和肌肉的紧张程度就可能大幅度地改变其够取运动的轨迹。特别是手内在肌、手伸肌群出现活动后，在够取时会相对容易获得三角肌后部肌束和肱三头肌等活动的患者较为多见。因此不仅是近端，也需要了解<u>从远端（手）开始的够取运动（hand start-reach）</u>。

手的构型的重要性

手的预期性构型是高效的够取活动必需的，此活动被称为**"预构型（pre-shaping）"**。预构型是与够取联动的，接近自动程序（图 4-21）。人在识别目标物体时使用视觉信息，这些信息与以往经验结合，事先在脑内模拟手合适的形状、动作时机和速度等，在实际的够取动作中可以连续切换，从而形成高效的手型，这被称为预期（anticipatory）或前馈控制，皮质脊髓束控制手指的力量。手的构型、抓握和操作等相关内容请参考下一章的"抓紧、抓握"（➡ 164 页）。

抓握的重要性

抓握中拇指的重要性在很早以前便已提出，拇指外展可以稳定腕关节背屈。够取到抓握的各阶段，前馈成分较强的移行期中拇指外展非常重要，偏瘫患者在够取时，拇指外展格外容易出现问题，对正确的够取造成不良影响；操作期反馈的成分增加，手小指侧的活动也变得重要起来。

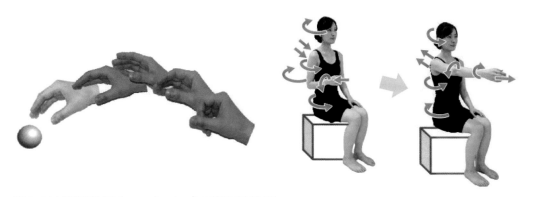

图 4-21 | **手的预构型（pre-shaping）与伴随的运动链**

神经学方面

够取的脑内程序

❶掌握动机与环境（视觉）
· 有拿水瓶的动机（如渴等）后，发现附近有盛着水的杯子。
· 此阶段通过视觉频繁地确认环境情况。

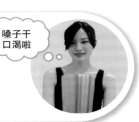

嗓子干
口渴啦

❷评定自己的身体（上肢的位置等）
· 为了做出预期性运动计划，掌管身体信息的本体觉输入尤为重要。

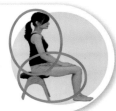

❸建立手和杯子的关系
· 视觉确认杯子并通过本体觉掌握自己身体信息，建立与杯子间的
  关系的阶段。对空间进行计算后，形成各种感觉信息共通的参照框
  架（reference frame）。

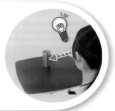

❹形成计划
· 明确了手的最新位置及杯子的位置、距离和方向，形成计划。

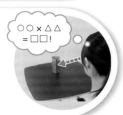

○○×△△
=□□！

❺实施运动
· 在合适的时间向目标正确地伸出手。

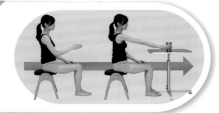

图 4-22 | 够取的 5 个必需脑内程序

上肢够取的最初阶段认知物体或想要喝水等动机的影响非常重要。关于这一点有很多神经学方面的观点，在这里参考弗雷（Frey）等提出的模型将够取的脑内程序分为 5 个阶段进行说明（图 4-22）。

基姆（Kim）将动机的形成程序分为 1. 产生；2. 维持；3. 控制 3 个部分（图 4-23）。例如，儿童很难对单纯够取水瓶产生快乐感和报酬（奖赏）性质的脑内程序，其原因在于儿童<u>背外侧前额叶皮质（dorsolateral prefrontal cortex，DLPFC）</u>和<u>前扣带回皮质（anterior cingulate cortex，ACC）</u>的发育尚未成熟，需要依赖杏仁核和背侧纹状体的功能（图 4-23、图 4-24）。也就是说够取时儿童没有喜欢的玩具和食物（预期回报，reward anticipation）等 "好玩的" "好吃的" "可以填饱肚子" 等奖励作为奖赏驱动方式的刺激（reward-driven approach），便无法产生伸手的动机。

成人的<u>眶额皮质（orbitofrontal cortex，OFC）</u>和纹状体已经发育成熟，具备维持动机的能力，可以将报酬转换为多种意义。例如，患者单独拿水瓶很无聊，但想着活动偏瘫侧手比不活动更好，期待着能够使用偏瘫侧手的话日常生活可以更加轻松（正向报酬预期误差）。这意味着成人能够基于价值做出决定。

此功能代表成人产生动机之后在练习中也能维持，比儿童更难产生厌烦的感觉。这也是因为形成了够取水瓶的练习与手可以变好的联合学习的思维。成年人 DLPFC 和 ACC 发育成熟，可以进行目标指向性控制（goal-directed control）。只进行单纯够取水瓶这样单调的练习，成年人的大脑皮质也可以进行思考，将其定位为有意义的目标。例如，患者是为了恢复偏瘫侧手进行练习，有不练习手功能就不会变好，也就难以回归工作岗位（负面报酬预期误差）之类的想法。

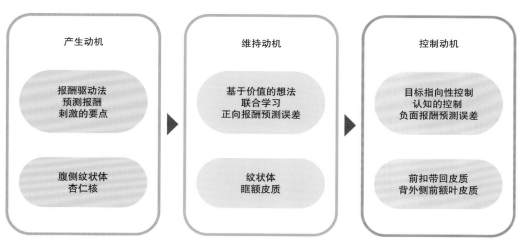

图 4-23 | 动机形成程序中的 3 个子程序

（部分改编自 Kim SI: Neuroscientific model of motivational process. Front Psychol 4: 98, 2013）

动机是可控的。如患者可通过时间表调整行动，并将动机提升到更高的等级。

在临床中对水瓶赋予的承启含义不同，脑内程序也会随之发生变化。作为基础的"报酬"所产生的动机固然重要，但治疗中也需要在维持和控制动机上多下功夫。

即便在成年人，这也是共通的部分，需要通过设定环境和课题给患者产生欣快的刺激，维持动机的过程也非常重要，在治疗中或治疗后患者均能获得正向的报酬。例如，在够取动作的练习中，通过调整课题和环境设置把杯子放在患者附近，使患者很好地练习够取动作。大家都有收到出乎意料的礼物而高兴的经历，因此患者在未知情况下收到正向报酬练习效果更好。上肢课题中给予患者惊喜的设计很重要。通过作业活动设计的上肢功能训练更容易涉及患者所处环境和报酬。作者运营的康复信息网站"nou-reha.com"中有许多脑卒中患者上肢的自主训练的内容。患者可选择自己感兴趣的内容自主练习，可以对运动学习中的"价值"和目标指向带来良好效果。名为"ADOC-H（Aid for Decision-making in Occupation Choice）"的为患者提供让上肢参与日常生活的训练的 App 等，也提供为患者的康复治疗赋予意义并使患者更有动力的训练内容。

练习产生的"报酬"延迟出现的现象被称为延迟报酬（delayed reward）。即便无法获得即时的练习效果，患者也可以通过坚持治疗而获得可预期的报酬来维持动机。像这样不放弃"较少报酬"的练习，为达到目标而控制自己的行为被称为认知控制。上肢的恢复对患者维持自己的长期目标指向和动机来讲非常重要，治疗师配合患者设计治疗过程也很重要。

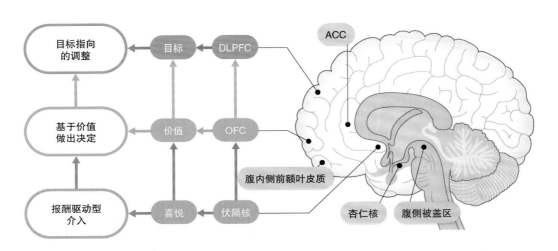

图 4-24 | 动机过程相关的重要脑部区域
DLPFC：背外侧前额叶皮质，OFC：眶额皮质，ACC：前扣带回皮质
（部分改编自 Kim SI: Neuroscientific model of motivational process. Front Psychol 4: 98, 2013）

掌握环境与视觉系统

　　水瓶进入视野后，相关信息会先进入枕叶的初级视皮质；"是什么物体？（what）"的信息传导至颞叶的纹外皮质（腹侧通路）；"物体在哪里？（where）"的信息则传导至顶叶7区（背侧通路）。运动前区长期监控这些信息（图4-25）。对猴子进行的实验结果显示，双侧腹侧通路受损时，猴子无法判断物体是"三角形"还是"圆形"；背侧通路受损时，猴子便无法判断物体的位置。

　　若图4-25所示区域损伤，脑卒中患者目标指向性运动（goal-directed movement）会变得困难（图4-26）。患者难以通过视觉判断目标、形成充分的前馈时，与躯体感觉的统合便会产生混乱，可能会出现认错方向和速度减缓等情况。研究证实同等大小的物体，形状略微的差异也会使患者够取的轨道与手部构型的时机、形状发生变化。

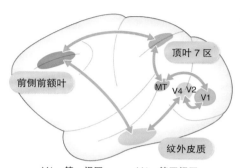

V1：第一视区　　　V4：第四视区
V2：第二视区　　　MT：颞中区

图4-25 | 腹侧通路和背侧通路
腹侧通路被称为 what 路径，背侧通路被称为 where 路径，在前侧前额叶的监控下正确地处理视觉信息。

（de Vignemont F: Body schema and body image: pros and cons. Neuropsychologia 48: 669-680, 2010）

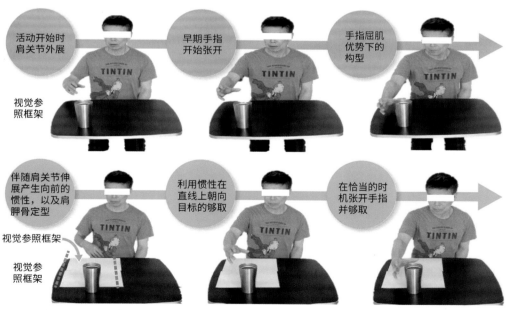

图4-26 | 视觉参照框架（visual frame）对脑卒中患者的影响
视觉参照框架可以使患者更容易形成直线的够取轨道并在适当的时机进行手部构型。

身体感觉系统

下面对够取时脑内程序②③（➡ 124 页），关联身体即时情况和水杯必需的感觉系统进行简单阐述。通过四肢与躯干等即时的本体觉（上、下肢位置和躯干的倾斜等）、从接触的支撑面而来的皮肤感觉、评价头部位置的平衡觉、掌握环境信息的视觉等，人将即时的**身体图式（body schema）**更新至最新。身体图式的定义是"告诉大脑活动中的身体部位是什么，在哪里，时时更新的身体感觉运动图"，这些信息主要与顶叶皮质相关。以更新的身体信息为基础，人体可以更恰当地控制运动。图 4-27 所示为在够取时与形成高效的目标指向性动作同时发挥作用的前馈、反馈控制过程。

例如，将饮料倒入杯子时，人根据完成该动作所需的预期姿势和现在的姿势形成运动指令（图上橙色的箭头）。该运动指令的远隔复制，作为动作时的推动姿势、开始姿势的预期模型而输入并发挥功能。预期性感觉反馈，与伴随执行运动指令的时间推移姿势变化产生的实际感觉反馈（图中的蓝色箭头），两者与预期模型对比，其结果是产生的错误信号被用来洗练姿势状态的预期值。这一系列步骤循环往复。

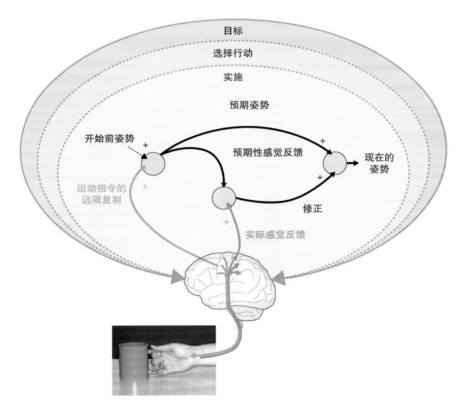

图 4-27 | 与运动控制相关的前馈

〔Frey SH, et al: Neurological principles and rehabilitation of action disorders: computation, anatomy, and physiology (CAP) model. Neurorehabil Neural Repair 25(5 Suppl): 6S-20S, 2011〕

制订运动计划时皮质间的合作

够取运动的脑内程序④（ ➡ 124 页）是指大脑将四肢位置的知觉（顶叶）和听觉、视觉、记忆等整合后，将运动计划传递至前侧前额叶，经过运动前区和补充运动区后，对肌肉下达运动指令。抓握物体时皮质脊髓侧束支配下的小脑、基底节、前侧前额叶、运动前区、感觉运动区的关联如图 4-28 所示。

认知物体、大脑（运动前区）发出指令后，为了能在运动计划的制订到实施过程中人体适应环境更协调，小脑与基底节等的参与非常重要。基底节接收并整合大量信息，将调整后的信息传至丘脑，担任允许运动的"绿灯"作用，促进动作的转换，由此开始够取和姿势调整、反复性运动的顺序控制等。基底节受损时，患者运动的开始和不随意运动的控制等出现障碍，基底节→脑干的投射受到影响后 APAs 也受到影响。例如，基底节损伤患者开始够取时躯干两侧非对称性活动，手部构型时机延迟、动作缺乏连续性等，使高效启动够取和运动结果出现问题。小脑受损会影响前馈和反馈，患者够取到达对象物体最短距离的运动轨迹及预先形成关节力矩受到阻碍，容易使够取的速度变快；此外患者对物体的握力控制出现问题，难以根据物体的重量、质地、形状预测肌肉活动并进行细微调整。有研究称相比于单关节运动，小脑对多关节运动的参与更多，步行与够取等快速运动对小脑预测功能的依赖度较高，运动速度、加速度变快时，小脑损伤患者出现运动失调。

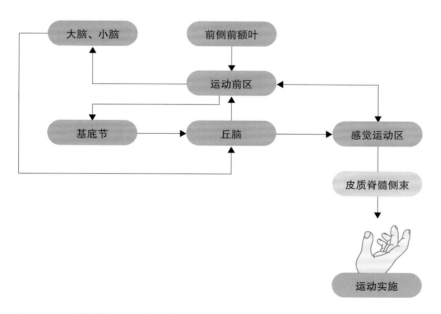

图 4-28 ｜ 皮质脊髓侧束的神经网络

（Lundy E: Neuroscience: Fundamentals for Rehabilitation. 4th ed, Saunders, 2012）

执行运动所需的皮质间协作

够取运动的脑内程序⑤（➡ 124 页）。实际进行运动时，来自大脑皮质的视觉信息、基底节和小脑等的运动信息经由**运动丘脑（motor thalamus）**同时控制实施动作（图 4-29）。有研究认为人认知物体并制定运动计划后，手的精细构型并不需要对物体的连续视觉反馈，也就是说从认知了物体的时间点开始，前馈系统优势驱动够取，意味着人在本体觉优势下进行够取运动。

图 4-29-A 所示为小脑与基底节的关系。运动程序和运动参数等统合后的信息从大脑皮质发出，传递至丘脑、基底节和小脑，基底节传递动机、行动选择、习惯，小脑将本体觉、时间模式、错误信号传递至丘脑。仅靠运动区输出的信号人难以进行符合环境和行动时机的够取运动，小脑与基底节两者的协调作用使运动可以顺畅进行。运动起始时来自基底节的动机信息输入非常重要，时机恰当的流畅的够取运动由小脑控制。

图 4-29-B 所示为大脑皮质、基底节、小脑、运动丘脑的解剖学联系。大脑皮质的 5 区和运动丘脑的联系用粗箭头表示，细箭头所示为大脑皮质的 6 区的信息传递至运动丘脑经调整后的向心性输入。腹内侧核（VM）接收黑质和联合区输入的信息。向腹侧前核（VA）输入的信息主要来自黑质网状部（SNr）与大脑皮质的运动前区，少部分来自苍白球内侧部（GPi）与联合区。向腹外侧核前部（VLa）的前方区域输入的信息主要来自 GPi 和前额叶皮质，来自小脑的信息较少。腹外侧核后部（VLp）输入的信息来自运动区和小脑，少部分来自运动前区。

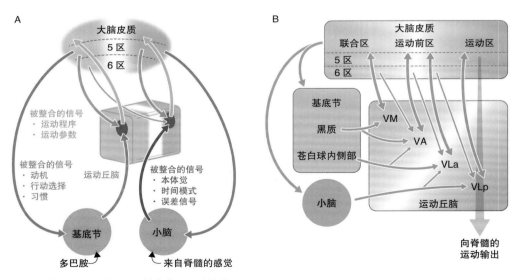

图 4-29 | 抓握物体时小脑、基底节和丘脑的联系

VM：腹内侧核，VA：腹侧前核，VLa：腹外侧核前部，VLp：腹外侧核后部

（Bosch-Bouju C, et al: Motor thalamus integration of cortical, cerebellar and basal ganglia information: implications for normal and parkinsonian conditions. Front Comput Neurosci 7: 163, 2013）

够取时的感觉反馈和 APAs

感觉反馈对感知四肢的位置和方向非常重要，可以使人以最佳的效率做动作，是调整肌肉活动必需的功能。程序化运动与肌肉反射，特别是肩袖收缩，离不开本体觉信息，它可以增加强肩关节的稳定性。

弗雷（Frey）在认知模型的基础上进一步阐述了与姿势和动作相关的神经系统。伸手够取的课题中，人体需要维持躯干与足部等的姿势。以往对 APAs 机制的研究证实健康人在上举上肢之前，比目鱼肌和竖脊肌等先行活动（图 4-30）。

脑卒中患者大脑中动脉（middle cerebral artery，MCA）区域受损，使皮质网状束功能障碍，有研究称其向运动前区（控制 APAs 时机的领域）投射的纤维也受到影响，患者随意运动时 APAs 出现问题。中枢神经系统（central nervous system，CNS）疾病患者在做够取动作时，通过肩、躯干、骨盆等构成的姿势链确认 APAs 的时机、收缩强度等，可以对治疗有所帮助。

研究证实，脑卒中患者在够取动作中，与健康人相比，不止偏瘫侧，双侧躯干肌活动的启动均有延迟。迈克尔森（Michaelsen）等以 30 名脑卒中患者为研究对象，让他们进行上肢指向性训练，按躯干向前移动时施加限制和无限制分为两组进行对比，结果发现对躯干施加限制的一组患者在够取时可以抑制躯干过度向前移动，促进肘关节伸展，说明够取和躯干功能密切相关，脑卒中患者躯干向前移动，使够取时的上肢伸展活动更容易被代偿性躯干伸展活动替代。

第 133 页介绍的内容是以临床数据及来自末梢的感觉信息为依据，指导左侧偏瘫患者进行够取运动自主训练的场景，可以作为临床与研究相结合的范例为读者提供参考。

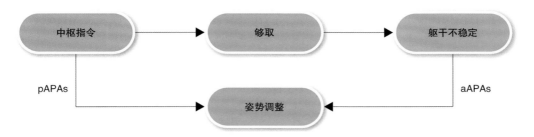

图 4-30 | 够取与姿势调整的关系
CNS 发出让上肢够取的指令的同时，先行性预期性姿势调整（pAPAs）下行性投射至以躯干为中心的近端肌肉，配合实际够取时的反馈，在伴随性预期性姿势调整（aAPAs）下，患者流畅地完成正确的够取。

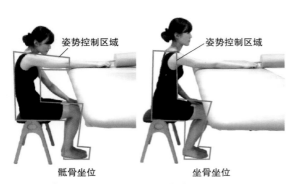

皮质网状束的功能与解剖

皮质网状束容易因大脑中动脉区域损伤而受损，多数偏瘫患者容易出现躯干肌等姿势肌和APAs的问题。皮质网状束接收很多中间神经元的信息输入，可以进行补充其功能（图4-31）的治疗。例如，前庭神经核很少受到直接损害，治疗师通过调整患者的负重感觉和头部位置信息，可以诱导其偏瘫侧下肢伸展。

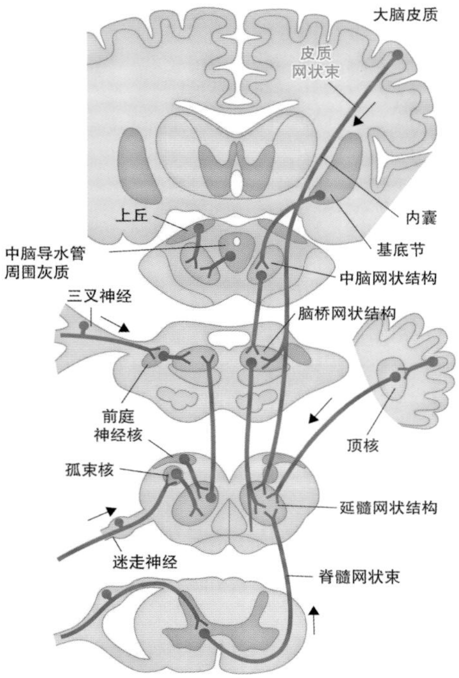

姿势对 APAs 时机的影响

图4-32 所示为骶骨坐位和坐骨坐位下人在按按钮时肌肉活动的启动时间[39]。无论处于哪种坐位，胫骨前肌和腓肠肌外侧头等都属于从足底开始的**上行性姿势链（postural chain）**的一部分，从而先行收缩，按按钮后（前锯肌定位后）前臂肌开始活动。研究中非常有意义的发现是，在骶骨坐位下肱二头肌和肱三头肌的预期性姿势调整作用消失，还发现与坐骨坐位相比，骶骨坐位下人按按钮的力度更强，这一点可以应用于脑卒中患者的轮椅姿势和进食姿势。

图 4-31 | 皮质网状束的功能与解剖

（部分改编自 Brodal P: The Central Nervous System: Structure and Function, 4th ed, pp324-342, Oxford University Press, 2010 より）

肌肉	骶骨坐位	坐骨坐位
	肌肉平均启动时间	
	（负数为预期性姿势调整功能）	
胫骨前肌	−42	−40
腓肠肌外侧头	−35	−34
阔筋膜张肌	−33	−31
竖脊肌	−25	−23
股二头肌	−24	−27
斜方肌上部肌束	−23	−22
腹外斜肌	−22	−24
臀大肌	−17	−19
三角肌前部肌束	−2	−3
肱三头肌	−2	+2
肱二头肌	−1	+1
前锯肌	−	−
桡侧腕伸肌	+4	+4
桡侧腕屈肌	+6	+6

图 4-32 | 按按钮时肌肉活动的启动时间

（改编自 Le Bozec S, et al: Does postural chain mobility influence muscular control in sitting ramp pushes? Exp Brain Res 158: 427-437, Epub Jun 10, 2004）

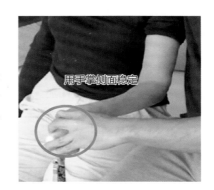

指导左侧偏瘫患者使用手拐进行自主训练的场景

患者使用手拐可应用倒钟摆模型（➡ 200 页）的理论，设置为容易进行直线够取的姿势，将偏瘫侧手放在把手上，治疗师辅助其手掌形成接触把手的构型，这样患者可以更容易地将末梢的反馈信息传导至中枢。

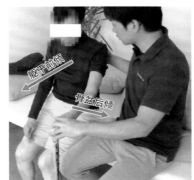

此患者在向前够取时躯干肌没有形成 APAs、张力低，容易出现骨盆后倾，为了代偿够取范围容易出现躯干前倾。这样的代偿如前文中的研究（➡ 121 页）所述，容易抑制患者伸展肘关节，也就是说患者难以实现肱二头肌和肱三头肌的功能划分。

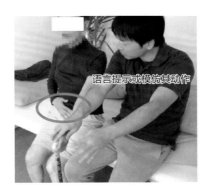

治疗师试图通过语言提示和视觉信息强化患者意识，使其形成记忆；并且让患者灵活应用非偏瘫侧上肢，将其设置为接触面，不让患者出现躯干前倾和骨盆后倾。患者躯干屈曲时也出现肘关节屈曲，因此，有必要让患者认知姿势和上肢功能的关联。

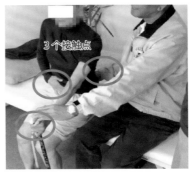

借助患者家属的辅助，治疗师帮助患者进行向前方直线够取，并给予患者背部的接触刺激。患者灵活应用这样的自主训练，可以在治疗时间之外反复地以最少的代偿进行练习；在家属的协助下定时进行自主练习，也可以减轻因疲劳和厌烦带来的负面"报酬"。

临床应用

下面将对脑卒中患者重获够取动作的评定和治疗的临床思维分为躯干、肩胛骨、肩关节、手的构型4个方面进行阐述。如前所述，治疗师应基于从全身到局部的观点掌握患者的上肢功能，课题的设定和对"习得性不使用"的治疗干预对患者非常重要。下面具体介绍。

1. 躯干 - 骨盆

很多人都认为够取动作是肩关节运动，但高效的肩关节运动需要肩胛骨稳定、灵活，躯干和骨盆是肩胛骨的根基。"躯干"一词涉及范围较大，应在什么样的场景和领域展开核心稳定的治疗需要考虑患者的特点。

2. 肩胛骨

躯干之后的下一个根基是肩胛骨。肩胛骨的稳定性和灵活性对够取动作中肩关节的活动有很大影响。如118页所述，从三维的角度评定和治疗患者肩胛骨的灵活性非常重要。本节将对临床实践进行介绍。

上肢的治疗

3. 肩 - 肘关节

肩关节是够取动作中的主要关节。即便患者可以保持以躯干和肩胛骨为根基的动作的稳定和灵活，但如果肩关节不能正常活动，够取动作也无法成功。脑卒中患者肩关节周围肌肉过度紧张，多数患者肩关节灵活性大幅度受限。因此，此部位需要进行细致的评定。

4. 手的构型

手的构型是指在上肢够取时朝向目标物体形成恰当的手形。这与认知过程有很大关系，需要恰当的信息反馈。有关手的构型的详细说明在第五章（➡ 164 页），本章对前臂和腕关节的治疗干预进行解释。

病例介绍与治疗前后的比较

2个月后手脑卒中录像 检索
https://youto.be/qATa6IOj5c

此患者为右侧丘脑出血，恢复期在康复医院进行治疗，发病 7 个月后来本机构进行门诊治疗。开始时患者躯干和肩胛骨周围肌肉低张力，够取时采取躯干前倾来代偿够取范围的运动模式，受屈肌紧张的影响手部难以张开，无法构型。治疗师不仅需要对患者的肩胛骨和肩关节进行治疗，进行包括骨盆带和躯干在内的姿势肌的治疗同样重要。下面将介绍经 2 个月左右的治疗后患者发生的变化。

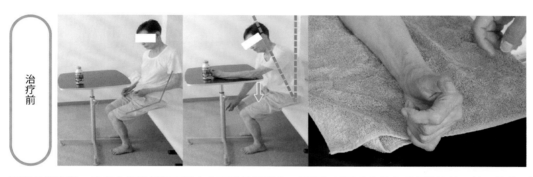

不仅是偏瘫侧，患者非偏瘫侧躯干肌也有明显的低张力，呈现躯干屈曲和骨盆后倾的姿势；够取的第 2 期中伸展肩关节时，肩胛骨后撤和骨盆后倾增强；因为第 3 期中肘关节伸展不充分，通过躯干前倾将手伸向目标物体。患者表现为缺乏骨盆前倾和肩胛骨前伸的够取动作，手指屈曲，全手指伸展困难。

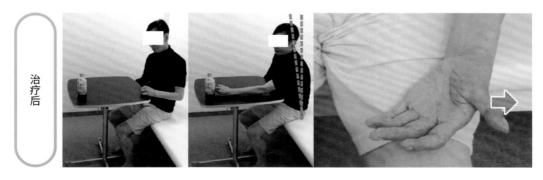

患者治疗 2 个月后的够取动作中，手的构型仍有困难，但第 2 期中躯干屈曲、肩胛骨后撤和骨盆后倾有所减轻；第 3 期中躯干和骨盆前倾有所改善，可以出现肩胛骨前伸，由此够取范围较治疗前增大，手指更容易放松，安静时开始出现拇指外展。

治疗策略

　　此患者在第 1 次治疗后感觉障碍明显改善，因此治疗师需要考虑第 130 页所示的运动丘脑、中脑水平的大脑脚对内侧中脑网状结构，以及皮质脊髓束损伤的影响（图 4-33）。治疗师在思考治疗策略时需要考虑通过对患者上肢和手的治疗兴奋其皮质脊髓束，同时为了夯实基础，应加入躯干和肩胛带等中枢部位的治疗。临床上，网状结构和脑干受损越重，患者对正中轴的认知问题就会越大，更容易表现为非偏瘫侧肌肉活动优势。治疗师需要直接对患者躯干进行治疗，并组合其末梢的感觉信息，双管齐下来让患者构建对正中轴的认知。

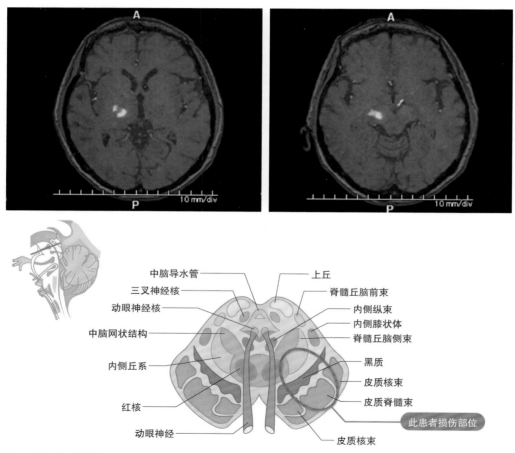

图 4-33 | 脑干的横切面

（改编自 https://www.studyblue.com/notes/note/n/nuero-exam-2/deck/186800）

躯干、骨盆的评定与治疗

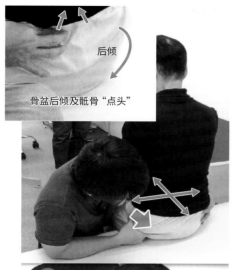

后倾

骨盆后倾及骶骨"点头"

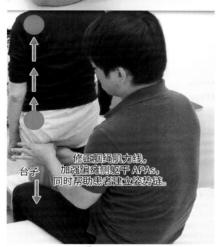

台子

修正腘绳肌力线，
加强偏瘫侧躯干 APAs，
同时帮助患者建立姿势链。

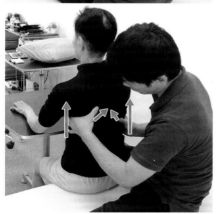

– 骨盆和骶骨"点头"的操作 –

够取时必需的躯干功能是核心稳定，骨盆作为核心稳定的基础需进行治疗干预（详情请参照➡第 26 页）。治疗师握住患者偏瘫侧的臀大肌和臀中肌，促进患者骨盆向左右、前后移动，同时增强患者腹横肌和腹内斜肌的活动；患者非偏瘫侧髋关节屈肌群的作用使髋关节被强力屈曲固定，因此需要诱导患者骨盆后倾以增加髂腰肌的离心性长度。此时，治疗师诱导其骶骨向抗重力方向运动，使骶骨"点头"，然后诱导患者躯干伸展伴随骨盆前倾，但前倾时不能过多依赖髋关节屈肌，诱导骶骨"反点头样"地向下滑动。患者在够取时骨盆带利用了从坐骨传来的反作用力来控制垂直轴，因此强化了在左右坐骨上的滚动。患者髂腰肌过度紧张使得股骨头被拉向前方，治疗师可以将患者股骨头向后方牵拉，使患者臀大肌和梨状肌处于容易兴奋的准备状态。

然后患者移至立位。治疗师将患者偏瘫侧向内侧下方偏移的腘绳肌起始点周围低张力的肌肉和短缩的腘绳肌用手法进行了修正，并让患者用偏瘫侧支撑，将非偏瘫侧下肢放在台子上转移至前后步姿势。通过让患者偏瘫侧适当负重，促进腘绳肌稳定骨盆，患者在前后步姿势可以使偏瘫侧躯干和三角肌后部肌束获得先行性肌肉收缩，可以增强躯干的抗重力活动。

–从站到坐(stand to sit)至躯干深层肌群的促通 –

通过上述操作，患者在骨盆左右倾、前后倾的运动中减少了向偏瘫侧倾斜和非偏瘫侧屈曲活动，然后再从站位至坐位，治疗师对患者胸廓和脊柱进行了治疗。患者骨盆容易向偏瘫侧下沉且后倾，并连带着肋骨（特别是下部肋骨）下降，治疗师通过诱导患者胸廓向抗重力方向活动来促进其腹横肌和腹斜肌的活动。特别是此患者脊柱屈曲限制了肋椎关节的活动，多裂肌等深层肌持续被拉伸，造成了牵伸弱化，难以向心性收缩。治疗师通过徒手治疗和做动作交替促使患者胸廓周围肌肉持续收缩，加上用拇指对患者多裂肌周围的刺激来促进患者脊柱伸展。患者脊柱伸展后，治疗师让患者进行肋椎关节活动，同时仔细地评定患者是否产生了多裂肌活动，并对该肌肉进行了促通。

问：容易感受坐骨是怎么回事？

答：人体会利用多种感觉来应对重力以掌握身体的位置。例如，在立位下接触地面的只有足部，人便会通过足部的反作用力来感知垂直轴；坐位姿势下感知来自坐骨的反作用力对感知空间中的身体位置尤为重要。通过调整张力低或高的部位、改善短缩的肌肉、重心移动等，运用变化的语言与视觉刺激等方法，唤起本人的意识，患者可以更容易获得感受反作用力。从神经学机制来看，感受器感知坐骨处的刺激并将信息传送至脊髓，由后角的抑制性中间神经元突触侧枝释放。抑制性中间神经元会抑制周围感受器的信息输入（图4-34），受刺激的中枢感觉单位将发挥最大作用。此过程中中枢神经系统将边界、质感、外形等含有变量（能触摸到的、无法触摸到的）的信息定位，来自坐骨的反作用力通过侧抑制、周围抑制将感觉锐化。临床中可如图4-35所示，将毛巾放在患者低张力的部位，促进患者重心移动，患者便更容易感知坐骨。患者也可以通过骨盆前、后倾与骶骨"点头"和"反点头"的组合，从腰骶移行部通过多裂肌等收缩获得抗重力伸展活动。如此，患者形成坐骨周围的盆底肌和深层肌的收缩、侧抑制和周围抑制，也对获得感觉（图4-36）有所帮助。

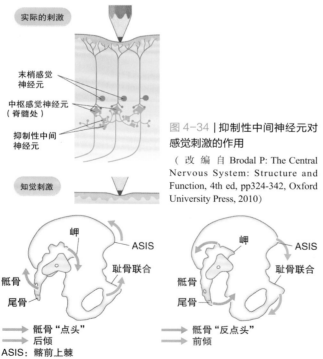

图4-34 | 抑制性中间神经元对感觉刺激的作用

（改编自 Brodal P: The Central Nervous System: Structure and Function, 4th ed, pp324-342, Oxford University Press, 2010）

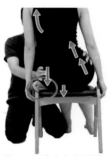

图4-35 | 来自坐骨的感觉刺激

将毛巾放在患者坐骨下促进其重心移动，患者坐骨定位更加清晰，容易促通伸展活动。

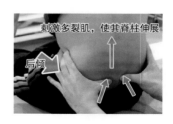

ASIS：髂前上棘

图4-36 | 骶骨的"点头"和"反点头"及操作

（改编自 Levangie PK: Joint Structure and Function: A Comprehensive Analysis. 5th ed, pp174-175, F. A. Davis, 2011）

肩胛骨的评定与治疗

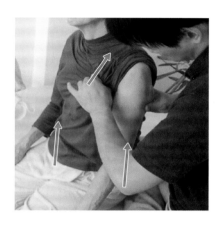

– 上部躯干与下部躯干的运动链 –

在患者获得肩胛骨与躯干稳定的阶段，治疗师对其肩胛骨进行治疗。患者躯干屈曲越强，肩胛骨越会受到胸小肌牵拉，容易出现肩胛骨前倾和翼状肩。因此在治疗时治疗师握持患者胸大肌和胸小肌，促进患者肌肉向上方离心性收缩，此时诱导患者躯干上部和下部伸展、骨盆轻微前倾的运动链。然后为了促通患者肩锁关节和胸锁关节的功能性分离运动，治疗师对患者胸大肌起点、锁骨部肌纤维和锁骨下肌进行松动，诱导锁骨向前移动和向后旋转（➡ 85 页）。

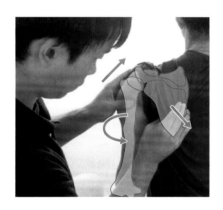

– 力偶的协调性 –

患者胸大肌和胸小肌短缩减轻后，治疗师左手握持患者三角肌，同时保持患者肱骨稳定在关节窝内，在此肢位下用右手诱导患者肩胛骨后倾和外旋；此时以患者背阔肌为中心，握持住患者肌腹并延长肌肉，将患者向前方滑动的肱骨头逐渐诱导至后方、外旋方向。患者由此获得冈上肌、冈下肌、三角肌后部肌束的收缩，使力偶更容易保持稳定。此患者斜方肌上部肌束过于紧张，抑制斜方肌下部肌束活动。因此治疗师在诱导患者肩胛骨后倾和外旋时，要有意识地对患者菱形肌和斜方肌下部肌束进行感觉输入。

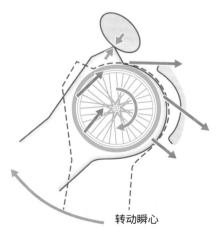

– 转动瞬心的定义 –

萨尔曼（Sahrmann）对患者名为转动瞬心（instan-taneous center of rotation，ICR）的刚体瞬间旋转中心进行了评定，并对其轨迹（path of instantaneous center of rotation，PICR）在治疗中的重要性进行了阐述（图 4-37）。此患者上肢上举时 PICR 会被拉向关节窝上方附近，使肩关节分离运动变得困难。

转动瞬心

图 4-37 | 转动瞬心与其轨迹
转动瞬心：图中车轮样结构的中心。
（改编自 Sahrmann S: Diagnosis and Treat-ment of Movement Impairment Syndromes. pp12-13, Mosby, 2001）

问：握持患者胸大肌时有哪些注意事项?

答： 握持患者胸大肌，诱导患者肌肉向抗重力方向活动的同时，治疗师需要注意患者的力线是否正常。胸大肌附着于肱骨处会旋转180°（图4-38），治疗师握持时需要感受其在三维空间的位置。与加压和拍打相比，肌肉在旋转时能更好地将本体觉传递至中枢神经系统，因此治疗师需要配合患者肌纤维的参与度和旋转程度来修正其力线。

不仅限于患者的胸大肌，跟腱和背阔肌也多在旋转的同时附着于止点（图4-39）。因此治疗师在上手时边注意肌肉旋转的方向边抓握，可以更加适应患者肌肉的走行诱导肌肉收缩。由于每个人肌纤维的参与度、走行和反应各有不同，治疗师徒手诱导肌肉的向心性、离心性收缩时，不仅需要关注患者肌肉的起止点，也需要配合其特点进行诱导。治疗师需要提高自身技术以对患者，进行个性化诱导。

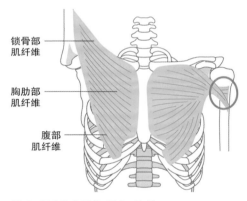
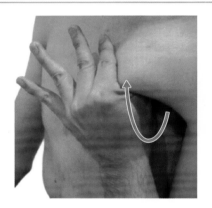

图4-38 | 胸大肌的 180° 旋转

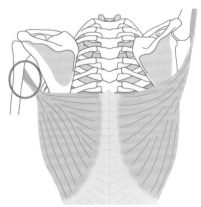
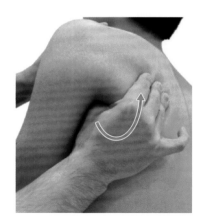

图4-39 | 背阔肌的 180° 旋转

肩关节的评定与治疗

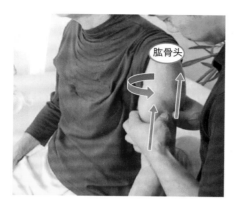

肱骨头

－ 肩关节的稳定 －

促进患者躯干和肩胛骨稳定后，治疗师握持患者肱二头肌和肱三头肌，修正了他的力线。此患者的肱三头肌腹被重力牵引下垂，明显弱化；肱二头肌短缩使肘关节处于屈曲状态，且深部的肱肌明显短缩且张力增高。接续前面对肩胛骨的治疗，治疗师有意识地让患者肱骨头向后滑动，将其稳定在关节窝内，同时向上方和外旋方向诱导肱二头肌；然后为了让患者获得肩肱节律，配合肩胛骨上旋和前伸促进肱骨头外旋和上肢上举。

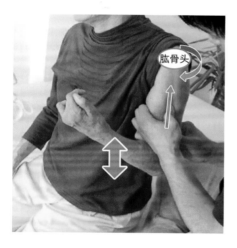

肱骨头

－ 肩关节的运动 －

修正患者肱二头肌和肱三头肌的力线，将肱骨头稳定在关节窝内后，治疗师促通其随意运动。让患者屈肘，为使肌肉不被拉向肘侧，治疗师向患者肱骨头方向诱导其肱二头肌和肱三头肌肌腹。放松状态时肱骨头下坠严重，患者尽可能地保持了关节的稳定，由此肱二头肌和肱三头肌的起点保持稳定，伴随着随意运动肱骨头周围的肩袖收缩得以增强。同时治疗师也确定患者肱肌的高张力有所缓解，肘部更容易放松，前臂屈肌群的张力也有所减轻。此患者存在胸大肌和背阔肌短缩、高张力的倾向，而保持肱骨头后方稳定的肩胛下肌活动缺失。为此，将患者肱骨头稳定在关节窝内促进其向后方滑动时，治疗师有意识地让患者进行内旋方向的肌肉收缩以促进肩胛下肌活动。患者获得肩胛下肌收缩后，胸大肌和背阔肌等肩关节内旋肌群的紧张也有所减轻。

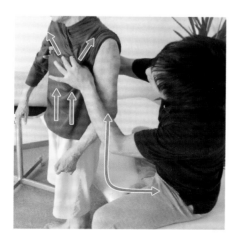

－ 诱导 STS 时胸大肌的离心性活动 －

促通上肢活动时患者的躯干屈曲容易增强，因此活动时配合 STS，以便患者获取核心稳定和胸大肌、胸小肌的离心性长度，增加肩关节的活动范围。

问： 修正肱肌、肱二头肌、肱三头肌的力线为什么可以放松肘关节？

答： 在活动中人体有为避免过度努力而有节奏地调整肌肉活动，使运动更高效的系统。这被称为**交互神经支配（reciprocal innervation）**（图 4-40）。相对于外部力量（重力、惯性、外力、结构相关的力学特性），人体所有的多样性活动都是由动作肌、拮抗肌、协同肌的相互作用产生。伸肘动作中肱三头肌向心性收缩和肱二头肌离心性收缩更加重要。此患者的肘关节屈肌群高张力，而肱三头肌则相反，处于弛缓状态。因此治疗师在调整患者肘关节屈肌群的力线时，上手诱导其肱三头肌向心性收缩，可以使肱肌高张力得到缓解。肱肌高张力缓解后，患者短缩、弛缓的肱二头肌更容易收缩。此机制不仅存在于屈肌和伸肌之间，也存在于双侧躯干肌之间。屈肘的随意运动中不仅肱二头肌收缩，肩关节周围的三角肌和深层肌也收缩使近端稳定，其结果使远端（末梢）也放松下来。因此，肩关节近端不稳定则远端固定，容易增强肌肉紧张。

临床中需要让患者调整肌肉活动以适应各类活动，因此治疗师进行治疗干预应时刻注意患者肌肉向心性、离心性收缩的关系，这一点非常重要。

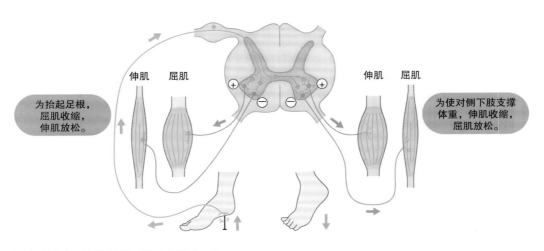

图 4-40 | 交互神经支配控制肌肉活动的机制

手的构型的评定和治疗

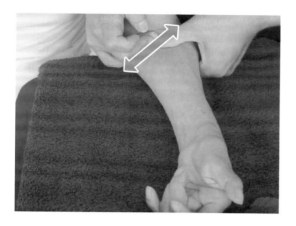

— 针对手外在肌的操作 —

手恰当地构型，需要控制手外在肌活动、激活手内在肌。治疗师对患者深处的肱肌腱为主进行放松的同时，诱导患者旋前圆肌和肱桡肌向心性和离心性收缩，使它们的边界更加清晰；减轻患者肱桡肌向起点方向的收缩后，诱导其向旋后方向收缩更顺畅，患者旋后肌和肘肌收缩变得更容易了。

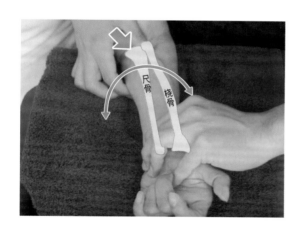

尺骨 桡骨

— 确保旋前、旋后运动 —

稳定患者肱二头肌腱，使前臂屈肌群在旋前、旋后时不会被拉向肘侧，治疗师在患者腕关节处握住其桡骨茎突，边牵拉边诱导其前臂旋前、旋后。如此可以使患者恢复肱桡肌的长度，患者更容易获得桡骨在尺骨上移动的感觉。治疗师还让患者进行了掌腱膜和手背腱膜的滑动和伸展。

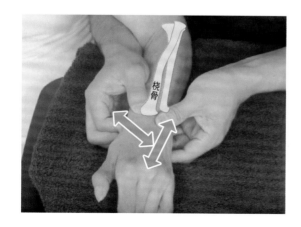

桡骨

— 腕关节的稳定 —

治疗师诱导患者前臂骨间膜、手背腱膜等伸展及远端桡尺关节的活动，以使患者获得稳定的腕关节背屈、掌屈。此患者尺骨茎突至豌豆骨移行部存在明显的肌肉短缩及韧带滑动不充分。因此，治疗师一点一点地牵伸患者的皮肤和软组织，并通过随意运动进一步将其拉长。

问：尺侧稳定是什么？

答：前臂的旋前、旋后，腕关节的掌屈、背屈、桡偏、尺偏，对手部构型、手朝目标的定向非常重要。人抓握物体时，为了提高桡侧和拇指的操作性，需要尺侧稳定。尺侧稳定对婴儿的前臂支撑（on elbow）非常重要，随后婴儿手支撑（on hand）、手膝位爬行过程中躯干功能也得以发育（图4-41）。从运动学来看，前臂旋前、旋后需要如图4-42所示的桡骨在尺骨上的滑动，尺骨基本不活动。尺骨连接肱骨和腕关节，需要保持恰当的运动轴。尺侧腕屈肌、尺侧腕伸肌、小鱼际肌、肱三头肌等肌肉可保持尺侧稳定。如图4-43所示，从解剖学来看小鱼际肌和肱三头肌通过内侧尺侧副韧带和尺骨骨膜连接。

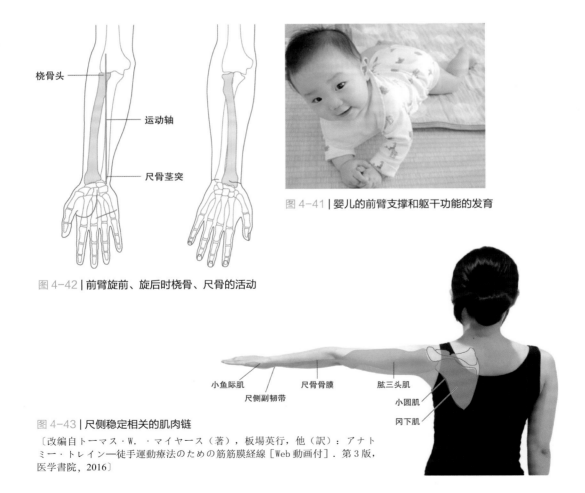

桡骨头
运动轴
尺骨茎突

图 4-42 | 前臂旋前、旋后时桡骨、尺骨的活动

图 4-41 | 婴儿的前臂支撑和躯干功能的发育

小鱼际肌
尺侧副韧带
尺骨骨膜
肱三头肌
小圆肌
冈下肌

图 4-43 | 尺侧稳定相关的肌肉链

〔改编自トーマス・W.・マイヤース（著），板場英行，他（訳）：アナトミー・トレイン—徒手運動療法のための筋筋膜経線［Web動画付］．第3版，医学書院，2016〕

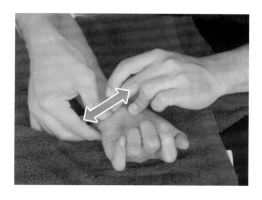

– 腕关节的稳定 –

不仅在手部旋前位，治疗师也促进了患者豌豆骨在手部旋后位的活动性。此患者连接豌豆骨和手舟骨的腕横韧带失去黏性、弹性，且力线使腕管狭窄。因此，治疗师使用手法将患者手舟骨和豌豆骨向外侧展开，扩展腕管空间，这对肌肉滑动、神经传导、手部血液循环和淋巴流动都非常重要。

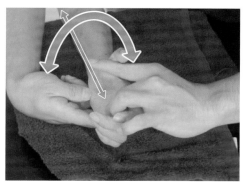

– 手外在肌和手的感觉 –

在患者感到腕管扩展的感觉的阶段，治疗师从其豆状骨处边牵伸尺侧腕屈肌，边使其反复做手部旋前、旋后动作。这样的活动可使患者手外在肌紧张缓解，减轻手指关节的屈曲抵抗。此患者最初手掌部位对触觉刺激的主观感觉只有 2/10，在治疗一次后改善至 6/10。

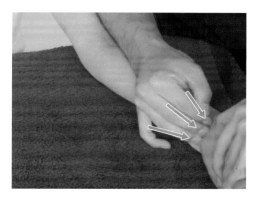

– 按压和手指的运动 –

治疗师轻压患者肌腱以进一步使其掌侧手外在肌紧张缓解，像叩击肌腱那样轻轻地、快速地进行压迫（rhythmic vibration）。

治疗师反复地从各个角度轻压患者的腕关节，可以使患者手外在肌、手指屈肌群紧张缓解，患者可以轻微外展和伸展腕掌关节。

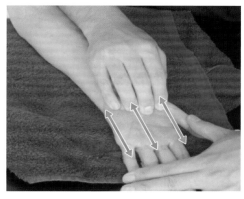

– 手内在肌的活化 –

患者腕关节的位置得到修正，手指屈肌群紧张得到缓解后，治疗师对其手内在肌（鱼际肌、小鱼际肌、骨间肌、蚓状肌）进行压迫和牵伸。此患者的拇收肌、拇短屈肌明显短缩，治疗师在牵伸的同时促通其拇展肌、对掌肌和第 1 骨间背侧肌的活动。最初时一刺激患者指腹，其手指就会因过度敏感而屈曲，通过治疗其手指过度屈曲得到了缓解。

问：为何压迫肌腱可以放松肌肉？

答：肌肉和肌腱被牵伸时出现抑制肌肉收缩的反射被称为反牵张反射[*]，有防止肌肉过度收缩的"刹车"功能。压迫肌腱可以缓解放松肌肉的原理为Ⅰb抑制。

肌腱移行部存在名为高尔基腱器的感受器（图4-44A）。肌腱被牵伸时高尔基腱器也被拉伸，Ⅰb传入神经纤维启动。Ⅰb传入神经纤维连接高尔基腱器和脊髓，将信息送至脊髓。Ⅰb抑制性中间神经元可以对α运动神经元支配的肌肉收缩施加制动的作用，结果是使肌肉放松。也就是说肌腱被牵伸时高尔基腱器也被牵伸，Ⅰb传入神经纤维传递的信息通过Ⅰb抑制性中间神经元对α运动神经元起制动的作用，因此可以放松肌肉。治疗师轻压此患者屈肌腱可以触发Ⅰb抑制。一般来讲牵伸偏瘫患者前臂屈肌群，仅会过度牵伸部分短缩的肌纤维，对肌腱的牵伸不充分（图4-44-B），治疗中治疗师需要在调整肌肉长度的同时对肌腱施加刺激。

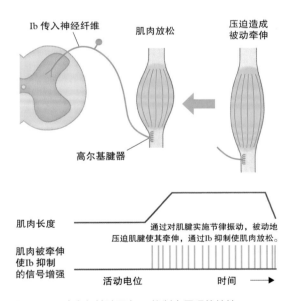

图4-44-A | 高尔基腱器在Ⅰb抑制中展现的特性

Ⅰb抑制在高尔基腱器受到牵伸时开始发挥作用。肌肉在放松的状态下不会出现Ⅰb神经纤维的活动，但在被动牵伸时可以见到Ⅰb抑制被激活。

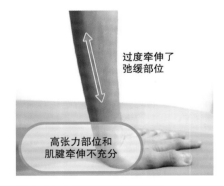

图4-44-B | 前臂屈肌群的牵伸

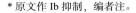
[*] 原文作Ⅰb抑制，编者注。

强化家庭训练以应对手的不使用

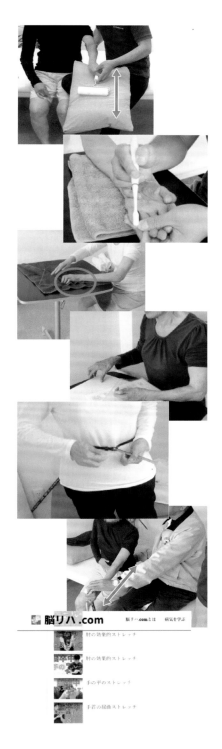

－ 使用工具促通上肢和手 －

修正了患者前臂和腕关节肌肉的力线，改善了肌张力后，治疗师通过滚轮来促通患者手的构型和随意运动。

使用滚轮容易使患者的手固定方向，在滚轮下面垫上枕头形成支撑面，这样可以让患者更容易感知上肢前伸的直线轨迹并形成运动。此患者随意运动时手指屈曲有所增强，但三角肌和肱三头肌容易出现活动，有利于增强近端稳定性。

治疗师教给患者及其家属使用电动牙刷等刺激手指的方法，让他们在家中也能轻松地进行手指刺激。此患者对手指的触觉和震动觉刺激曾出现瞬间的紧张，致使肌张力增高，但几分钟后手指就放松下来了。

－ 辅助手的运用 －

患者在家中练习将偏瘫侧手作为辅助手（支撑）使用，如用叠毛巾的课题来促进偏瘫侧手的使用，让患者在使用非偏瘫侧上肢时关注偏瘫侧手对支撑面的感觉。

治疗师为患者设计了工作场景，确认其偏瘫侧手可以辅助整理文件。在手指容易紧张的立位姿势下，患者也能在系腰带时充分利用偏瘫侧手。能够使用偏瘫侧手完成动作，可以使患者日常生活更加有动力。

－ 家属的协助及通过相关网站进行自主训练 －

因为患者容易躯干屈曲、骨盆后倾，建议患者用手拐进行前后方向的够取等的练习。为了尽量减少手的代偿，手指容易屈曲的患者可以在家属的帮助下完成（133 页）。

关于自主训练的网站"脑リハ.com"中也有此患者可以参考的训练，患者在家中也反复进行练习。

问：如何在生活中多用"不使用"的偏瘫侧手？

答：关键在于课题设置需要从简单到复杂，治疗师根据患者目前勉强可以做到的事情进行设计（图 4-45）。比起插板之类的单纯课题，符合自身兴趣与生活的课题可以让患者更好地保持动力，目标更加明确，学习起来也更加轻松。

还有同样重要的一点是通过康复治疗让患者产生"手更加轻松了""更加好用了"等愉悦的感觉。如果治疗场景中缺乏成功的体验、在家再进行强制的自主训练，患者便很难坚持下来。所以治疗师在训练中需要让患者有成功的体验，找出患者能够自主完成的训练，再让患者在家中保持高效的自主训练。

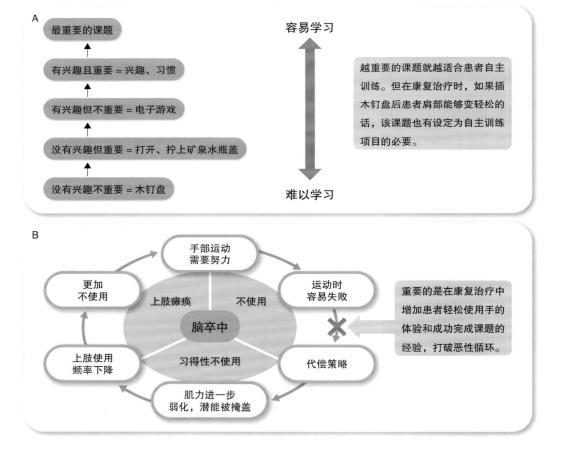

图 4-45 | A：课题设定与动机　B：瘫痪与不使用的恶性循环

〔改编自ピーター・G・レビン（著），金子唯史（訳）：エビデンスに基づく脳卒中後の上肢と手のリハビリテーション．ガイアブックス，2014〕

问：为什么运动可以缓解痉挛？

答：脑卒中患者容易出现名为"韦–曼氏姿势"的肩关节内收、内旋，肘关节屈曲，前臂旋前，腕关节掌屈，手指屈曲的姿势。患者随意运动时更容易出现屈曲的倾向，曾经为了放松此姿势，治疗师被推荐对患者牵伸。

但近年的研究发现，患者进行运动可以促进皮质脊髓束功能的恢复，结果是可以抑制兴奋性神经元、缓解痉挛状态（图 4–46）。

因此现在治疗师越来越推荐患者在不过度努力的范围内进行运动，反复进行手的活动和使用手来缓解痉挛状态。

其神经学机制仍有很多不明确的地方，但近些年通过对小白鼠的研究发现，皮质脊髓束损伤后 Ia 传入神经纤维发芽，增加了支配肌肉收缩的 α 运动神经元的信息输入，这是患者产生痉挛的部分原因。皮质脊髓束损伤患者可能出现继发性痉挛状态。通过手的使用可以增加损伤部位周围向皮质脊髓束的投射，如果能够促通抑制系统，便有可能改善痉挛。

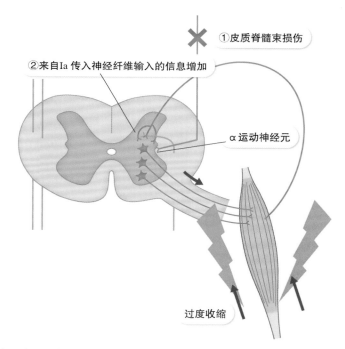

图 4-46 | 皮质脊髓束损伤的影响

皮质脊髓束监控着脊髓，不让其过度兴奋，具有抑制作用。皮质脊髓束和网状脊髓束的抑制性下行通路损伤的话，Ia 传入神经纤维向脊髓的上行性传导增强，α 运动神经元和 γ 运动神经元均兴奋，造成患者"痉挛"。患者的"痉挛"也受到前庭脊髓束和红核脊髓束输出的信息及基底节、小脑和丘脑输入的信息影响。

（Thibaut A, et al: Spasticity after stroke: physiology, assessment and treatment. Brain Inj 27: 1093-1105, 2013, Epub 2013 Jul 25）

问：脑卒中后患者的运动障碍是怎样的？

答： 患者一般是由皮质脊髓束损伤造成运动障碍。内囊后肢区域如图 4-47 所示，其中存在手、足、面部等的皮质脊髓通路。红色区域的中心是上肢区域，该区域直接损伤便会让患者上肢产生出现较强的运动瘫痪。图 4-48 所示为内囊处的神经纤维投射区域，可以看到有许多神经纤维都投射至内囊后肢，来自运动区的投射与图 4-47 的皮质脊髓束区域相似。纳卡瓦赫（Nakawah）等提出了脑卒中患者运动障碍中瘫痪以外的问题。治疗师不应将脑卒中后的问题都归为帕金森病，需要细致地整理这些症状（图 4-49），有许多脑卒中患者在步行和应用上肢时出现瘫痪以外的症状，需要多加注意。

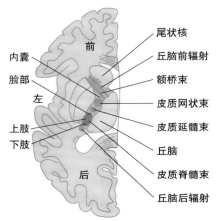

图 4-47 | 内囊的神经纤维投射区域

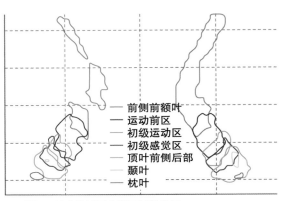

图 4-48 | 投射至内囊区域的脑区

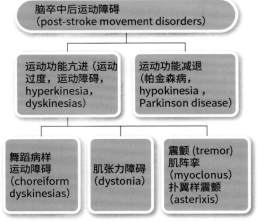

图 4-49 | 脑卒中后运动障碍

脑卒中后患者出现的强直、少动、姿势反射障碍等帕金森病样的症状，在其偏瘫侧和非偏瘫侧都有可能出现。步行中转身与和坐到椅子上时步骤多、过程长的患者可能受基底节损伤影响。

倾斜综合征 (pusher syndrome,PS) 患者会出现腰椎部肌张力障碍样改变化，部分患者会出现无法将重心移动至非偏瘫侧的情况。因患者瘫痪与运动障碍混合的情况较多见，治疗师需要对其进行详细评定。

第四章的学习重点

第四章的学习重点

☐ 理解够取

☐ 理解各期的解剖学、运动学原理

☐ 理解各期的神经学机制

☐ 理解治疗干预的 4 个视角

☐ 理解治疗干预相关的问答

原书参考文献

[1] McCrea PH, et al: Biomechanics of reaching: clinical implications for individuals with acquired brain injury. Disabil Rehabil 10: 534-541, 2002

[2] Jeannerod M: Grasping objects: cortical mechanisms of visuomotor transformation. Trends Neurosci 18: 314-320, 1995

[3] Lemon RN, et al: Corticospinal control during reach, grasp, and precision lift in man. J Neurosci 15: 6145-6156, 1995

[4] De Baets L, et al: Three-dimensional kinematics of the scapula and trunk, and associated scapular muscle timing in individuals with stroke. Hum Mov Sci 48: 82-90, 2016

[5] Mottram SL: Dynamic stability of the scapula. Man Ther 2: 123-131, 1997

[6] Kibler WB: The role of the scapula in athletic shoulder function. Am J Sports Med 26: 325-337, 1998

[7] Hou S, et al: Botulinum toxin injection for spastic scapular dyskinesia after stroke: case series. Medicine (Baltimore) 94: e1300, 2015

[8] Pink M, et al: Biomechanics. In: Jobe FW (ed): Operative Techniques in Upper Extremity Sports Injuries, pp109-123, Mosby, St Louis, 1996

[9] Pratt NE: Anatomy and biomechanics of the shoulder. J Hand Ther 7: 65-76, 1994

[10] Lynn S: Clinical Kinesiology and Anatomy. 4th ed, pp103-107, F. A. Davis 2006

[11] Inman VT, et al: Observations of the function of the shoulder joint. Clin Orthop Relat Res 330: 3-12, 1996

[12] Braman JP, et al: In vivo assessment of scapulohumeral rhythm during unconstrained overhead reaching in asymptomatic subjects. J Shoulder Elbow Surg 18: 960-967, 2009

[13] Borsa PA, et al: Scapular-positioning patterns during humeral elevation in unimpaired shoulders. J Athl Train 38: 12-17, 2003

[14] Guerra JJ, et al: Clinical anatomy, histology and pathomechanics of the elbow in sports. Oper Tech Sports Med 4: 69-76, 1996

[15] Michaelsen SM, et al: Effect of trunk restraint on the recovery of reaching movements in hemiparetic patients. Stroke 32: 1875-1883, 2001

[16] Van Ingen Schenau GJ, et al: The unique action of biarticular muscles in leg extensions. In: Winters JM, et al (eds), Multiple Muscle Systems: Biomechanics and Movement Organization, pp639-652. Springer Verlag, Berlin, 1990

[17] English AW, et al: Compartmentalization of muscles and their motor nuclei: the partitioning hypothesis. Phys Ther 73: 857-867, 1993

[18] Pettersson LG, et al: Skilled digit movements in feline and primate-recovery after selective spinal cord lesions. Acta Physiol (Oxf) 189: 141-154, 2007

[19] Castiello U: The neuroscience of grasping. Nat Rev Neurosci 6: 726-736, 2005

[20] Jeannerod M, et al: Grasping objects: the cortical mechanisms of visuomotor transformation. Trends Neurosci 18: 314-320, 1995

[21] Rizzolatti G, et al: The cortical motor system. Neuron 31: 889-901, 2001

[22] Mason CR: Hand synergies during reach-to-grasp. J Neurophysiol 86: 2896-2910, 2001

[23] NAPIER JR: The prehensile movements of the human hand. J Bone Joint Surg Br 38: 902-913, 1956

[24] Raghavan P, et al: Compensatory motor control after stroke: an alternative joint strategy for object-dependent shaping of hand posture. J Neurophysiol 103: 3034-3043, 2010

[25] Frey SH, et al: Neurological principles and rehabilitation of action disorders: computation, anatomy, and physiology (CAP) model. Neurorehabil Neural Repair 25(5 Suppl): 6S-20S, 2011

[26] Kim SI: Neuroscientific model of motivational process. Front Psychol 4: 98, 2013

[27] de Vignemont F: Body schema and body image: pros and cons. Neuropsychologia 48: 669-680, 2010

[28] Lundy E: Neuroscience: Fundamentals for Rehabilitation. 4th ed, Saunders, 2012

[29] Brodal P: The Central Nervous System: Structure and Function. 4th ed, pp324-342, Oxford University Press, 2010

[30] Takakusaki K, et al: Role of basal ganglia-brainstem pathways in the control of motor behaviors. Neurosci Res 50: 137-151, 2004

[31] Manto M, et al: Cerebellar research: two centuries of discoveries. Cerebellum 11: 446, 2012

[32] Manto M, et al: Consensus paper: roles of the cerebellum in motor control-the diversity of ideas on cerebellar involvement in movement. Cerebellum 11: 457-487, 2012

[33] Bosch-Bouju C, et al: Motor thalamus integration of cortical, cerebellar and basal ganglia information: implications for normal and parkinsonian conditions. Front Comput Neurosci 7: 163, 2013

[34] Santello M: Kinematic synergies for the control of hand shape. Arch Ital Biol 140: 221-228, 2002

[35] Warner JJ, et al: Role of proprioception in pathoetiology of shoulder instability. Clin Orthop Relat Res (330): 35-359, 1996

[36] Slijper H, et al: Task-specific modulation of anticipatory postural adjustments in individuals with hemiparesis. Clin Neurophysiol 113: 642-655, 2002

[37] Pereira S, et al: Anticipatory postural adjustments during sitting reach movement in post-stroke subjects. J Electromyogr Kinesiol 24: 165-171, 2014

[38] Michaelsen SM, et al: Task-specific training with trunk restraint on arm recovery in stroke: randomized control trial. Stroke Jan 37: 186-192, 2005

[39] Le Bozec S, et al: Does postural chain mobility influence muscular control in sitting ramp pushes? Exp Brain Res 158: 427-437, Epub Jun 10, 2004

[40] https://www.studyblue.com/notes/note/n/nuero-exam-2/deck/186800

[41] Levangie PK, et al: Joint Structure and Function: A Comprehensive Analysis. 5th ed, pp174-175, F. A. Davis, 2011

[42] Sahrmann S: Diagnosis and Treatment of Movement Impairment Syndromes. pp12-13, Mosby, 2001

[43] 坂井建雄：プロメテウス解剖学アトラス 解剖学総論/運動器系．第 2 版，医学書院，2011

[44] Lee J, et al: MR imaging assessment of the pectoralis major myotendinous unit: an MR imaging—anatomic correlative study with surgical correlation. Am J Roentgenol 174: 1371-1375, 2000

[45] Muscolino JE: The Muscular System Manual - E-Book: The Skeletal Muscles of the Human Body, pp130-131, Elsevier Health Sciences, 2016

[46] トーマス・W.・マイヤース（著），板場英行，他（訳）：アナトミー・トレイン—徒手運動療法のための筋筋膜経線［Web 動画付］．第 3 版，医学書院，2016

[47] ピーター・G・レビン（著），金子唯史（訳）：エビデンスに基づく脳卒中後の上肢と手のリハビリテーション．ガイアブックス，2014

[48] Thibaut A, at al: Spasticity after stroke: physiology, assessment and treatment. Brain Injury 27: 1093-1105, 2013, Epub 2013 Jul 25

[49] Tan AM, et al: Selective corticospinal tract injury in the rat induces primary afferent fiber sprouting in the spinal cord and hyperreflexia. J Neurosci 32: 12896-12908, 2012

[50] Cowan FM, et al: The internal capsule in neonatal imaging. Semin Fetal Neonatal Med 10: 461-474, 2005

[51] Nakawah MO, et al: Post-stroke dyskinesias. Neuropsychiatr Dis Treat 12: 2885-2893, 2016

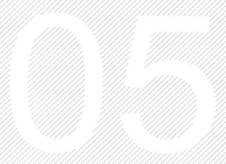

第五章

手

概述

手的基本功能

人的手是连接自身与外界的桥梁，是十分神秘的工具。例如，人可以通过手探索物品的表面、弹性、重量、形状、尺寸、方向、温度等，使大脑获得许多信息；伸手抓握物体进行操作可以使众多的 ADL 得以完成。肢体语言和手语可作为交流的手段，识别盲文具有与外界沟通的功能。在演奏乐器、绘画、雕刻、舞蹈等艺术方面，手也是非常具有创造力且富于变化的工具。

因此，手具有复杂的功能与表现，解剖学结构和神经学机制也非常复杂。脑卒中患者多会出现上肢、手的功能障碍，患者对手功能的恢复也抱有很大期待。但根据研究结果，脑卒中后偏瘫侧手恢复到实用手的患者比例仅为 5% ～ 6%。

近年的研究提示，慢性期以后患者的手仍有恢复的可能，从笔者的临床经验来看，患者实用手、辅助手的恢复在很大程度上受治疗师的经验与治疗干预方式的影响。为此治疗师理解手的功能、丰富治疗干预的内容非常重要。

本章中将在整理手的解剖学、运动学和神经学基础的同时，介绍治疗干预的临床应用（图 5-1）。

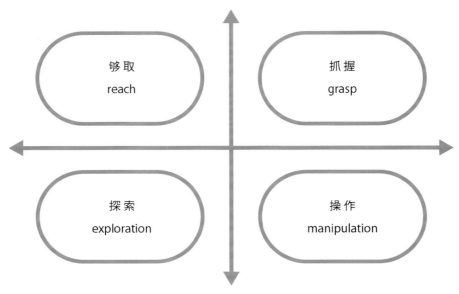

图 5-1 | 手的功能

恢复手功能的 6 个必需要素

脑卒中患者手功能恢复的科学依据中的要素有**"有意义""课题指向性""反复""集中""新鲜感""丰富刺激的环境"**等（图 5-2）。这些要素对患者其他身体部位功能的恢复也很重要，但是手功能恢复，重要的是在这些要素之上配合各种**"感觉形式"**（modality）的策略。脑卒中患者手功能的恢复，还需要考虑认知、使用工具、个体背景和神经可塑性。

有意义（meaningful）

与下一项"课题指向性"也有关系，单纯"抓握"动作与"握住惯用的茶杯"动作的背景和脑内程序不同。研究表明，脑卒中患者够取动作中朝向"物品"的够取比"无物品"的够取速度更快、更流畅，也更容易取得好的结果；够取"食物"比够取"一般物体"的速度更快、更流畅。

因此，在治疗中让患者进行"有意义"的课题可能会对其功能恢复产生良好的影响。

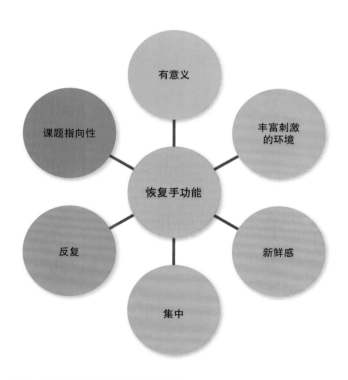

图 5-2 | 恢复手功能的 6 个必需要素

课题指向性训练是指患者通过实际生活中的课题促进技能再学习的方法，提倡最好自上而下地康复。此方法在神经康复中被推荐，但尚未有明确的基准。一般将其称为task-orientated-training（TOT），但不仅是患者单纯地反复进行实际生活中的课题，还需要根据其个人情况设置成稍有难度、经过努力可以完成的课题，如果有必要，可以根据患者的具体情况将课题细分，让患者分别完成，逐渐"适应"。例如，做用杯子喝水的动作时，可以将其分为"为了将手放在桌子上肩关节屈曲""为了用手拿杯子伸展肘关节""为了握杯子屈曲手指""为了将杯子拿到嘴边而维持肩关节、肘关节屈曲和手指屈曲"等许多构成成分。通过设置，单独或组合这些成分，根据患者能力采用被动运动、辅助运动或主动运动。

如上所述，进行连续性课题被称为"**整体课题（whole-task）**"，进行其中某个构成成分称为"**部分课题（part-task）**"，重要的是让患者适应。

多项研究表明，重点在于，脑卒中患者的康复通过附加"**挑战**""**不断发展的最佳适应**"、"**主动参与**"，比以往的肌力训练和实物课题训练，患者能获得更好的效果。

斯普恩（Spooren）等在上肢课题训练中提倡有意义的课题指向性训练（以患者为中心的训练，图 5-3）。

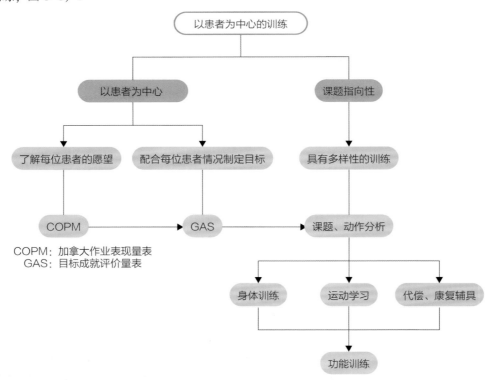

图 5-3 | 以患者为中心的训练概念

（Spooren AI, et al: ToCUEST: a task-oriented client-centered training module to improve upper extremity skilled performance in cervical spinal cord-injured persons. Spinal Cord 49: 1042-1048, 2011）

以患者为中心，将患者个人的需求通过加拿大作业表现量表（Canadian Occupational Performance Measure，COPM）进行评定，用目标成就评价量表（Global Attainment Scale，GAS）对目标设定进行评定，通过分析实际的课题，让患者实践功能性训练。详情请参考相关书籍。

反复

反复的概念对促进人的神经可塑性非常重要，不仅在康复领域，众所周知在体育、艺术领域都十分有效。在对小白鼠进行反复地够取课题训练的研究中发现，如果小白鼠几天不进行训练，它的脑皮质图的表征、突触数量和突触强度都不会增加；在 400 次的够取课题中小白鼠运动区突触的数量有所增加，但在 60 次的够取课题中突触数量并无增加。

从上述研究可以得出，反复练习对患者手功能的恢复非常重要。不仅在训练时，患者在日常生活中多设定使用手的课题也可以对手功能恢复产生重大影响。

集中

在康复治疗中，治疗通常为分散的日程设置（分散性练习）。一般在发病后 6 个月时患者每天进行 20 分钟（1 次）～ 60 分钟（3 次），最长 3 小时的治疗*。而集中性练习需要患者每次的治疗时间长达 5 ～ 8 小时，每个疗程一至数周。这样的集中性练习对脑卒中患者恢复所需的脑内神经网络的重构极为有效（图 5-4）。但在日本除非自费或特殊机构，患者很难进行集中性练习。

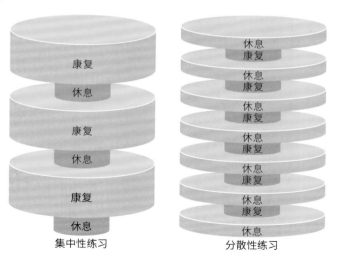

图 5-4 | 集中性练习的优点与缺点
集中性练习的优点在于患者能够提高练习效果，缺点是患者容易疲劳、无聊、训练过度，还有强化错误学习的风险。

*译者注：治疗时间和次数与日本的保险制度有关。

康复治疗开始的时机和时间也对患者的功能恢复有很大影响。在让脑损伤患者骑自行车的研究中,活动6天后患者海马的细胞数量没有增加,但活动2周后患者海马的细胞数量有所增加。努多(Nudo)等在对松鼠猴的研究中发现,松鼠猴脑梗死后早期进行够取训练可以有效防止皮质末端损伤造成运动重现能力低下的问题。比尔纳斯基(Biernaskie)等的研究发现,与脑损伤5天后进行治疗干预相比,患者间隔30天再进行治疗干预的话,皮质内树突成长和功能改善发生延迟。

因此,治疗师考虑患者发病到开始康复治疗的间隔天数和后续实施康复治疗期间同时进行集中性练习非常重要。但是这不意味着患者仅单纯增加训练量,不重视质量可能会导致错误学习。超早期康复治疗干预也有给患者恢复带来不良影响的可能,因此需要考虑每位患者的个性化特点来决定治疗的时机、次数和时长。

新鲜感

与有意义的课题类似,课题的新鲜感对患者也很重要。患者感兴趣的话可以提高动机,有动机则可以提高注意力,更容易提高效率。在对小白鼠的实验中发现,与刺激奖励相关的壳核内侧区可以提高够取的效率。对人的治疗也可以通过奖励提高患者的兴趣,促进运动学习。

丰富刺激的环境

丰富刺激的环境也在各个方面有利于脑卒中患者恢复(图5-5)。

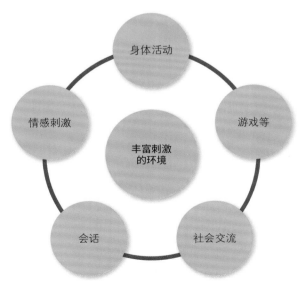

图 5-5 | **丰富刺激的环境**
脑的可塑性是在多种刺激下产生的,因此要慎重考虑治疗环境。

脑卒中后的环境设定对患者促进神经可塑性和运动功能恢复非常重要。在急性期和恢复期患者偏瘫侧手多表现为弛缓性瘫痪，非偏瘫侧手更容易进行 ADL 动作，因此日常中偏瘫侧手的使用频率显著下降，偏瘫侧手的潜力被遮掩、处于废用手的状态下进入慢性期的患者并不少见。为了避免这种状态，需要设定环境让患者更容易用到偏瘫侧手。在动物实验中，脑卒中后 15 日内，将动物置于有丰富刺激的环境下，其神经功能有效改善且学习效果非常显著。

近年从脑卒中患者急性期开始设置<u>脑卒中护理室（stroke care unit）</u>。在脑卒中护理室中基于临床路径等开展多学科合作对脑卒中患者进行治疗、护理和康复，多项研究均认为，这些患者的自立程度得到提高。患者发病早期开始进行身体活动、制定时间表、会话、社会交流等，丰富刺激的环境可以增强其脑的可<u>塑</u>性。

恢复 VS 代偿

这适用于所有功能，但因为偏瘫侧手能够恢复至实用手的患者很少，治疗师尤其需要理解恢复和代偿。运动功能的**"恢复"**和**"代偿"**虽然在临床中经常被讨论，但其内容仍不明确。

从"脑卒中患者运动的'恢复'和'代偿'的意义是什么？"的角度出发，莱文（Levin）等以国际功能、残疾和健康分类（International Classification of Functioning, Disability and Health, ICF）为基础进行了分类（表 5–1）。

在临床中治疗师治疗患者时，区分"恢复"和"代偿"可以明确治疗的对象与目的，选择恰当的治疗方法，也可以改善患者的动作表现。

表 5–1 | 运动恢复和运动代偿的定义

	恢复	代偿
（神经系统）健康状态	**受损的神经组织修复和功能恢复** ·循环恢复使脑失活（脑损伤）的区域再活化。 ·在主要的脑病变区域并不会出现，但在病变周边区域（penumbra）及远隔功能抑制的部位出现。	**神经组织获得与损伤之前不同的功能** ·在健康人通常观察不到，替代功能的脑区域出现活化。
（表现）身体功能、结构	**恢复至可以用脑损伤之前的方式做动作** ·执行课题时，患者可能再现发病前的运动模式（随意性关节活动范围，协调的时间、空间上身体分节性运动等）。	**使用新的方式做动作** ·执行课题时患者出现替代的运动模式（增加或动员不同自由度的运动，主动肌、拮抗肌同时增加活性的肌肉活动模式的改变、相邻关节动作的时序延迟等）。
（功能的观点）活动	**患者像健康人一样用手、足和常用工具完成课题** ·使用代偿的策略和运动模式成功完成课题。	**患者非偏瘫侧或偏瘫侧手、足佩戴辅具成功完成课题**

（Levin MF, et al: What do motor "recovery" and "compensation" mean in patients following stroke? Neurorehabil Neural Repair 23: 313-319, 2009）

真正恢复是什么?

　　蒂默曼斯（Timmermans）等介绍了脑卒中急性期、亚急性期、慢性期患者的运动功能恢复的模型。如图 5-6 所示，若干神经修复过程发生在患者脑卒中后的各阶段。随着病变周边区域的恢复和远隔功能抑制的改善，在脑卒中的急性期，尤其是发病后 4 周内患者可出现自然恢复。而相对地，患者在亚急性期与慢性期则需要利用真正恢复及代偿这两方面的要素，通过重组逐步康复。

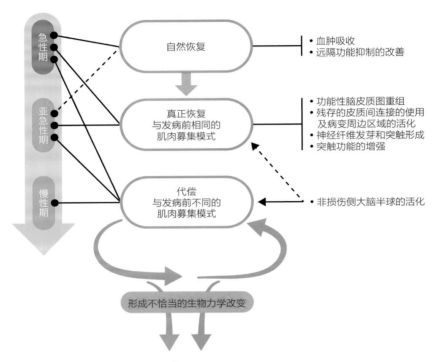

图 5-6 | 脑卒中患者运动功能恢复的模型①

（改编自 Timmermans AA, et al: Technology-assisted training of arm-hand skills in stroke: concepts on reacquisition of motor control and therapist guidelines for rehabilitation technology design. J Neuroeng Rehabil 6: 1, 2009）

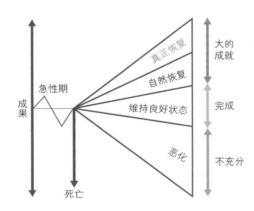

图 5-7 | 脑卒中患者运动功能恢复的模型②

（Pope PM: Management of the physical condition in patients with chronic and severe neurological pathologies. Physiotherapy 78: 896-903, 1992）

波普（Pope）提出了脑卒中患者从急性期开始的真正恢复的模型（图5-7）。从脑卒中患者的功能恢复方面来考虑的话，治疗师需要分清自然恢复和真正恢复以进行治疗干预，时刻思考符合患者的个性化特点的治疗目的。

上肢、手功能恢复缓慢

迄今为止，仍未明确脑卒中患者代偿策略的背景，即中枢神经系统的适应。在任何场景下，学习并不仅是"真正恢复"，也是患者获得运动功能的必要条件，通过刺激和康复形成。在近年逐渐被大家所了解的是脑卒中患者"真正恢复"和"代偿"是经过不同形式和设计的治疗，而对其脑的重组产生影响。

邓肯（Duncan）等的统计结果指出，许多苦于脑卒中后功能障碍的患者，在脑卒中发病至出院时并<u>没有达到个人恢复的极限</u>。费斯（Feys）等认为患者各身体部位的功能恢复中，特别是与上肢、手相关的功能恢复缓慢。

关于上肢、手的功能恢复缓慢的问题，作为脑卒中患者从康复机构出院后仍残留的问题点，不仅受患者与治疗师所处地域问题（如患者居住地区偏远）的限制，还受到人才限制，也就是可以提供治疗的治疗师有限（图5-8）。由此可以推测出，脑卒中患者在出院后并未接受到恰当且充分的治疗，导致患者对功能恢复的满意度较低。

根据对发病4年后的脑卒中患者的调查得出，患者对自己偏瘫侧上肢、手的功能恢复的满意度仅有6%，提示为提高患者的生活质量（QOL）对其积极进行上肢、手的治疗的重要性。可以看出，以"真正恢复"为目标，有必要增加脑卒中患者对偏瘫侧上肢、手功能恢复的满意度。作者以经验来看，即便是脑卒中慢性期患者，虽然存在个体差异，但通过正确的、频率恰当的治疗可以使患者获得比现状更好的上肢、手的功能。

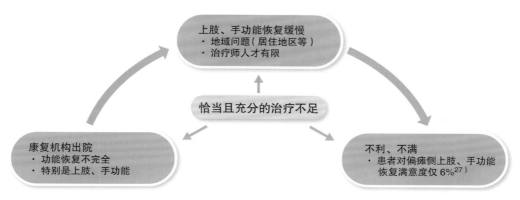

图5-8 | 上肢、手功能恢复缓慢的原因

（改编自 Hoenig H, et al: Development of a teletechnology protocol for in-home rehabilitation. J Rehabil Res Dev 43: 287-298, 2006）

技能 VS 适应

脑卒中患者恢复手功能的关键在于明白"**技能**"和"**适应**"的不同。其他功能也是这样，但手的特殊之处在于，在手与外界环境的相互作用中手的运动模式是不断变化的，正因如此，手是可以达到目的的身体部位（图 5-9）。

技能学习（motor skill）

技能的定义是"人以最小的劳力和时间在所处环境下完成目标的能力"。技能学习（提高打网球和骑自行车等技能的学习）是指人运动速度不下降、误差减少、获得更高水平的运动表现、获得新的肌肉活动模式的学习。

适应学习（motor adaptation）

适应的定义是指为了恢复到以前的运动表现，人通过改变条件使误差减少。条件分为内在条件（肌肉疲劳等）和外在条件（眼镜、望远镜等）。与获得新技能不同，适应不是获得新的运动模式，而是获得熟练的运动与对目标的新计划。

脑卒中患者在康复治疗的训练场景和日常生活中，如图 5-9 所示，通过技能学习和适应学习两者结合来提高能力。例如，患者在用勺子用餐时，需要反复对此动作的构成成分进行练习，此场景主要为技能学习；与之相对的适应学习，患者需要适应病房这种喧哗的环境、制定的时间表、使用的工具、放置食物的容器等。

患者希望获得更多 ADL 能力时，如更衣动作、如厕动作等，也需要考虑"技能"和"适应"。重要的是在这两者的基础上，治疗师根据患者的个性化特点逐步展开治疗计划。

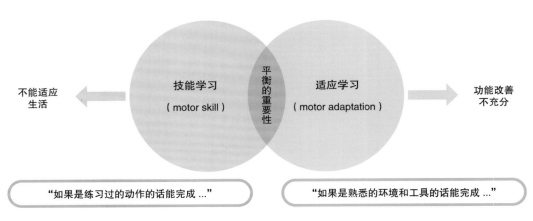

图 5-9 | 技能学习和适应学习平衡的重要性

感觉运动学习

脑卒中患者进行感觉运动学习时大脑与适应和技能相关的区域如图 5-10 所示。**使用依赖性可塑性**（use-dependen plasticity）在运动皮质构建，与此相关的是小脑负责适应学习，基底节、前额叶皮质、运动皮质负责技能学习。特别是小脑和基底节均借由丘脑大范围地投射至感觉运动区，参与学习。技能与适应的学习过程有所不同（图 5-11）。

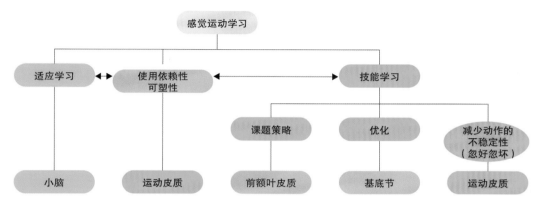

图 5-10 | 感觉运动学习的神经网络

（Krakauer JW, et al: Human sensorimotor learning: adaptation, skill, and beyond. Curr Opin Neurobiol 21: 636-644, 2011）

技能学习	适应学习
· 为了将运动表现提高到更高水平而获得新的运动模式。 · 获得速度和准确度。 · 奖励和强化功能形成驱动。 · 增加次数，延长训练时间形成学习。 · 获得技能必须反复练习。 · 提高泛化和保持。	· 为了进一步提高运动表现的适应环境变化的运动模式。 · 由可预期的误差驱动。 · 可以在一次训练里出现。 · 效果持续时间短。

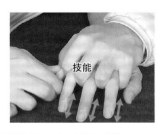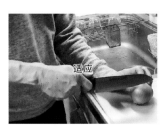

图 5-11 | 技能学习和适应学习的特点

（改编自 Kitago T, et al: Motor learning principles for neurorehabilitation. Handb Clin Neurol 110: 93-103, 2013）

解剖学、运动学方面

抓紧、抓握（grip、grasp）

内皮尔（Napier）根据脑卒中患者手的形态做出提议，手不是仅能屈曲、伸展就可以的部位，还需要适应课题和环境，恰当地改变形态。手具有认知、使用工具和做动作的功能，在课题中根据使用目的手形成相应的形态。因此为了促进脑卒中患者真正意义上的手功能恢复，必须设定适当的课题。选择课题时，除了骨骼、关节、肌肉的知识之外，治疗师掌握如图5-12中的手的基本形态也非常重要。

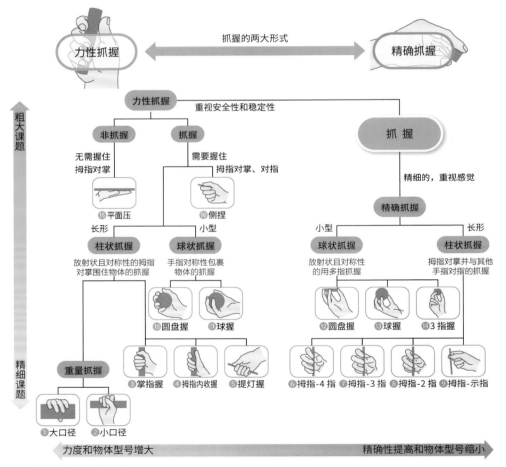

图 5-12 | 抓紧、抓握的分类

（改编自 Cutkosky MR: On grasp choice, grasp models, and the design of hands for manufacturing tasks. IEEE Trans Rob Autom 5: 269-279, 1989，および Castiello U: The neuroscience of grasping. Nat Rev Neurosci 6: 726-736, 2005）

力性抓握和精确抓握

抓握可大致分为两类，一类是图 5-13 所示的抓握，称为**力性抓握**（power grasp），通过拇指屈曲，其余 4 指的指间关节（IP）、掌指关节（MP）协同运动完成，可以用力抓握物体，是需要力量和需要握持物体的场合经常使用的策略。另一类称为**精确抓握**（precision grasp），拇指对掌、其余 4 指靠近拇指，可以精准地操作物体，是用餐、转钥匙、掏零钱等场合经常使用的策略。临床中脑卒中患者促进手指的分离运动时多使用精确抓握的课题。

中间型抓握

力性抓握和精确抓握之间存在"<u>中间型抓握</u>"。中间型抓握看起来像力性抓握一样用力地抓握着，日常生活中多使用中间型抓握来操作物品。手部功能障碍的患者多选择如图 5-14 的代偿策略。

抓握的 3 个要素

①MP 关节适度伸展（根据物体大小不同）和 IP 关节适度屈曲。

②拇指接触物体，其余 4 指靠向拇指方向（包含旋转成分）。

③拇指的腕掌关节内收和 IP 关节屈曲。

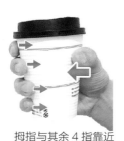
拇指与其余 4 指靠近

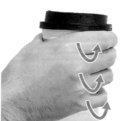
其余 4 指旋转

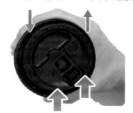
IP 关节适度屈曲，MP 关节适度伸展
拇指内收，IP 关节屈曲

图 5-13 | **力性抓握的三大成分**

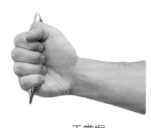
手掌握

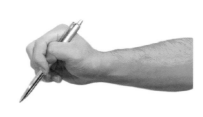
隐藏拇指的握

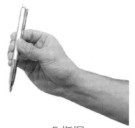
5 指握

图 5-14 | **中间型抓握的代偿策略**

脑卒中患者运动、感觉、认知功能等出现障碍，需根据症状使用各种方法来代偿抓握。

（Kivell TL: Evidence in hand: recent discoveries and the early evolution of human manual manipulation. Phil Trans R Soc B 370, 2015）

　　抓握物品时手的形态多种多样（图5-15）。日常生活中人通过组合各种手形便可以流畅地操作工具。影响手的形态的因素分为来自物体的外在因素和自身的内在因素。

　　来自物体的外在因素有**物体的形状、尺寸、材质、温度、湿度等**。对象物体大且重时手的形态偏向力性抓握，而物体小而轻时手的形态偏向精确抓握。

　　内在因素中，恐惧心理、厌烦、兴趣等情绪的影响较大。

　　这些因素互相组合，决定了患者操作工具时手的形态。例如，在抓握锐利、无法预测感触的物品时，患者多使用类似精确抓握的手形。

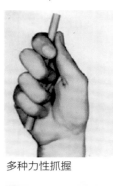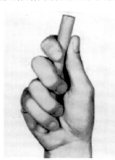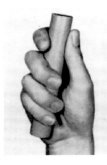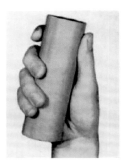

多种力性抓握

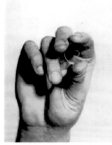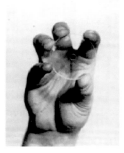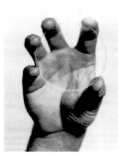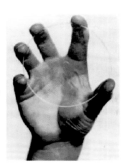

多种精确抓握

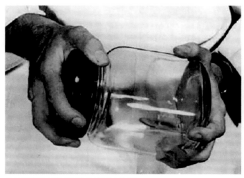

时序不同手的形态发生改变

图5-15｜**手的形态及随时间推移的改变**

（Napier JR: The prehensile movements of the human hand. J Bone Joint Surg Br 38: 902-913, 1956）

操作（manipulation）

手的操作是指对一个或多个物品，不依靠另一只手的辅助，单手可以操作或移动物品的能力，是更加细致的分离运动（图 5-16），操作电脑和拿起零食等也包含在内。手的抓握（grasp）和操作（manipulation）两类动作建立了日常生活活动。

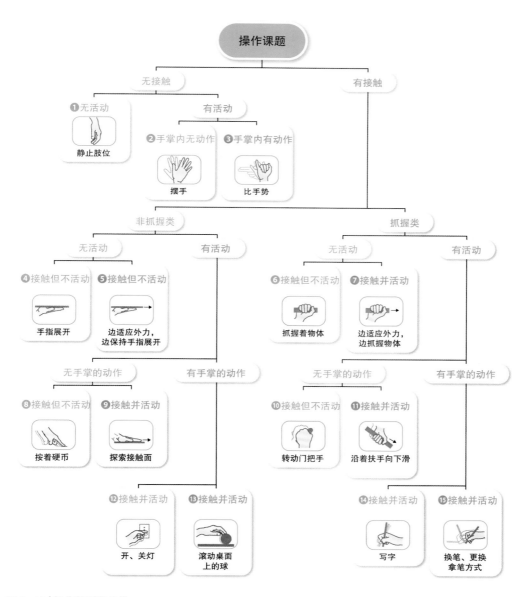

图 5-16 | 操作的形态分类

（改编自 Bullock IM, et al: A hand-centric classification of human and robot dexterous manipulation. IEEE Trans Haptics 6: 129-144, 2013）

患者稳定性越高，越偏向使用力性抓握；越精细、灵活的课题，患者越需要手的操作能力（手指的分离运动，图 5-17）。精确抓握是抓握和操作的中间形态。脑卒中患者不一定在进行精确抓握时肌张力亢进，也有在进行力性抓握时痉挛增强的患者，因此治疗师应重视对患者进行个性化评定及评定的顺序。

操作中的三种协同运动和四个构成成分

埃利奥特（Elliott）等将手的操作分为 3 种协同运动和 4 个成分。

①**单一协同运动：**所有手指作为一个活动整体，如做捏和拧的动作。

②**反向协同运动：**拇指独立活动，其余手指同时活动。

③**序列模式 *：**所有的手指均独立活动。

操作的 4 个成分为①**手指屈曲和伸展**，②**手指独立活动**，③**蚓状肌和骨间肌等手内在肌稳定手的形态**，④**腕关节背屈**。强化这些成分可以增强手的操作性。

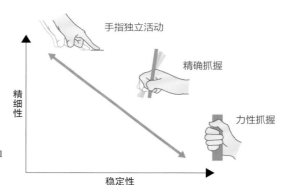

图 5-17 | 稳定性与精细性的关系
〔改编自 Jing Xu, et al: Motor control of the hand before and after stroke. Kansaku K, et al（eds）: Clinical Systems Neuroscience, pp271-289, Springer, 2014〕

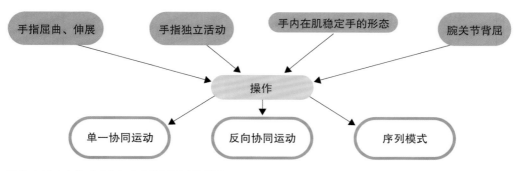

图 5-18 | 4 个构成成分与 3 个协同活动的关系

*squence，这一术语通常用于描述某种特定的排列或顺序，常见于数学、计算机学等领域，编者注。

神经学方面

手部控制必需的神经系统

手的皮质表象和投射

手部控制以大脑皮质为中心，以单突触性运动神经元连接（单突触连接）为主体，由此人得以对手进行精细的运动控制。单突触连接的优点是可以快速、正确地传递信息，适用于手部功能，但缺点是手的持续活动容易导致神经性疲劳。

拉特洛（Rathelot）等通过狂犬病毒的反向神经元运送，对以单突触连接脊髓的皮质神经元活动进行了研究。研究发现此类神经元集中在中央沟前侧和初级运动皮质尾侧区域，直接投射至脊髓前角（图 5-19）。

这一结果从进化的观点出发，又是最近发现的，因此这一区域被命名为"New M1"。支持其单突触性脊髓投射对手指控制有重要影响的证据大量存在。最有名的是对恒河猴进行的古典研究，结果发现，手指捏的动作的精准度受双侧锥体束（皮质核束、皮质脊髓束）的影响，但步行、跑步、爬树、抓握等与强度相关的大部分活动都不受其影响。

与之相对的是被称为"Old M1"的与手的粗大运动相关的区域。Old M1 下行性投射至脑干腹侧部，在病变后，猴子出现在步行和爬树时头部、躯干、肩部的活动受限，但手的功能保持得相对较好。

发自脑干的网状脊髓束等多突触性脊髓投射一般具有配合四肢近端的活动进行调整的指挥功能，但对手的控制作用有限，在脑卒中患者手的治疗中治疗师需要考虑这些特点进行干预。

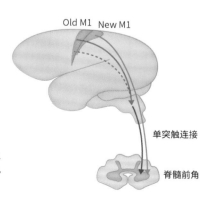

图 5-19 | New M1 与 Old M1

New M1 的投射为单突触性，直接连接脊髓前角细胞，因此，人能精确、快速地进行手部控制；而 Old M1 的投射经由脑干，使伴有近端肌肉活动的手部控制成为可能。

〔改编自 Jing Xu, et al: Motor control of the hand before and after stroke. Kansaku K, et al（eds）: Clinical Systems Neuroscience, pp271-289, Springer, 2014〕

手具有精细运动和感觉的重要作用，在大脑皮质的初级运动皮质、初级感觉区所占区域很大。席贝尔（Schieber）等发现了支配手指运动的皮质神经元分散于整个初级运动皮质，加上对运动区表象的分析得出，与多指运动相比单指运动是更加复杂的行为。

较书写文字等精确抓握，控制单指的单关节运动（如弹球等）的脑内程序更复杂。但是脑卒中患者单独活动某根手指时，很难让其他手指保持稳定并发挥功能。因为单指活动时人需要在脑内控制其他手指保持稳定，而运动皮质损伤后手的控制变得困难，容易出现手指整体运动的模式。

手的控制以阶段性原则进行。指令从中枢神经系统（central nervous system，CNS）传送至肌肉，肌腱和骨骼产生各种关节的扭矩，由此产生运动的力，通过与环境的相互作用完成目标课题（图 5-20）。

通常人可以通过许多方法来完成课题，这种特性被称为"<u>冗余（redundancy）</u>"。多种可选择程序的问题被称为冗余性问题或自由度问题（the degrees of freedom problem）。如在完成某一特定课题时，脑从无数解决办法中选择适当的四肢运动。

CNS 向肌肉投射信息时，要从众多的神经通路中形成恰当的协同传导，并控制肌肉、骨骼形成恰当的协同运动，然后根据课题整合，完成手指运动。这样可以恰当地选择自由度的能力称为协调（coordination）和控制（control）。

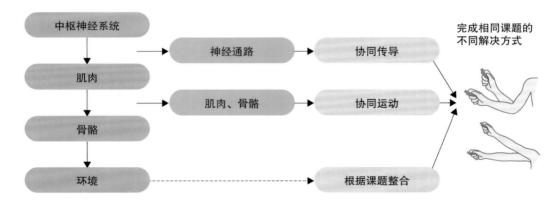

图 5-20 | 完成课题所需的各类协同作用

〔改 编 自 Jing Xu, et al: Motor control of the hand before and after Stroke. In: Kansaku K, et al（eds）: Clinical Systems Neuroscience, pp271-289, Springer, 2014〕

对脑卒中患者手的理解

脑卒中患者手功能的恢复

脑卒中后患者手功能的恢复需要考虑大脑皮质和脑干的控制。随着手部瘫痪出现力量丧失的患者，可以在向内囊后脚投射的初级运动皮质（M1）和白质纤维等特定部位观察到病灶。在锥体束病变的猴子身上观察到障碍受皮质脊髓束损伤的影响较大，容易出现手指整体屈曲的症状。这一般被归类至力性抓握，可以在轻度、中度脑卒中初期患者观察到此症状。这类症状比手指的灵活性更容易恢复。分析脑卒中患者手的残存功能时，治疗师需要考虑<u>"残存皮质脊髓束神经元的激活"</u>和<u>"连接脑干下行性通路的皮质变性"</u>两个方面。

关于激活残存的皮质脊髓束神经元，有研究认为 M1 的部分运动神经元在其支配的肌肉进行精确抓握时被激活，但在力性抓握时并不会被激活。因此，可以认为皮质脊髓束运动神经元并不负责控制力量的大小，而是负责力量的精确控制。

也有研究证明，与精确度相比，脑干下行性通路与肌肉的强收缩相关。与皮质脊髓束轴突相比，网状脊髓束的轴突在脊髓内的范围更大，建立了更多运动神经元池。因此必然要牺牲精确功能。

这样，脑卒中患者个体损伤的机制为，从弛缓状态开始，患者先通过网状脊髓束的初期激活获得力性抓握的功能，残存的单突触连接的皮质脊髓束和损伤较少的网状脊髓束之间的相互作用成为患者初期的瘫痪状态和之后恢复模式的基础（图 5-21）。图 5-22 为**焦点链（focal chain）**和**姿势链（postural chain）**。焦点链属于单突触连接优势，连接较少；姿势链为多突触连接，网状结构的活动非常重要。实际的运动中两者的协调与**多关节运动链（multijoint kinetic chain）**相关。

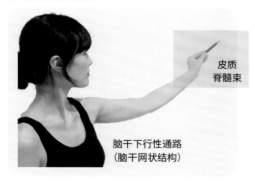

图 5-21 | **皮质脊髓束和脑干下行性通路**
脑卒中患者手的功能恢复中，皮质脊髓束和脑干下行通路两者的协调作用是非常重要的，脑干下行性通路恢复延迟的可能性较高，这也被认为是皮质表象冗余的问题。
（改编自 Darling WG, et al: Functional recovery following motor cortex lesions in non-human primates: experimental implications for human stroke patients. J Integr Neurosci 10: 353-384, 2011）

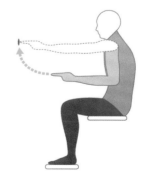

焦点链 ▨ 姿势链 ▨ 上肢带 ▨
下肢带 ▨

图 5-22 | **指向动作中的焦点链和姿势链**
〔改编自 Latash M, et al(eds): Motor Control and Learning. pp24-25, Springer, 2006〕

脑卒中患者在手的控制中会表现出特有的神经组织异常。<u>弱化（weakness）</u>在脑卒中患者中十分普遍，尤其是手指伸肌、腕关节周围肌肉和手内在肌较为多见，在中度、重度瘫痪脑卒中患者中此特点更加明显。脑卒中患者无论轻度、重度瘫痪，伴随弱化均出现**控制障碍（loss of control）**。

重度瘫痪患者会出现程度相同的弱化和控制障碍，但轻度、中度瘫痪患者在发病时和恢复过程中弱化和控制障碍程度会逐渐发生变化。弱化的原因是运动神经元输入缺失，而手部控制障碍的起因是**"弱化""痉挛"及"肌肉活化模式的改变"**（图5-23）。

例如，一般认为脑卒中患者手指伸展障碍的原因是运动神经元过度兴奋、交互抑制丧失，导致肌肉弱化和手指屈肌、伸肌不必要的同时收缩。肌肉活化模式的改变会使脑卒中患者手指、腕关节伸展和分离运动困难，在抓握时易出现手指屈曲[44]。

脑卒中不仅会对患者的偏瘫侧造成影响，也会对非偏瘫侧上肢的运动造成影响。脑卒中患者虽然可以维持非偏瘫侧手的握力，但灵活度下降，这代表了力性抓握和手指的分离运动在功能上是分开的。此现象与近年关于双侧大脑半球对手部的控制作用的研究结果一致，提示了对脑卒中患者的非偏瘫侧进行治疗的必要性。

脑卒中患者手的控制需要一定强度，但强度和控制并非完全各自独立地恢复。临床上出现全指抓握的患者很常见，他们多难以在保持其他手指伸展的状态下屈曲单指，治疗师需要对其进行个性化治疗干预让患者保持双方的平衡。

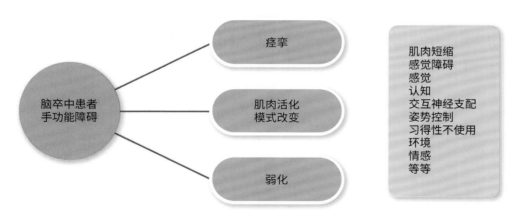

图5-23 | **脑卒中患者手功能障碍的原因**
手功能障碍除了图中所示的3点，还有肌肉短缩和感觉问题等诸多深层原因，根据患者情况进行个性化治疗干预很重要。

手作为探索器官的作用

手的感觉器官

手的无毛部位和有毛部位的机械感受器分布不同。例如，触觉小体（迈斯纳小体）可以做出瞬间反应，而梅克尔触盘反应缓慢（表5-2）。

临床中，治疗师接触患者的手诱发反应时，通过快速摩擦患者的手掌至指尖来刺激触觉小体，慢慢张开患者的手掌来刺激环层小体（帕奇尼小体），有目的地、渗透性地为患者提供感觉信息，以改变患者起反应的感受器的占比。

手的感觉、运动及其比重

手是特别重视感觉和运动的身体部位。手有着各种各样的功能，可以分为感觉优势、运动优势，但两者之间还存在中间型状态（图5-24）。例如，接收浅感觉时手处于感觉优势，用手指比划手势等活动时处于运动优势。主动触觉（active touch）是需要感觉和运动两方面发挥作用的探索活动。

表5-2 | 皮肤的感觉感受器

		顺应性	
		快速	缓慢
感受区	小	触觉小体： 位于真皮乳头内、手掌等无毛部位。 接触识别：动态刺激振动 < 100Hz。	梅克尔触盘： 位于表皮基底层。 接触识别：根据对象物体的形态和表面判断。
	大	环层小体： 存在于真皮和皮下组织边界部。 接触识别：振动刺激 > 100Hz。	鲁菲尼小体： 存在于真皮和皮肤表面。 接触识别：通过牵拉皮肤识别（摩擦）。

（Per Brodal: The Central Nerve System: Structure and Function. 4th ed, pp170-171, Oxford University Press, 2010）

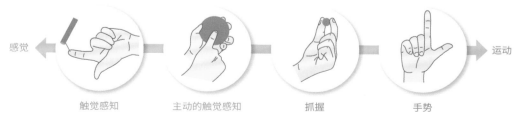

感觉 ← 触觉感知 主动的触觉感知 抓握 手势 → 运动

图5-24 | 手的感觉和运动

（改编自 Jones LA, et al: Human Hand Function. Introduction, pp7-8, Oxford University Press, USA, 2006）

为了掌握外部环境，手需要具有**"探索"**功能。患者为进行探索，需要以表 5-3 所示的红色部分为目标进行治疗干预，其中本体觉必不可少。哈特曼（Hartmann）指出，人在感觉物体表面的活动时肌肉激活的程度越高，越能"探索"外部环境。

多种多样的探索模式

人结合对材质的感觉和自身的运动感觉，形成正确的认知，因此，有必要对脑卒中患者手的运动和感觉两方面同时进行促通（图 5-25）。

手的认知探索必需的 6 个要素

手的认知探索需要统合主动的运动和感觉，是手功能真正恢复必需的要素。治疗师需要激活患者的手内在肌，对急性期患者弛缓的手进行促通和探索性训练。

哈特曼（Hartmann）列出了手的探索活动（图 5-26）必需的 6 个要素。

表 5-3 | 浅感觉感受器与主动触觉

	感觉表面不动	感觉表面能动
肌肉非活性状态	放松的姿势	由外力产生运动
肌肉活性状态	维持姿势、同时收缩	由控制感觉物体表面的肌肉产生运动

红色部分对够取、抓握、操作、搬运、移动、姿势变化都有重要影响。

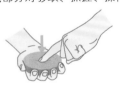

压
行为：使物体稳定并对其施加压力或拧挤。
信息：硬度。

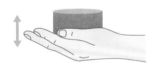

不握只托住
行为：不用手指握住，只用手掌托住物体，上、下活动。
信息：重量。

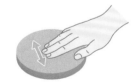

横向移动
行为：只施加一点压力，手指在物体表面向前后、左右或画圆样划动。
信息：物体表面的质感。

摩挲轮廓
行为：用手指摩挲物体边缘、轮廓和表面等。
信息：物体表面的形状和细节。

包绕
行为：手覆盖物体表面，接触并维持姿势，手中物体的移动会使运动模式发生改变。
信息：整体形状、容量、大小。

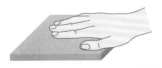

静态接触
行为：将手部大面积的皮肤不施加压力地放在物体表面，或覆盖其轮廓。
信息：温度。

图 5-25 | **探索模式的区别**

（改编自 James T: Sensorimotor Control & Learning. p190, Palgrave Macmillan, 2012）

（1）非模式化的、定型的（stereotype）

多数场合中，特定的探索模式下人能通过运动持续获取信息。对手法操作来说，人与人存在个体差异，没有固定的肌肉活化模式，即便是同一人的操作也可能产生不同结果。

（2）手的位置对探索的必要性

开始探索或停止探索时手在物体上的探索点并不重要，相较而言，能让探索者快速、正确地判断物体性质的样本点更加重要，但需要判断距离和空间远近时除外，因为这需要开始和停止时的位置感觉。

（3）动作不需要特别连贯

探索运动中人会出现速度突然变化或与探索面的接触不连续等情况，只有接触物较小时才可能一次触及其表面全部，所以人需要尽可能地从样本获取信息。因此，探索者不仅要选择物体上的探索点，还要选择运动的方向、力度和速度等。某项研究发现，人在需要更准确地了解物体表面的信息而进行探索时，运动速度会变慢。

（4）需要在中枢神经系统内统合感觉

人需要统合多种感觉形成立体的信息，或需要连续活动对一种感觉进行时间上的统合。感觉信息通常需要这两种统合方式。

（5）需要快速适应意料之外的感觉信息输入并迅速反馈

人应对意料之外的感觉信息输入进行适应性运动，至少要从两种探索行动中产生。一是在抓握不熟悉的物体，人或物体不稳定时有较高概率出现的探索运动；二是决定进行连续的探索策略，这能更好地检测出物品特性。

（6）多种感觉形式（modality）的反馈

认知过程（记忆、判断、注意等），躯体感觉、视觉、听觉反馈等促进探索运动。伴随主动触觉进行的探索活动构成实体觉。严谨地说，主动触觉和探索活动是有区别的，主动触觉仅限于皮肤感觉和运动感觉的统合，可以说是探索活动的一部分。

治疗干预中注意运动和感觉的平衡

针对脑卒中患者的手功能的治疗中，无视运动和感觉共存这一点进行课题选择是有问题的。例如，布伦斯特伦分期(Brunnstrom Stage)与简易上肢功能检查（Simple Test for Evaluating Hand Function，STEF）等针对脑卒中患者的运动方面进行评定，基于"能完成、不能完成"进行分期的课题选择说到底只是以运动方面，即以肉眼观察到的完成为重点的检查。伴随着运动也存在感觉反馈，难以将两者完全分离，对治疗师和患者来讲运动更"容易理解"，因此，比起从感觉角度评定，

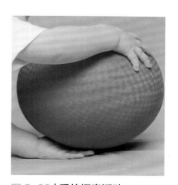

图 5-26 | 手的探索活动

治疗师更容易采用从运动角度进行评定。但这样的话，治疗无法与主动触觉→手的探索功能相结合，患者容易形成被动触觉（passive touch）（图 5-27-A），患者对如图 5-27-B 所示的物体的三维要素的认知是困难的，如有很多患者将海绵当作砂纸一样进行触摸。研究发现，被动触觉可以兴奋大脑皮质的 1、2 区等伴随感觉信息输入产生反应的区域，但无法传递至顶叶背外侧面（PR）、内侧面等高级处理区域，对输入的感觉信息无法进行知觉处理（图 5-28）。

对正常运动，治疗师不仅要被动地诱导患者，还要设置能让患者本人进行主动探索的课题，患者在形成主动的知觉处理和身体图式的同时改善运动能力。这一点十分重要。

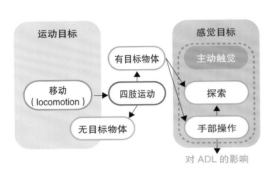

图 5-27-A | 主动的躯体感觉简图

（改编自 Hartmann MJ: Active touch, exploratory movements, and sensory prediction. Integr Comp Biol 49: 681-690, 2009）

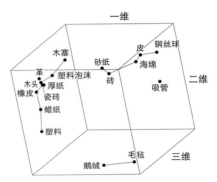

图 5-27-B | 感觉物体的三维要素

（Kalaska JF: Central neural mechanisms of touch and proprioception. Can J Physiol Pharmacol 72: 542-545, 1994）

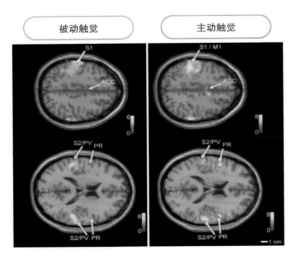

● 比较右手被动接触海绵形成被动触觉和主动接触海绵形成主动触觉时激活的神经活动。
● 两种刺激均发现大脑左半球的 3b 区、1 区被激活，主动触觉还激活了左半球的 M1 及前扣带回皮质（ACC）。
● PR 区域，只有在形成主动触觉时才被激活。
● 形成主动触觉时大脑在 S1、S2/PV 及 PR 区域出现反应，可以看出刺激从 S1 传向 S2/PV，然后从 S2/PV 传向 PR 区域，可以看出被即时传递的感觉信息的层次性。

图 5-28 | 形成被动触觉和主动触觉时脑部活动的比较

（改编自 Hinkley LB, et al: Sensorimotor integration in S2, PV, and parietal rostroventral areas of the human sylvian fissure. J Neurophysiol 97: 1288-1297, 2007）

临床应用

脑卒中患者手的治疗策略可以分为肘关节和前臂、抓握、操作、工具的躯体化4项，下面对这4项的评定和治疗进行说明。

1. 肘关节和前臂

肘关节是连接肩关节和腕关节的中间关节，是建立两者协调性时必不可少的组成部分，功能缺失会使中枢部和末梢部的运动链及神经传递出现异常，容易对患者的技能和适应能力造成不良影响。

在日常生活中为了使用手，前臂旋前、旋后。为做好患者手部功能性活动的准备，治疗师需要关注肘关节和前臂的评定与治疗干预。

2. 抓握

脑卒中患者即便从表面看来可以用手抓握，但大多数患者仍无法感知物体的质感，不能具有实体觉地握紧物体。

抓握意味着患者可以保持物品在手中的稳定，手有识别质感等信息的能力。

因此，手内在肌的活化是必不可少的，而手弓的形成是基础。后面将阐述在对患者进行治疗干预时，手弓是如何形成的。

手的治疗

3. 操作

患者重获手的功能后，不仅要抓握，还要进行如操作鼠标、开瓶盖等手指更加分离的、细致的操作。比起一般的抓握，操作要求患者的手具有更高的灵活性。从治疗阶段来看患者通常在抓握之后训练操作。患者形成手弓后便可以进行手指的分离运动，因此治疗干预中治疗师需要密切关注患者的手内在肌是否稳定、手指能否进行分离运动。

4. 工具的躯体化

日常生活中我们需要使用许多工具。恰当的计划、运动实行能力和反馈都是使用工具必需的，对脑卒中患者而言重要的是在治疗干预中加入不同感觉形式的组合。

治疗师需要立足于工具的特性，让患者形成协同运动、适当的肌肉活动模式，并从情感方面进行治疗干预。重点在于患者在不过度意识下也能完成工具操作，即"工具的躯体化"。

病例介绍和治疗前后的比较

此患者在脑出血发病后，经过 9 个月的恢复期，在康复病房住院和门诊治疗后转入本机构进行治疗。他的右侧手、肘关节、肩关节的感觉障碍明显，深、浅感觉均重度减退，运动障碍较轻，但因感觉障碍的影响和认知方面的问题，日常生活中进行够取时，在上肢直线行进、手部构型的时机、前臂肌高张力等方面存在问题，手的抓握、操作都十分困难（图 5-29）。

此处着重介绍认知方面。

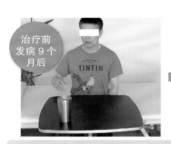 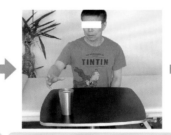 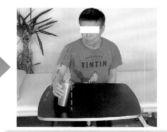

治疗前发病 9 个月后

肩关节外展、肘关节屈曲和前臂旋前同时出现，腕关节掌屈，手指屈曲明显。

够取轨迹向外侧偏移，与紧张的屈肌群相拮抗的肱三头肌和指总伸肌过度紧张，动作过度努力。

肘关节伸展不充分，需要躯干前倾，无法稳定地抓住杯子，杯子向左侧倾斜。
处于 IP 关节优势的接触方式。

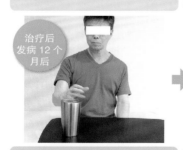 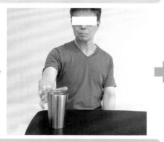 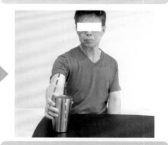

治疗后发病 12 个月后

肩关节外展减轻，肘关节向伸展方向切换变得流畅。

在手指最大伸展时前臂肌高张力减轻，手的构型适合杯子的形状。

抓握时杯子不倾斜，可用靠近手掌的部分而非手指接触杯子。

图 5-29 ｜治疗前后的比较

这名患者的脑部计算机断层扫描（CT）显示，其大脑躯体感觉区损伤最大，因此治疗师需要考虑对其进行感觉信息输入时刺激的频率、部位和课题设计（图 5-30）。患者一旦过于依赖视觉，感觉→知觉→认知就可能变得困难（图 5-31）。因此在初期治疗阶段，治疗师应考虑将哪种感觉模式输入至患者哪个部位，让患者将触觉、本体觉、负重感觉等转化为实际的运动。

顶上小叶中广泛存在与多关节感觉、皮肤和关节的多种感觉相关的神经元。因此，治疗师在制订患者的治疗计划时，需要注意患者手→腕关节→肘关节→肩关节→躯干等的感觉运动链。各部分的技能学习建立之后，逐步加入视觉和运动相结合的课题指向性训练。

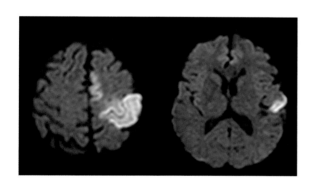

图 5-30 | 此患者的脑部 CT
梗死灶主要出现在第一躯体感觉区，并向第二躯体感觉区扩展，顶上小叶也有一部分。补充运动区和运动前区也有小部分梗死。未发现运动区和内囊等直接影响皮质脊髓束的部分损伤。和患者的症状一致。

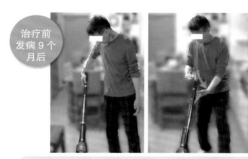

握吸尘器手柄的感觉迟钝，需要依赖视觉操作吸尘器。操作开始 10 秒左右吸尘器手柄滑落，右手难以维持抓握。

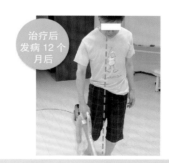

视线可从手柄移至吸尘器前部，可持续抓握并在直线上伸出上肢，右手实用性提高。

图 5-31 | 治疗前后的对比比较

肘关节、前臂的评定和治疗

– 末梢和中枢的运动链 –

此患者出现手部感觉减退、手内在肌短缩和弱化、三角肌和肩胛骨周围肌肉弛缓，上肢近端不稳定，易助长手部代偿性屈曲。因此在治疗手之前，治疗师先对其手至肩胛骨、肩关节的稳定进行了治疗。具体方法是治疗师一边牵长患者的手指、腕关节，一边让他将肱骨保持在关节窝内。治疗师用手调整患者腕关节和手指关节力线，同时用自己的躯干向患者的肩关节施压。腕关节不稳定时，患者难以获得肩关节旋转肌群的收缩，来自手掌的感觉可以使腕关节保持稳定。如右图所示，治疗师用自己胸部使之形成闭链运动（closed kinetic chain，CKC），患者更容易获得肩袖的活动。

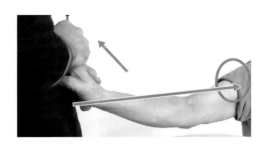

– 强化各关节运动链 –

患者腕关节背屈，维持来自手掌面接触的感觉，同时治疗师将患者被拉拽向内侧的肱二头肌、肱桡肌力线向外侧调整，让患者促通肘关节伸展→腕关节背屈→手指伸展的运动链，同时诱导患者肩关节稳定下前臂内、外旋，以激活肩袖。

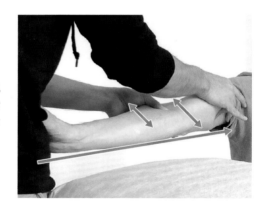

– 运动方向的输入和诱导 –

患者在获得了肩关节稳定的阶段，进行肘关节阶段性屈曲、伸展，同时改善肱肌和旋前圆肌等的短缩。

治疗师用自己的躯干对患者的肱骨头施压，同时将患者的肘关节和腕关节向各方向诱导。患者体验向各方向运动的感觉，能增强肩胛带至腕关节的稳定性，减轻手外在肌过度活动，防止手部出现代偿性屈曲。

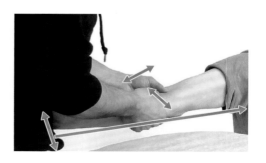

问： 为什么患者手的问题更大，但要治疗肘关节和肩关节？

答： 为了最大限度发挥手功能，需要姿势定向。这名患者在开始够取动作时肩关节呈外展位，难以将手的张开和肩关节定向联系起来。

上肢够取与手的抓握组合起来后才可发挥功能。表5-4所示为够取和抓握的区别。整理两者的特点，治疗师在治疗中时刻注意患者中枢（肩胛骨和肩关节）与末梢（腕关节、手指）的关系，并结合患者的特性进行治疗干预，让患者适应环境非常重要（图5-32）。

表5-4 | 够取和抓握的区别

	够取	抓握
① 肌肉组织	中枢	末梢
② 功能	手向目标移动	手朝向目标，进行构型
③ 空间特点	外部（位置、方向）	内部（大小、形状）
④ 空间坐标	以自我为中心	非以自我为中心、以自我为中心
⑤ 视觉通路	背侧－背侧通路	腹侧－腹侧通路

（Karl JM, et al: Different evolutionary origins for the reach and the grasp: an explanation for dual visuomotor channels in primate parietofrontal cortex. Front Neurol 4: 208, 2013）

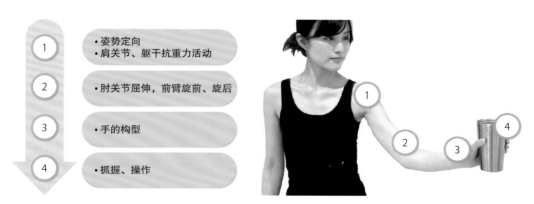

1. ・姿势定向
   ・肩关节、躯干抗重力活动
2. ・肘关节屈伸，前臂旋前、旋后
3. ・手的构型
4. ・抓握、操作

图5-32 | 够取的姿势，中枢至末梢的动作、抓握的功能性流程

手部的评定与治疗

– 对手内在肌的操作及确保手弓 –

此患者来自前臂的手外在肌过度活动减少了之后，开始进行手内在肌的治疗。此患者手背侧掌骨间的活动缺乏，手骨间背侧肌短缩、皮肤柔软性下降。治疗师将患者的掌骨从腕关节牵离并维持，同时通过松动使各掌骨分离，特别是修正了患者的力线，将其头状骨→第三掌骨→中指维持在上肢旋前、旋后轴的中心线上。

治疗师从患者的第三掌骨向紧张程度较高的第四→第五掌骨，第三掌骨向拇指侧的第二→第一掌骨的方向促通其手指分离，让患者形成手弓。患者骨间背侧肌腹容易被触及之后，患者表示手的感觉和手指的活动得到了改善。

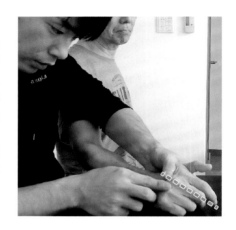

– 对手内在肌的操作及减轻肌张力障碍 –

如上所述引导出患者第一～五掌骨的活动后，如右图所示，治疗师将手指插入患者的手指之间，促通其手指分离感觉，同时诱导其腕关节背屈，前臂旋前、旋后及拇指外展、内收运动。由治疗师诱导的手指持续分离的感觉可以使患者缓解腕关节背屈时的抵抗和拇指运动时以小指为中心的肌张力障碍样过度紧张。与患者手指交叉的治疗师的手指像"划水"一样活动，压迫患者的骨间背侧肌，并通过振动等方式适时诱导患者的感觉。

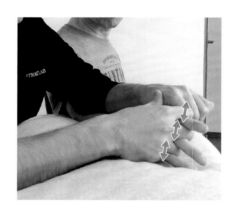

– 从指尖皮肤进行感觉信息输入 –

患者的手内在肌逐渐出现主动活动后，治疗师使用毛巾对其指尖的皮肤进行感觉信息输入。治疗师用自己的手辅助患者的手上、下、左、右进行主动活动。

毛巾摩擦的感觉对此患者的触觉和运动感觉来讲都是容易感知的课题（➡ 173 页）。

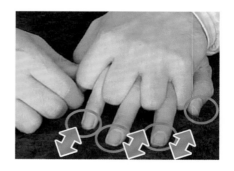

问： 为什么输入感觉信息可以改善运动？

答： 负责随意运动的初级运动皮质会接受许多脑区输入的信息，其中包括躯体感觉区投射的信息。躯体感觉区的信息来源有阶层性，3a 来自区肌梭，3b 区和 1 区来自皮肤、2 区来自皮肤和关节，5 区对主动接触起反应。这些信息经由补充运动区投射至初级运动皮质（图 5-33）。由此，随意运动成为了更加精简的运动，人能够适应外部环境而运动。

此患者的浅、深感觉都出现障碍，治疗时使用毛巾摩擦等容易输入感觉的课题，尤其是对含有丰富感受器的指尖皮肤进行被动的感觉信息输入和主动接触，能达到将躯体感觉转化为随意运动的目的。

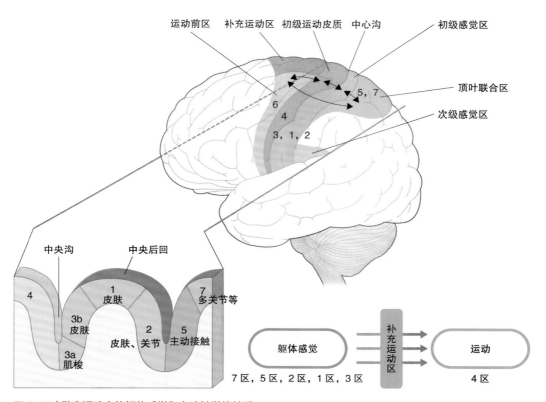

图 5-33 | 随意运动中的躯体感觉和主动触觉的关系

（改编自 Blumenfeld H: Neuroanatomy through Clinical Cases. 2nd ed, pp224-225, Sinauer Associates, 2010）

抓握的评定和治疗

－ 屏蔽视觉和强化躯体感觉 －

坐位时，视觉优势容易代偿手的位置和运动，躯体感觉信息传递容易受阻（消除现象）。

为此，让患者选择了屏蔽视觉，躯体感觉处于优势的俯卧位。此患者的躯干功能相对较好，俯卧位下躯干不容易失控，从末梢开始，沿手→上肢进行治疗干预。

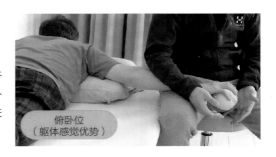

俯卧位
（躯体感觉优势）

－ 视觉和躯体感觉相结合 －

仰卧位下，患者应用周边视觉，尝试将视觉和躯体感觉结合起来，在周边视野中调整腕关节位置，同时进行抓握与放手。治疗师将患者手部感觉语言化，让患者在三维空间中感知腕关节位置，进行促通手指屈伸等细致的手法治疗。

此患者的腕关节在不同位置抓握时，感觉有很大变化。

例如，患者腕关节背屈 20°、尺偏 10° 时，抓握的感觉为 5/10; 腕关节掌屈 20°、桡偏 10° 时，抓握的感觉为 2/10。

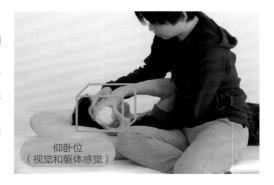

仰卧位
（视觉和躯体感觉）

－ 视觉优势下够取物品 －

通过力线修正和手部感觉语言化，患者手的感觉得以提高。之后，患者在坐位下进行够取课题的训练。视觉和够取结合等的以前馈为优势的课题可以训练主动够取、手的构型、抓握和放手。此患者在没有语言指令时采取视觉优势，够取速度下降。为促通其主动动作形成，治疗师指示患者快速地抓握杯子，对动作的速度提出了要求。

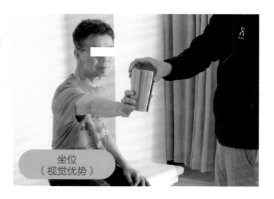

坐位
（视觉优势）

问：为什么要让患者屏蔽视觉、结合躯体感觉或采取视觉优势？

答：人类将各种感觉组合，通过控制感觉的权重（sensory weight），掌握身体内部和外界信息（图 5-34）。脑损伤时，人会通过没有受损的感觉信息代偿，这既有优点也有缺点。代偿会使人体更加难以"关注"受损的感觉信息，可能会影响知觉。在治疗中，治疗师需要考虑优缺点，配合患者应参与的课题和目标，为其提供感觉信息。

比起躯体感觉信息，此患者更依赖视觉信息来运动，因此在治疗时治疗师要注意他所需的躯体感觉的情况，分阶段地干预。治疗师调整患者视觉信息的量，对其感受关节和肌肉位置的躯体感觉进行评定，同时改变刺激的强度、频率等，控制时间和空间两方面的刺激的总和。顺序不是"视觉→运动"，而是"躯体感觉→运动"，这对患者使用吸尘器、从钱包中拿钱等 ADL 是不可或缺的要素。

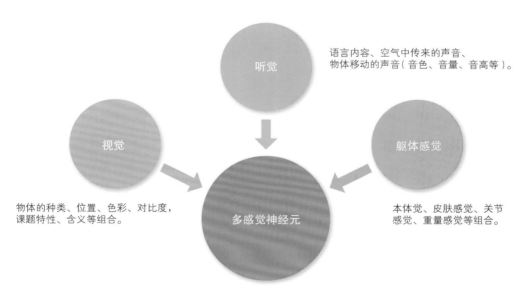

图 5-34 | 各种感觉的组合（intral-modal transfer）和统合（inter-modal transfer）

操作的评定和治疗

– 手的构型、确保纵弓 –

此患者通过视觉确认非偏瘫侧和偏瘫侧手弓，同时做动作，这样可以减少偏瘫侧手的错误运动。尽可能让患者在 IP 伸展，MP 不过伸展的状态下用手指尖接触物体，形成手的纵弓。患者获得适度的远端指间关节（DIP）伸展和反作用力的话，就更容易活动蚓状肌和骨间肌，也能更好地感知手的形态。在仰卧位下想象握球的感觉，可以帮助患者手与桌面之间更好地保持距离。

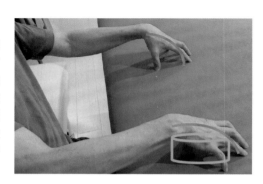

– 手的构型、确保斜向弓 –

当手形成纵弓后，患者可以通过弹球的活动建立手的斜向弓。治疗师用手法诱导患者保持小指侧稳定和拇指轻度外展。出现小指展肌的活动后，患者更容易获得拇短展肌和第一腕掌关节（CMC）的伸展、外展活动，由此获得拇对掌肌的收缩，使手弓在弹球的分离运动中得以保持。

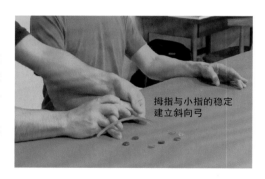

拇指与小指的稳定
建立斜向弓

– 手指的分离运动 –

弹球活动中，患者需要自己考虑运动方向、距离、弹几个弹球、弹什么颜色的球等，提高运动想象。治疗师让患者在桌子上摩擦手指，强调明确的摩擦和压力的感觉信息。在弹完一个球后，患者不立刻去弹下一个球，而是先和治疗师讨论力量的大小、修正方向等，为运动结果提供明确的反馈（作为运动学习结果的知识和表现）。

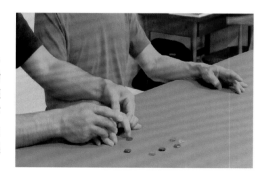

问：手弓是什么？

答：手弓是卡潘吉（Kapandji）提出的（图 5-35-A），手的关节和肌肉保持一定的位置关系，用以对手部活动进行解释。掌侧的 3 个手弓非常重要，但脑卒中患者由于指伸肌群容易出现较重障碍，使得皮肤僵硬、肌肉滑动不足，多数患者都有手的构型和放手方面的问题。

　　还需要考虑背侧的手弓，桑格奥莱（Sangole）等阐述了背侧手弓的重要性。如图 5-35-B 所示，背侧手弓保障了掌骨间的灵活性，掌骨的掌指关节、拇指和小指保持恰当的位置关系，对手的功能和适应环境非常重要。课题不同，运动和感觉、技能和适应的权重也会发生变化，需要根据目的选择训练课题（图 5-36）。

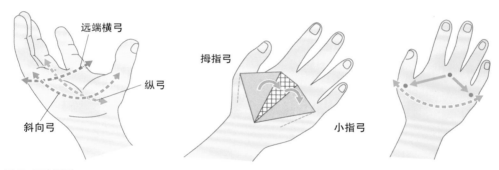

图 5-35 | 手弓

（改编自 Sangole AP, et al: Arches of the hand in reach to grasp. J Biomech 41: 829-837, 2008）

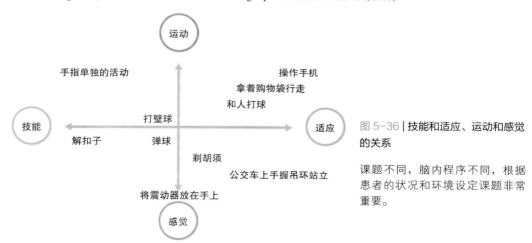

图 5-36 | 技能和适应、运动和感觉的关系

课题不同，脑内程序不同，根据患者的状况和环境设定课题非常重要。

工具躯体化的评定和治疗

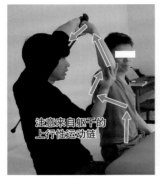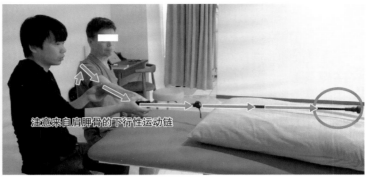

注意来自躯干的上行性运动链

注意来自肩胛骨的下行性运动链

− 抓握物品和身体各关节间的协调 −

促进患者使用工具时的工具躯体化。患者用周边视觉使前臂不旋前，维持肘关节屈曲和前臂中间位的同时，治疗师诱导其进行以小指和无名指为中心的强力抓握。此时让患者用手杖前端敲枕头。患者从枕头获得恰当的反作用力，更容易增强肱三头肌、尺侧肌群和小鱼际肌的活动，同时小指、无名指肌肉明显的肌张力障碍样收缩也得到了改善。反复训练后，治疗师放手让患者自己完成动作，将此动作作为患者自主练习的课题之一。手杖有一定的长度，重量合适，可用于让患者感知其前端的各种外界信息。

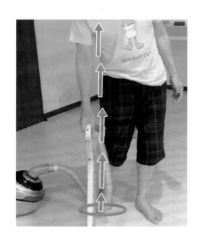

− 有意义的课题与工具的操作 −

用手杖进行上述操作时患者不需要执着于抓握，能在关注手杖前端的同时运动之后，开始进行他难以完成的操作吸尘器（有意义的课题），这样能将在手杖治疗中获得的感觉应用于相似的吸尘器操作中。与操作手杖同理，患者不要过度关注吸尘器的把手，治疗师诱导患者将注意力集中在地面对吸尘头的反作用力。

向前推动吸尘器把手时，让患者意识到偏瘫侧足部踩地，更容易从地面获得反作用力。

足部获得反作用力后，患者三角肌的活动增强，操作吸尘器的动作更加稳定，在增强"工具躯体化"上发挥着重要的作用。

问： 工具躯体化是什么？

答： 在使用菜刀等工具时，我们不用注意工具也可以随意自由地使用它们，通过工具传来的震动、惯性和摩擦等物理刺激来感知对象物体的质感，这在我们日常生活中经常能够体验到。马拉维塔（Maravita）等将这类经验称为"工具向身体的扩张""工具躯体化"（图 5-37）。近年这类经验在脑机接口（brain-machine interface，BMI）和生化技术等领域得到应用。

此患者操作工具比单独运动时，肌张力障碍更明显，在操作工具的活动中治疗师需要促进其本体觉信息输入，以及与视觉信息等的统合。

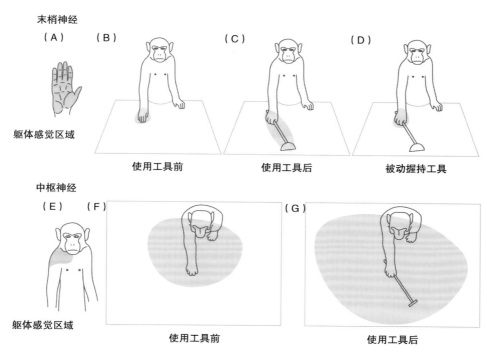

图 5-37 | 工具躯体化

猴子的顶叶（顶内沟区域）有对视觉和躯体感觉起反应的双通道神经元
A：手具有躯体感觉的神经元
B：使用工具前的视觉感受区
C：使用工具后的视觉感受区
D：被动握持工具（没有使用工具的意图）时的视觉感受区
E：肩部具有躯体感觉的神经元
F：使用工具前的视觉感受区
G：使用工具后的视觉感受区
　　C，G 所示确认了随着使用工具，视觉感受区扩大。这代表手的身体图式扩展到了工具。
〔Maravita A, et al: Tools for the body (schema). Trends Cogn Sci 8: 79-86, 2004〕

问：肌张力障碍是什么？

答：肌张力障碍是一时性或连续性肌肉同时收缩和反复运动中的肌肉运动障碍，多在产生肌肉活动的随意运动时加重，表现为肌肉扭曲、抖动、僵硬等，可以发生在全身（generalized）或手指等局部（focal），范围较广。洛克加德（Løokkegaard）指出左顶上小叶损伤的患者容易患肌张力障碍，这名患者的脑部 CT（➡ 179 页）结果也符合这一点。患者在操作工具时无名指和小指容易出现特有的过度紧张，由于患者伴有感觉障碍，在操作吸尘器和抓握菜刀时无法保持稳定，给日常生活带来不良影响；躯体感觉区有严重问题，如图 5-38 所示，A → B 的阶段中各手指的感觉信息在传递至运动区时出现紊乱，结果在 C 部分患者不仅出现感觉障碍，也出现了同时收缩样肌张力障碍。孔扎克（Konczak）等认为躯体感觉信息中，特别是本体觉信息的缺失会严重影响反馈，使运动输出出现问题。

因此，笔者认为治疗师尤其需要关注脑卒中患者的本体觉，对其肌肉进行刺激、手法治疗和主动接触，必须让患者将正确的本体觉从躯体感觉区传递至运动区。

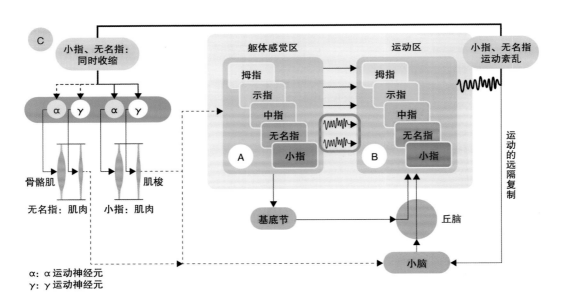

图 5-38 | 此患者本体觉信息错误和肌张力障碍的关系

（改编自 Konczak J, et al: Focal dystonia in musicians: linking motor symptoms to somatosensory dysfunction. *Front Hum Neurosci* 7: 297, 2013）

原书参考文献

[1] Dombovy ML: Rehabilitation and the Course of Recovery after Stroke: Stroke Population Cohorts and Clinical Trials. Butterworth-Heinemann, 1993

[2] Gowland C: Recovery of motor function following stroke: profile and predictors. Physiotherapy Canada 34: 77-84, 1982

[3] Kwakkel G, et al: Effects of robot-assisted therapy on upper limb recovery after stroke: a systematic review. Neurorehabil Neural Repair 22: 111-121, 2008

[4] Mark VW, et al: Constraint-induced movement therapy for chronic stroke hemiparesis and other disabilities, Restor Neurol Neurosci 22: 317-336, 2004

[5] Takeuchi N, et al: Rehabilitation with poststroke motor recovery: a review with a focus on neural plasticity. Stroke Res Treat 2013: 128641, 2013

[6] Trombly CA, et al: Effect of rehabilitation tasks on organization of movement after stroke. Am J Occup Ther 53: 333-344, 1999

[7] Wu CY, et al: Effects of task goal and personal preference on seated reaching kinematics after stroke. Stroke 32: 70-76, 2001

[8] Gordon J: Assumptions underlying physical therapy interventions: theoretical and historical perspectives. In: Car J, et al (eds): Movement Science: Foundation for Physical Therapy in Rehabilitation, 2nd ed, pp1-31, Gaithersburg, MD: Aspen, 2000

[9] Teague RC, et al: A Review of the Literature on Part-Task and Whole-Task Training and Context Dependency. U.S. Army Research Institute, 1994

[10] Plautz EJ, et al: Effects of repetitive motor training on movement representations in adult squirrel monkeys: role of use versus learning. Neurobiol Learn 74: 27-55, 2000

[11] Lee TD, et al: Motor learning conundrums (and possible solutions). Quest 57: 67-78, 2005

[12] Lotze M, et al: Motor learning elicited by voluntary drive. Brain 126: 866-872, 2003

[13] Spooren AI, et al: ToCUEST: a task-oriented client-centered training module to improve upper extremity skilled performance in cervical spinal cord-injured persons. Spinal Cord 49: 1042-1048, 2011

[14] 金子唯史：非麻痺側のブッシングによりトイレ重介助を要する事例へのボバース概念に基づくアプローチ．齋藤佑樹（編）：作業で語る事例報告—作業療法レジメの書きかた・考えかた，pp92-93，医学書院，2014

[15] Luke LM, et al: Unilateral ischemic sensorimotor cortical damage induces contralesional synaptogenesis and enhances skilled reaching with the ipsilateral forelimb in adult male rats,. Synapse 54: 187-199, 2004

[16] Nudo RJ, et al: Reorganization of movement representations in primary motor cortex following focal ischemic infarcts in adult squirrel monkeys, J Neurophysiol 75: 2144-2149, 1996

[17] Biernaskie J, et al: Enriched rehabilitative training promotes improved forelimb motor function and enhanced

dendritic growth after focal ischemic injury. J Neurosci 21: 5272-5280, 2001

[18] Castro-Alamancos MA, et al: Functional recovery of forelimb response capacity after forelimb primary motor cortex damage in the rat is due to the reorganization of adjacent areas of cortex. Neuroscience 68: 793-805, 1995

[19] Janssen H, et al: An enriched environment improves sensorimotor function post ischemic stroke. Neurorehabil Neural Repair 24: 802-813, 2010

[20] Stroke Unit Trialists: Collaboration: Organised inpatient (stroke unit) care for stroke. Cochrane Database Syst Rev (1), 2002

[21] Levin MF, et al: What do motor "recovery" and "compensation" mean in patients following stroke? Neurorehabil Neural Repair 23: 313-319, 2009

[22] Timmermans AA, et al: Technology-assisted training of arm-hand skills in stroke: concepts on reacquisition of motor control and therapist guidelines for rehabilitation technology design. J Neuroeng Rehabil 6: 1, 2009

[23] Pope PM: Management of the physical condition in patients with chronic and severe neurological pathologies. Physiotherapy 78: 896-903, 1992

[24] Duncan P, et al: Randomized clinical trial of therapeutic exercise in subacute stroke. Stroke 34: 2173-2180, 2003

[25] Feys HM, et al: Effect of a therapeutic intervention for the hemiplegic upper limb in the acute phase after stroke: a single-blind, randomized, controlled multicenter trial. Stroke 29: 785-792, 1998

[26] Hoenig H, et al: Development of a teletechnology protocol for in-home rehabilitation. J Rehabil Res Dev 43: 287-298, 2006

[27] Broeks JG, et al: The long-term outcome of arm function after stroke: results of a follow-up study. Disabil Rehabil 21: 357-364, 1999

[28] Schmidt RA, et al: Motor Control and Learning: A Behavioral Emphasis. Human Kinetics, Champaign, 2005

[29] Hallet M, et al: Executive function and motor skill learning. Int Rev Neurobiol 41: 297-323, 1997

[30] Krakauer JW: Motor learning and consolidation: the case of visuomotor rotation. Adv Exp Med Biol 629: 405-421, 2009

[31] Krakauer JW, et al: Human sensorimotor learning: adaptation, skill, and beyond. Curr Opin Neurobiol 21: 636-644, 2011

[32] Kitago T, et al: Motor learning principles for neurorehabilitation. Handb Clin Neurol 110: 93-103, 2013

[33] Napier JR: The prehensile movements of the human hand. J Bone Joint Surg Br 38: 902-913, 1956

[34] Cutkosky MR: On grasp choice, grasp models, and the design of hands for manufacturing tasks. IEEE Trans Rob Autom 5: 269-279, 1989

[35] Castiello U: The neuroscience of grasping. Nat Rev Neurosci 6: 726-736, 2005

[36] Edwards SJ, et al: Developmental and Functional Hand Grasps. Slack Incorporated, 2002

[37] Kivell TL: Evidence in hand: recent discoveries and the early evolution of human manual manipulation. Phil Trans R Soc B Biol Sci 370: 2015

[38] Bullock IM, et al: A hand-centric classification of human and robot dexterous manipulation. IEEE Trans Haptics 6: 129-144, 2013

[39] Jing Xu, et al: motor control of the hand before and after Stroke. In: Kansaku K, et al (eds): Clinical Systems Neuroscience, pp271-289, Springer, 2014

[40] Elliott JM, et al: A classification of manipulative hand movements. Dev Med Child Neurol 26: 283-296, 1984

[41] Rathelot JA, et al: Muscle representation in the macaque motor cortex: an anatomical perspective. Proc Natl Acad Sci USA 103: 8257-8262, 2006

[42] Rathelot JA, et al: Subdivisions of primary motor cortex based on corticomotoneuronal cells. Proc Natl Acad Sci 106: 918-923, 2009

[43] Lemon RN: Descending pathways in motor control. Annu Rev Neurosci 31: 195-218, 2008

[44] Lang CE, et al: Differential impairment of individuated finger movements in humans after damage to the motor cortex or the corticospinal tract. J Neurophysiol 90: 1160-1170, 2003

[45] Lawrence DG, et al: The functional organization of the motor system in the monkey. I. The effects of bilateral pyramidal lesions. Brain J Neurol 91: 1-14, 1968

[46] Schieber MH, et al: How somatotopic is the motor cortex hand area? Science 261: 489-492, 1993

[47] Muir RB, et al: Corticospinal neurons with a special role in precision grip. Brain Res 261: 312-316, 1983

[48] Buford JA, et al: Movement-related and preparatory activity in the reticulospinal system of the monkey. Exp Brain Res 159: 284-300, 2004

[49] Baker SN: The primate reticulospinal tract, hand function and functional recovery. J Physiol 589: 5603-5612, 2011

[50] Latash M, et al(eds): Motor Control and Learning. pp24-25, Springer, 2006

[51] Darling WG, et al: Functional recovery following motor cortex lesions in non-human primates: experimental implications for human stroke patients. J Integr Neurosci 10: 353-384, 2011

[52] Cauraugh J, et al: Chronic motor dysfunction after stroke recovering wrist and finger extension by electromyography-triggered neuromuscular stimulation. Stroke 3: 1360-1364, 2000

[53] Kamper DG, et al: Relative contributions of neural mechanisms versus muscle mechanics in promoting finger extension deficits following stroke. Muscle Nerve 28: 309-318, 2003

[54] Chae J, et al: Muscle weakness and cocontraction in upper limb hemiparesis: relationship to motor impairment and physical disability. Neurorehabil Neural Repair 16: 241-248, 2002

[55] Kamper DG, et al: Weakness is the primary contributor to finger impairment in chronic stroke. Arch Phys Med Rehabil 87: 1262-1269, 2006

[56] Bourbonnais D, et al: Weakness in patients with hemiparesis. Am J Occup Ther 43: 313-319, 1989

[57] Kamper DG, et al: Impairment of voluntary control of finger motion following stroke: role of inappropriate muscle coactivation. Muscle Nerve 24: 673-681, 2001

[58] Noskin O, et al: Ipsilateral motor dysfunction from unilateral stroke: implications for the functional neuroanatomy of hemiparesis. J Neurol Neurosurg Psychiatry 79: 401-406, 2008

[59] Donchin O, et al: Single-unit activity related to bimanual arm movements in the primary and supplementary motor cortices. J Neurophysiol 88: 3498-3517, 2002

[60] Verstynen T, et al: Ipsilateral motor cortex activity during unimanual hand movements relates to task complexity. J Neurophysiol 93: 1209-1222, 2005

[61] Per Brodal: The Central Nerve System: Structure and Function. pp170-171, Oxford University Press, 2006

[62] Jones LA, et al: Human Hand Function. Introduction, pp7-8, Oxford University Press, 2006

[63] Hartmann MJ: Active touch, exploratory movements, and sensory prediction. Integr Comp Biol 49: 681-690, 2009

[64] James T: Sensorimotor Control & Learning. p190, Palgrave Macmillan, 2012

[65] Kalaska JF: Central neural mechanisms of touch and proprioception. Can J Physiol Pharmacol 72: 542-545, 1994

[66] Hinkley LB, et al: Sensorimotor integration in S2, PV, and parietal rostroventral areas of the human sylvian fissure. J Neurophysiol 97: 1288-1297, 2007

[67] Karl JM, et al: Different evolutionary origins for the reach and the grasp: an explanation for dual visuomotor channels in primate parietofrontal cortex. Front Neurol 4: 208, 2013

[68] Blumenfeld H: Neuroanatomy through Clinical Cases. 2nd ed, pp224-225, Sinauer Associates, 2010

[69] Sangole AP, et al: Arches of the hand in reach to grasp. J Biomech 41: 829-837, 2008

[70] Maravita A, et al: Tools for the body (schema). Trends Cogn Sci 8: 79-86, 2004

[71] Løkkegaard A, et al: Altered sensorimotor activation patterns in idiopathic dystonia—an activation likelihood estimation meta-analysis of functional brain imaging studies. Hum Brain Mapp 37: 547-557, 2016

[72] Konczak J, et al: Focal dystonia in musicians: linking motor symptoms to somatosensory dysfunction. Front Hum Neurosci 7: 297, 2013

第六章

步 行

概述

步行的定义

步行的定义是"以最低限度的能量，安全地将身体向前推进的四肢的连续性反复运动"。步行是人类的基本移动方式，地球上也只有人类使用这种特殊的移动形态。正因为直立行走，人类的上肢可以自由活动，推动文明发展。

而对脑卒中患者等的异常步行进行动作分析与治疗时，治疗师需要详尽地理解正常人的步行，才能分析患者脱离正常运动的步行活动。

图 6-1 为同侧足部从触地到再次触地的步行周期。步行时肌肉活动与关节活动在空间中产生多种多样的变化，仅靠人眼观察难以确认步行过程，因此需要运用肌电图和反作用力辅助分析以理解步行。

本章中将步行周期以美国加利福尼亚兰乔·洛斯·阿米戈斯（Rancho Los Amigos）康复医院提出的步态分析法进行分类，将支撑期分为首次着地期（initial contact，IC）、负重反应期（loading response，LR）、支撑中期（midstance，MSt）、支撑末期（terminal stance，TSt）、摆动前期（pre-swing，PSw）5 个阶段，将摆动期分为摆动前期（pre-swing，PSw）、摆动初期（initial swing，ISw）、摆动中期（mid mid-swing，MSw）、摆动末期（terminal swing，TSw）4 个阶段（图 6-1）。

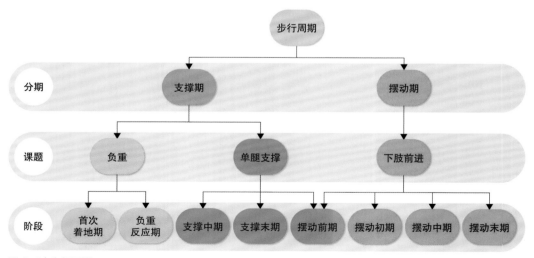

图 6-1 | 步行周期

（Rose J, et al（eds）：*Human Walking*. 3rd ed, Williams & Wilkins, 2005）

近年随着脑功能成像技术的发展，我们可以从多方面对步行中的姿势和步行控制进行多分析，中枢神经系统在立位和步行中的作用也逐渐明确。

步行各期的基础知识和反作用力的方向

步行时的反作用力由图 6-2 中的三个力构成，步行时反作用力产生的反馈是步行模式和姿势控制必需的。若支撑时可以获得适当的反作用力，人便可以流畅地转移至摆动初期。

图 6-3 中展示了各期的基本要素，可以作为步行分析和治疗干预的主要问题。

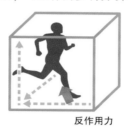

反作用力

图 6-2 | 步行时反作用力的构成

首次着地期	负重反应期	支撑中期	支撑末期

- 瞬间的。
- 在步行周期中足跟第一次着地。
- 前进，为使膝关节稳定，足部放于适当的位置。
- 髋关节伸肌群将大腿的速度降低。
- 前方反作用力使膝关节伸展。
- 踝关节背屈肌群将足部保持在中间位。

- 体重移向支撑腿。
- 股四头肌群离心性收缩，控制膝关节屈曲的力矩。
- 胫骨前肌控制踝关节跖屈。
- 髋关节伸展。

- 在稳定的足部上将下肢和躯干向前方推进。
- 踝关节跖屈肌群离心性收缩，使胫骨在足部上前移。
- 摆动侧肢体的力矩强化上述内容。

- 向前迈步。
- 髋、膝关节伸展，将躯干向前方推进。
- 踝关节跖屈肌群帮助向前方推进。

摆动前期	摆动初期	摆动中期	摆动末期

- 体重从支撑腿移向对侧腿。
- 支撑腿向摆动期过渡，变得自由。
- 踝关节跖屈肌群活动减弱，足尖离地。
- 早期膝关节屈曲，有利于摆动腿推进。

- 与摆动腿的推进和足廓清有关。
- 髂腰肌、股二头肌、胫骨前肌收缩。
- 髋、膝关节屈曲，加大力矩。

- 与摆动腿的推进和足廓清有关。
- 重力带来的髋关节被动屈曲和膝关节伸展。
- 为使踝关节处于中间位，积极地利用踝关节背屈。

- 膝关节主动伸展至中间位，完成摆动腿向前推进。
- 臀大肌、腘绳肌离心性收缩，将髋、膝关节向前方推进的速度降低。
- 在中间位维持踝关节背屈。

图 6-3 | 步行周期中的基本要素

（改编自 Teresa P: *Physiotherapy for Children*. pp39-40, Elsevier, 2007）

典型的运动学异常与适应

珍妮特（Janet）等阐述了步行周期中各期的典型问题。治疗师理解典型问题可以更好地通过步行分析找出治疗重点（图 6-4）。

首次着地期（足跟、足底触地和负重反应，heel/foot contact and loading）
- 踝关节背屈受限：胫骨前肌活动减少，同时小腿三头肌挛缩和短缩。
- 膝关节屈曲障碍（膝关节过伸：伴随比目鱼肌挛缩，股四头肌在 0～15°屈曲活动范围内控制不良）。

支撑中期
- 膝关节伸展不充分（踝关节过度背屈造成膝关节呈 10°～15°屈曲）：控制胫骨前移的小腿肌活动减少→限制了下肢伸肌同时收缩。
- 膝关节锁定（过伸展）：蹬离时所需的比目鱼肌挛缩导致准备活动受阻→为了避免支撑侧下肢不稳定出现锁定性适应，其原因在于控制膝关节的肌肉弱化。
- 髋关节伸展和踝关节背屈受限：妨碍人在足部上方将质心（COM）向前推进。
- 骨盆过度侧向移动：髋关节外展支撑，髋、膝关节伸肌群控制不良。

支撑末期～摆动前期
- 缺少膝关节屈曲和踝关节跖屈：小腿肌弱化，蹬离、摆动准备动作均缺失小腿肌的活动。

摆动初期和中期
- 膝关节屈曲角度减小：作为双关节肌的股直肌短缩或活动增加，以及腘绳肌活动减少。

摆动末期（足跟触地和负重反应所需的准备，preparation for heel contact）
- 膝关节伸展和踝关节背屈受限，阻碍足跟触地和负重反应，伴随小腿三头肌短缩，踝关节背屈障碍。

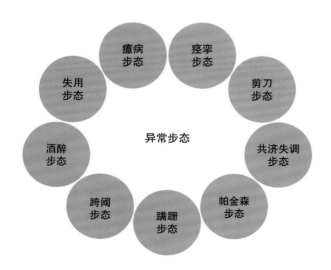

图 6-4 | 常见异常步态

常见异常步态如图所示，但治疗师不仅需要记住名称，更要理解名称所包含的内容，患者会出现什么问题，能对患者进行个性化评定很重要。

解剖学、运动学方面

步行相关的肌肉活动

步行源于人体**内力**（internal force）和**外力**（external force）的协调作用。内力包括肌肉和关节的运动，外力包括重力和反作用力，治疗师需要考虑两者的关系来分析。步行基本分为 4 个阶段（图 6-5），各阶段中的运动模块（肌肉集合体）源于肌电图（electromyogram，EMG）的研究结果，**肌肉占比（weight）**与运动时机的组合决定**肌肉的选择性运动**（selective activation，图 6-6）。CNS 基于前馈和反馈，根据具体的课题向脊髓的 α 运动神经元的若干神经元池输出信号。反馈基本来源于本体感受器输入的感觉，因此人在步行时从足底等末梢传来的感觉信息尤为重要。

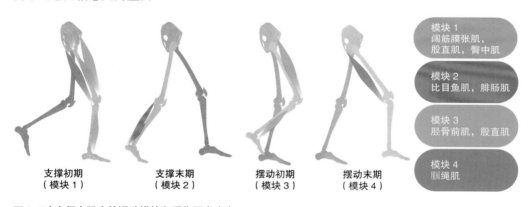

支撑初期 （模块 1）	支撑末期 （模块 2）	摆动初期 （模块 3）	摆动末期 （模块 4）

模块 1
阔筋膜张肌，
股直肌，臀中肌

模块 2
比目鱼肌，腓肠肌

模块 3
胫骨前肌，股直肌

模块 4
腘绳肌

图 6-5 | 步行中肌肉的运动模块和反作用力方向
支撑初期：主要是髋关节和膝关节伸展，有助于足跟着地时移送体重。
支撑末期：踝关节跖屈，有助于支撑身体和前进。
摆动初期：踝关节跖屈和髋关节屈曲，有助于足部离地。
摆动末期：腘绳肌为足跟着地做准备，并控制骨盆稳定。
（改编自 Lacquaniti F, et al: Patterned control of human locomotion. J Physiol 590: 2189-2199, 2012）

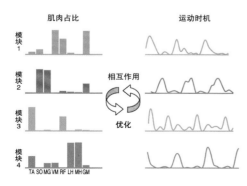

图 6-6 | 各阶段肌肉占比和运动时机
CNS 选择参与活动的运动模块，肌肉占比决定 α 运动神经元的募集量和肌肉收缩程度。
TA：胫骨前肌，SO：比目鱼肌，MG：腓肠肌内侧头，VM：肌内侧阔肌，RF：股直肌，LH：腘绳肌外侧，MH：腘绳肌内侧，GM：臀大肌。
（改编自 Clark DJ, et al: Merging of healthy motor modules predicts reduced locomotor performance and muscle coor-dination complexity post-stroke. *J Neurophysiol* 103: 844-857, 2010）

倒钟摆模型

步行是伴随重心上下移动的前进运动，势能和动能不断转换。步行的简化力学模型为**倒钟摆模型**（图 6-7、图 6-8）。此模型以踝关节为支点，圆形表示重心的位置，在立位下分别代表足底的压力中心（COP）和身体的质心（COM）。重心处于支点的垂线上时势能最高，重心移动时人体会产生以支点为中心的旋转运动。这样，人就可以利用重力产生推进力，高效地用较少的力步行。

例如，支撑中期～后期躯干比支撑侧踝关节更靠前时，重心向下移动使势能减少，动能增加，获得的动能在对侧下肢的支撑初期～中期重心向上移动时被消耗，再次转换为势能。人通过步行中的肌肉活动来控制这一能量转换过程。

步行时重心的上下移动范围约为 2cm，首次着地期重心最低，支撑中期重心最高。姿势控制需要人在首次着地期至支撑中期使重心向上移动（加速功能），支撑中期至后期使重心向下移动（减速功能）。步行训练设备"Honda 步行助手"基于倒钟摆模型来辅助使用者高效地步行（图 6-8）。笔者期待今后能出现更多使用力学模型的辅助器械。

对脑卒中患者，步行的支撑中期即便可以通过下肢和辅具等增加势能，但因抗重力、顺重力控制不充分，无法获得足够的动能或控制动能的情况较为多见。

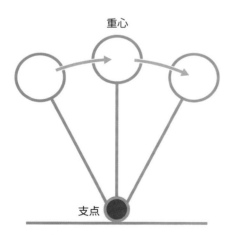

图 6-7 | 倒钟摆模型

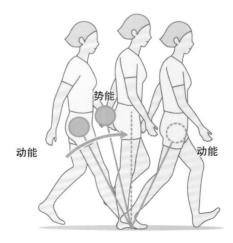

图 6-8 | 步行中的倒钟摆模型

（改编自 Honda 步行助手，在 http://www.honda.co.jp/walk-ing-assist/about/）

不仅在步行中，在起步时也可运用倒钟摆模型，这样人可以消耗较少的能量步行。人在保持立位时，通常由比目鱼肌、股四头肌和竖脊肌等抗重力活动以保持姿势。有研究称在步行开始时，摆动侧小腿三头肌活动减弱，其拮抗肌胫骨前肌活动增强（图6-9），导致COP瞬间向摆动侧的后方移动（图6-10）。此时COM的位置没有改变，而只有COP的位置向后移动，形成向前的旋转力，并通过倒钟摆模型步行启动机制开始。这种足底COP向行进方向的反方向瞬间移动的现象被称为逆应答现象，此现象也可见于站起时人的臀部移动等情况。

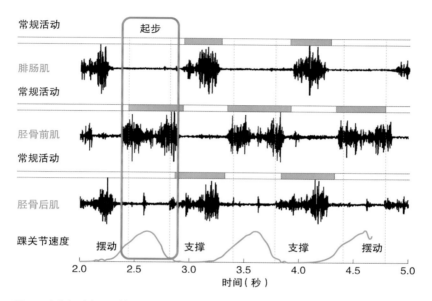

图6-9 | 步行时小腿肌的肌肉活动

在胫骨后肌和腓肠肌活动减弱的同时，可见到胫骨前肌活动增强。胫骨后肌与腓肠肌有共同活动的倾向。

（Teresa P: *Physiotherapy for Children*. pp51-52, Elsevier, 2007）

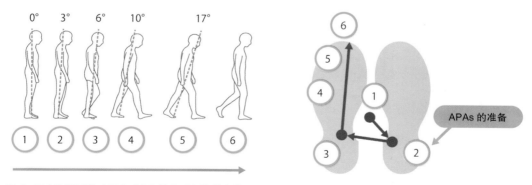

图6-10 | 步行开始时足底COP的移动与姿势变化

研究显示了在迈出右下肢时，足底COP移动的时间顺序，COP先向右后方移动后，再向左下肢移动。这与迈出前同侧躯干的APAs和比目鱼肌伸展有关。

（改编自 Mann RA, et al: The initiation of gait. *J Bone Joint Surg Am* 61: 232-239, 1979）

踝关节的摇杆功能（rocker function）

　　在重力环境下步行的倒钟摆模型可以使身体重心向前下方移动，将势能转换为向前方的动能。这个活动由旋转运动的轴，即足部来引发，这被称为摇杆功能（rocker function）。此机制分为3部分，根据旋转中心不同，分别命名为**跟骨轴**（heel rocker，**旋转轴：跟骨**）、**踝轴**（angle rocker，**旋转轴：踝关节**）、**前足轴**（forefoot rocker，**旋转轴：跖趾关节**）（图6-11）。

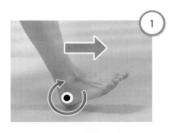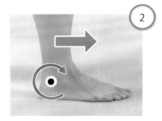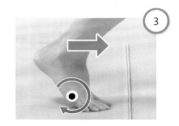

图6-11 | 摇杆功能

（改编自 Rose J, et al（eds）: *Human Walking*. 3rd ed, Williams & Wilkins, 2005）

①跟骨轴（heel rocker）：

支撑初期（首次着地期~负重反应期）足部边负重，身体重心边向前下方移动，跟骨轴吸收冲击并停止重心下降。足跟着地后反作用力朝向踝关节后方，踝关节以跟骨为轴跖屈。针对此跖屈，胫骨前肌离心性收缩减缓前足着地的速度，小腿三头肌使膝关节屈曲。此时股四头肌离心性收缩以控制膝关节，并起到将大腿拉向前倾着的小腿的作用。

②踝轴（angle rocker）：

以踝关节为轴，在支撑期（支撑中期~支撑末期）控制踝关节背屈。在此阶段，反作用力朝向踝关节的前方，踝关节背屈。针对此背屈，小腿三头肌离心性收缩以控制胫骨向前方旋转。比目鱼肌作为单关节肌，腓肠肌作为双关节肌，在支撑中期的功能各不相同。比目鱼肌的作用是抑制踝关节背屈，减速胫骨前移；腓肠肌的作用是稳定踝关节背屈，此阶段需两者同时发挥功能性作用。

③前足轴（forefoot rocker）：

以跖趾关节为轴，在支撑末期控制踝关节在背屈位完成足跟离地。在支撑末期，小腿三头肌最大限度地离心性收缩之后，进行等长性收缩保持踝关节的动态稳定，使足跟能够离地。此时小腿三头肌以最大肌力的80%活动，重要的目的是稳定踝关节。以跖趾关节为支点，小腿和身体向前方移动，减少重心下落。

足部核心系统（foot core system）

为高效发挥摇杆功能，足部需要保持稳定以从地面接收反作用力。足部稳定需要足背肌和足底肌的协调，但有关足底肌的论文与书籍较少。脑卒中患者在步行以外的许多活动中也需要从足底获得信息，因此需要足底肌兴奋。以下，将着重于足底肌，对**足部核心系统（foot core system）**进行阐述。

麦基翁（McKeon）等人认为足部稳定需要①**被动亚系**（passive subsystem）；②**主动亚系**（active subsystem）；③**神经亚系**（neural subsystem）3个系统的参与，并将其定义为足部核心系统（图6-12）。这个定义来自第二章中潘嘉比（Panjabi）所提出的腰椎核心稳定的概念（➡️ 26页）。

被动亚系

被动亚系由骨骼、韧带、关节囊组成，构成足弓（内侧纵弓、外侧纵弓、前后部横弓）的解剖学基础，各足弓结合使足部形成可以灵活适应体重等负重状态的半球形结构（图6-13）。

主动亚系

主动亚系由足底肌、足背肌组成。足背肌的作用是执行运动，足底肌有稳定足部及辅助足弓的功能。足底肌分为数层，最外面的两层与足内侧、外侧纵弓有关，深层与足横弓有关（图6-14）。因此，有研究称足底肌是接收反作用力感觉信息的关键，人体从而通过足底肌活动模式形成运动链。

神经亚系

由主动亚系和被动亚系所包含的皮肤、肌肉、肌腱、关节囊、韧带等部位的感受器组成。有研究认为它们，特别是皮肤感受器，能对步行和平衡等功能造成影响。足底肌因其解剖学结构并不适于粗大的关节运动，更适于接收瞬间被牵拉的感觉信息。

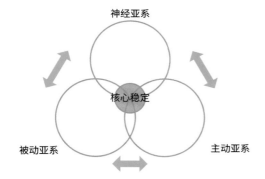

图6-12 | 足部核心系统

（改编自 McKeon PO, et al: The foot core system: a new paradigm for understanding intrinsic foot muscle function. *Br J Sports Med* 49: 290, 2015）

足内侧纵弓是重要的足部结构，步行时足底的跟舟韧带、足底腱膜，胫骨前肌、胫骨后肌及足背肌等负责步行时吸收、缓冲体重转移的负荷。足底肌负责支撑，足内侧纵弓辅助。足底肌相关的论文较少。

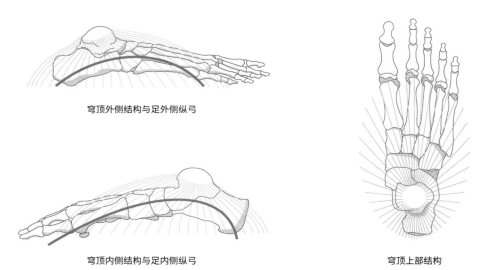

穿顶外侧结构与足外侧纵弓

穿顶内侧结构与足内侧纵弓

穿顶上部结构

图 6-13 | 被动亚系的穿顶结构

（Mckeon PO, et al: The foot core system: a new paradigm for understanding intrinsic foot muscle function. *Br J Sports Med* 49: 290, 2014）

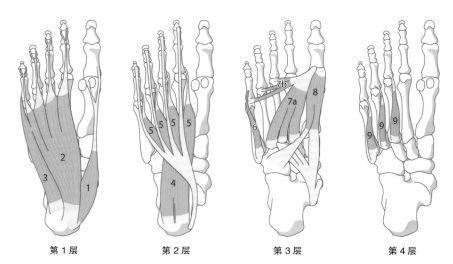

第 1 层　　　　　第 2 层　　　　　第 3 层　　　　　第 4 层

图 6-14 | 主动亚系中的 4 层足底肌

第 1 层：1. 姆短屈肌，2. 趾短屈肌，3. 小趾展肌。第 2 层：4. 足底方肌，5. 蚓状肌。
第 3 层：6. 小趾短屈肌，7a. 姆收肌斜头，7b. 姆收肌横头，8. 趾短屈肌。第 4 层：9. 骨间背侧肌。
（McKeon PO, et al: The foot core system: a new paradigm for understanding intrinsic foot muscle function. *Br J Sports Med* 49: 290, 2015）

表 6-1 所示为图 6-14 中展示的足底肌的功能和依据。足底肌和足背肌的功能和激活方式有所不同，治疗师需要理解。

足部核心系统的评定

近年的肌肉功能系统评价方法并不认同标准的足底肌评定，足底肌的评定分为直接评定和间接评定。直接评定会评定足趾屈曲下足底肌的肌力，间接评定会通过影像学检查和 EMG 测定足底肌功能。直接评定时被检者无论如何都会伴有足背肌的活动，难以正确地评定足底肌，但临床中也有一些可以灵活应用的方法。例如，图 6-15 中的单腿立位检查可以用来评定足底肌。受试者足趾过度屈曲代表足背肌出现了代偿。脑卒中患者即便可以独立步行，但在伴有足背肌代偿时，治疗师需要根据患者的居家生活情况对其详细地进行评定和治疗，有时也需要考虑其使用的辅具、鞋垫、绷带等。

表 6-1 | 足底肌的功能和依据

功能	依据
支撑足弓	足底肌功能下降会对足部肢位产生不良影响，但通过训练可以改善。
活动	步行比保持立位更能激活足底肌。
负重	姿势越接近立位就越需要足底肌的活化。
协同作用	足底肌维持动态足弓的同时，有辅助步行支撑末期的作用。
调整	在动态活动时，足底肌有保持立位的基础和产生身体推力的摇杆作用，辅助足部功能。

（McKeon PO, et al: The foot core system: a new paradigm for understanding intrinsic foot muscle function. *Br J Sports Med* 49: 290, 2015）

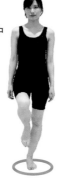

在动态平衡中
强化足底肌

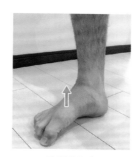

足背肌代偿

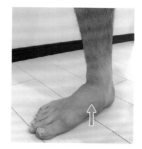

足底肌活动

图 6-15 | 足底肌的代偿模式

足底肌在动态平衡中活跃，治疗师需要一边确认患者单腿立位和步行时足部的足弓，以及足趾是否屈曲，一边评定其足底感觉和反作用力等。

图 6-16 中展示了足底肌收缩和松弛时的状态。重点在于足底肌收缩时，足趾不能过度屈曲或伸展。图 6-17 为足趾抓毛巾（towel gather）的训练。此训练中脑卒中患者容易使用足背肌进行活动，在激活足底肌时治疗师需要加以注意。受瘫痪和肌肉短缩影响足底肌功能减退的脑卒中患者，应先保障足弓正常，在立位和重心移动中尽量不依赖足趾代偿支撑体重。必要时治疗师可以用手法对患者的肌肉、韧带、骨骼的力线进行修正，患者在重心移动中感受反作用力、骨骼的支撑、肌肉伸展，治疗师不仅要关注患者的运动，更应关注其感觉输入。卡沃诺迪亚（Kavounoudias）等阐述了人体保持平衡时感觉信息输入的重要性，治疗师需要考虑脑卒中患者的足部神经亚系。

容易出现的代偿模式

足内侧纵弓中发挥重要作用的姆短屈肌具有屈曲姆指的功能，促进此肌肉活动时足背肌的姆长伸肌容易出现代偿；姆短屈肌和蚓状肌活动时趾长屈肌容易出现代偿。踝关节背屈动作中若丧失骨间背侧肌、趾短伸肌等足底肌和腓骨肌等足背肌的活动，则以胫骨前肌主导足内翻优势的背屈。脑卒中患者常见受上述足背肌的代偿和过紧张的影响，足趾呈屈曲抓地（crow toe）的状态。

支撑中期以胫骨的负重及来自足跟部的反作用力为主的力使足底腱膜紧张，蹬离时足底腱膜维持紧张，同时辅助距下关节外翻，加强姆指 MP 背屈，姆指处的反作用力增强（图 6-18）。

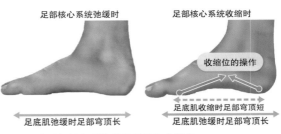

图 6-16 | 足部核心系统的放松位和收缩位

（改编自 Mckeon PO, et al: The foot core system: a new paradigm for understanding intrinsic foot muscle function. *Br J Sports Med* 49: 290, 2015）

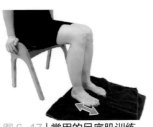

图 6-17 | 常用的足底肌训练

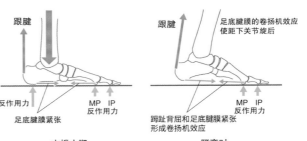

图 6-18 | 支撑中末期足底腱膜的卷扬机效应（windlass effect）

（改编自 http://www.feetgenius.com/foot-problems/plantar-fasciitis-guide/）

神经学方面

步行的下行性指令

一般来讲，脑作为发出步行指令的中枢，选择步行所需的肌肉活化模式并发布下行性指令。步行的编程发在上位脊髓内，上位脊髓负责汇聚选择肌肉活化模式的想法。上位脊髓通过神经输出的程序被认为是<u>中枢行走指令（central locomotor command）</u>，在脑干和脊髓进行转换。

此指令包含以下 2 个作用。

1. 时时激活下位神经中枢，建立肌肉活化模式的序列（顺序）。

2. 基于来自肌肉、关节和其他感受器的感觉对运动进行调整。下图为雅各布森 (Jacobsen) 总结的步行的下行性指令（图 6-19）。

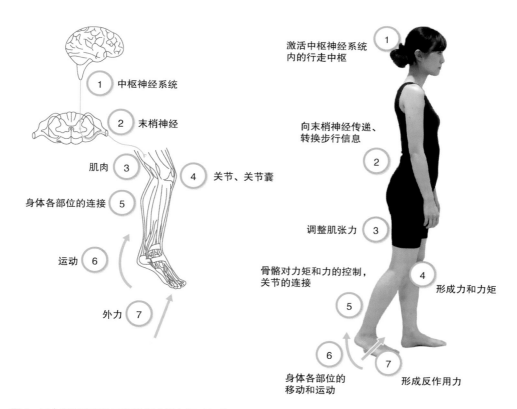

图 6-19 | 根据步行的下行性指令进行运动调整

(Jacobsen B: Medicine and Clinical Engineering. *Prentice Hall*, 1977)

图 6-20 简单总结将左脚向前迈出一步的下行性指令。为迈出左脚，右侧支撑脚和躯干两侧需保持稳定。以大脑皮质 6 区为主的前馈系统通过远隔复制投射至大脑皮质 4 区，同时也会投射至同侧的脑桥网状脊髓束，以便减轻可以预测到的动摇。具体过程是通过左侧皮质网状脊髓束让左侧躯干伸展，COP 略向左侧偏移，1. 通过右侧皮质网状脊髓束让同侧（双侧）躯干伸展，COM 向右侧偏移，2. 来自地面的感觉信息传输至前庭外侧核，与前庭脊髓束相互协调地强化右侧下肢伸展，3. 维持右侧下肢伸展的同时，借由闰绍细胞抑制左侧下肢伸肌群，通过皮质延髓网状脊髓束让屈肌群兴奋处于优势，使左脚向前迈出一步且下意识地保持平衡的动作成为可能。

步行的并行系统

步行的并行系统和下行性指令同样重要，人会为适应环境而切换系统。泽尔（Zehr）阐述了人完成步行等节律性运动的神经学机制，包括 1. 中枢模式发生器（central pattern generators，CPG），2. 感觉系统，3. 高级中枢这 3 项（图 6-21）。三者相互作用使节律性运动得以持续进行。

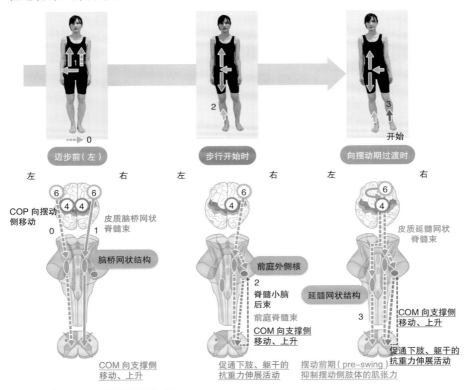

图 6-20 | 左下肢迈步的神经学机制

脊髓 CPG 的作用

CPG 意味着人即便没有末梢感受器规律性输入的信息，也存在能自动产生有规律的协调运动的神经通路，它存在于脑干和脊髓内。不仅是步行，呼吸、咀嚼和游泳等运动也是如此，与步行有关的 CPG 存在于脊髓中。

CPG 的发现主要来自脊椎动物实验，布朗（Brown）在对猫的实验中，发现了腰髓有产生步行节律和肌肉活动的作用。同样在对猫进行的实验中，完全切断猫的脊髓后用三角巾吊起猫的身体，猫也能获得恰当的肌肉交互活动和步行运动，表明即便没有高级中枢，脊椎动物也可以步行，但脊髓切断后动物的步行是无目的的，无法形成功能性步行。脊椎动物虽然可以仅靠 CPG 步行，但难以产生快速步行或回避障碍物等所需的复杂肌肉活动模式，难以通过来自末梢的感觉信息的上行性输入调整活动并形成周期性运动模式。例如，有研究称人从支撑期过渡至摆动期时，髋关节屈肌群被牵伸的感觉信息会启动 CPG。

步行时，CPG 通过半中枢（half center，HC）的切换来控制身体屈曲、伸展（图 6-22）。支撑脚负重时输入的伸肌群感觉（Ⅰ组）及来自皮肤的上行性感觉信息（Ⅱ组）激活伸展 HC；至支撑末期时，来自屈肌群的上行性感觉信息（Ⅰ组）输入至屈曲 HC，抑制伸展 HC，从而顺利切换至摆动期。

近年的研究提示 CPG 的功能有节律形成（rhythm generation，RG）和模式形成（pattern formation，PF），两者与节律性运动的产生有关（图 6-23）。节律形成类似调节步行中屈曲期和伸展期之间节律的"钟摆"，也会调整模式形成的活动。模式形成通过兴奋支配主动肌的运动神经元、抑制拮抗肌等调整"输出"的指令，产生协同运动。这样 CPG 通过其独立的 2 种功能，控制步行周期的时机与运动神经元的活动。

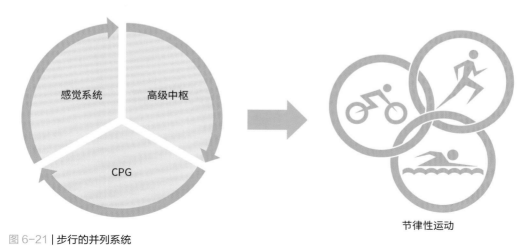

图 6-21 | 步行的并列系统

(Zehr EP: Neural control of rhythmic human movement: the common core hypothesis. *Exerc Sport Sci Rev* 33: 54-60, 2005)

感觉信息输入的权重

根据感觉信息的输入步行产生诸多变化，反之，感觉信息的输入也会根据步行状态发生变化。霍拉克(Horak)的研究表明，姿势控制必需的感觉信息主要由视觉(10%)、平衡觉(20%)、本体觉（70%）组成，健康成人在稳定立位下基本不需要视觉和平衡觉辅助，主要通过本体觉进行姿势控制（图 6-24）。脑卒中患者容易依赖视觉和平衡觉，经常出现看着地面行走（视觉依赖）、头颈部和眼球过度固定的姿势（平衡觉依赖）、下肢过度支撑无法放松地步行（平衡觉依赖）等模式。

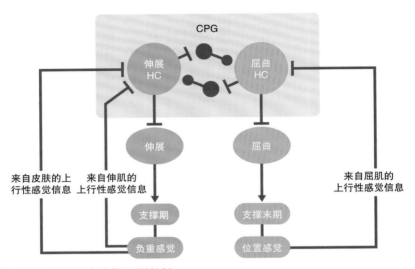

图 6-22 | 节律性运动形成和反馈机制

（Van de Crommert HW, et al: Neural control of locomotion: sensory control of the central pattern generator and its relation to treadmill training. *Gait Posture* 7: 251-263, 1998）

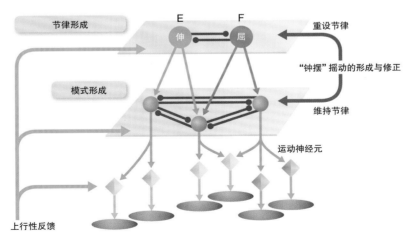

图 6-23 | 节律形成通路和模式形成通路

（改编自 Rybak IA, et al: Modelling spinal circuitry involved in locomotor pattern generation: insights from the effects of afferent stimulation. *J Physiol* 577(pt 2): 641-658, 2006）

本体觉信息中来自肌肉的上行性感觉信息最为重要，为控制步行，中枢神经系统需要监控时刻变化的肌纤维长度和肌张力。此监控功能由感知肌纤维长度变化的肌梭和感知肌张力变化的高尔基腱器执行。肌梭存在两种类型的感觉神经末梢，称为初级末梢和次级末梢，前者感知肌梭的长度变化率，后者感知变化的速度。由 Ia 型神经纤维（包含部分 II 型神经纤维）传递，受 γ 运动神经元支配。

肌梭所需的敏感度因动作而异，步行中会在肌肉长度变化中产生。肌梭在步行动作中不仅具有反馈功能，也具有前馈功能。例如，足跟着地时髋关节伸肌群伸展，使肌梭兴奋，此兴奋会抑制作为拮抗肌的髋关节屈肌群，如此肌梭的上行性感觉信息传达至高级中枢（大脑皮质、皮质下），高级中枢会根据情况调整运动神经元的活动。

高尔基腱器会对肌张力产生反应，通过 Ib 类上行性神经纤维传导。此纤维除敏锐地感知各肌纤维的张力之外，还有监控整体肌肉肌张力的功能。抗重力肌拥有很多高尔基腱器，可以在监控与重力相关的肌张力的同时，调整空间内头和身体的定位。

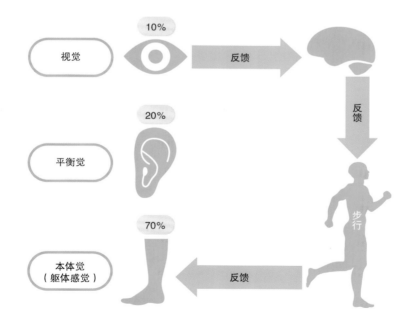

图 6-24 | 姿势控制中感觉的权重

（改编自 Horak FB: *Postural orientation and equilibrium: what do we need to know about neural control of balance to prevent falls? Age Ageing 35*(suppl 2): ii7-ii11, 2006 及 http://www.thechilddevelopmentcentre.com/）

高级中枢的功能

如前所述，步行基本运动模式的控制中枢虽然存在于脊髓，但精细调节与高级中枢有关。下面将对高级中枢的大脑皮质和皮质下结构在步行中的功能进行分类说明。

大脑皮质的功能

步行中大脑皮质的作用是启动并调整运动，为人顺畅地启动和实施运动做出贡献。直立步行比四足步行对姿势的稳定性要求更高。直立步行需要预期性肌肉活动、功能性牵张反射（长时程反射）、躯干对单腿立位的反应等。这些功能都依赖于大脑皮质，特别是顶叶联合区，它是人脑中最新且扩大了的结构，也会影响步行。前运动皮质分为补充运动区和运动前区，这些区域主要与"准备"相关，在某些特定课题中进行必要的姿势设置时比运动区的作用更加重要。在开始执行计划好的运动指令时，前运动皮质与计划和执行的关系最为密切。具体来说，初级运动皮质和补充运动区这类运动相关区域的活动在步行中得到确认，另外有研究称额前区与步行准备阶段、步行初期调整速度和步长相关。

许多研究表明，运动区之外的运动相关区域也和步行有关，大脑皮质也会通过长时程反射调整脊髓反射，从而影响预期性反应（图 6-25）。一般认为，牵张反射的通路为肌肉被牵伸→肌梭兴奋→上行性感觉信息→脊髓→下行性感觉信息→肌肉收缩，但还存在将信息从脊髓传递至大脑，引起肌肉收缩的神经通路。此通路应答刺激的潜伏期更长，因此被称为长时程反射。有研究称，步行支撑初期，因依赖皮质脊髓束的兴奋性，胫骨前肌牵张反射的感受

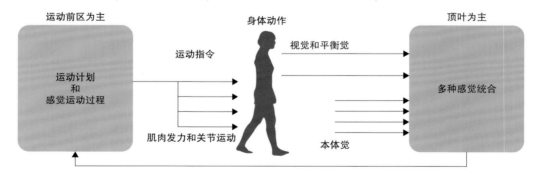

图 6-25 | 大脑皮质、皮质下控制姿势反射的特点

（改编自 Jacobs JV, et al: Cortical control of postural responses. *J Neural Transm(Vienna)* 114: 1339-1348, 2007）

性增强。有研究称，步行时比目鱼肌参与的踝关节跖屈随意运动中，与皮质脊髓束的兴奋性相比，其与大脑皮质的相关性更低。

皮质下结构的功能

大脑皮质下存在①中脑行走中枢、②小脑行走中枢、③下丘脑行走中枢3个与步行有关结构，这一点人类与其他哺乳动物相同。这些行走中枢接收许多的上行性信息输入，向脊髓的 CPG 输出下行性信息（图 6-26）。

（1）**中脑行走中枢**（midbrain locomotor region，MLR）

MLR 接收来自大脑基底节、边缘系统、感觉运动区的大量上行性信息，通过延髓网状结构的网状脊髓束来驱动 CPG，诱发节律性步行，同时活化肌张力促通系统（蓝斑核脊髓束和中缝核脊髓束等），增强肌张力。

（2）**小脑行走中枢**（cerebellar locomotor region，CLR）

CLR 位于小脑灰白质的钩束正中部，钩束由小脑核之一的顶核的传入、传出纤维构成。实验中，对除脑猫此部位连续施加微弱电刺激，可以使除脑猫在跑步机上步行；可认为对 CLR 施加的电刺激可以调动顶核脊髓束、网状脊髓束和前庭脊髓束来诱发步行。

（3）**下丘脑行走中枢**（subthalamic locomotor region，SLR）

虽然发现切除皮质保有 SLR 的猫可以自发性步行，但无法躲避障碍物。因此认为 SLR 和

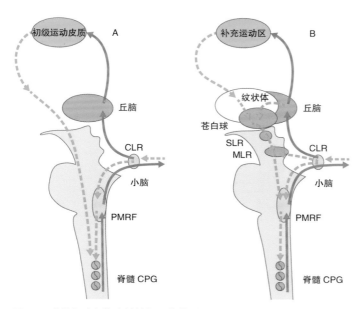

A：在稳定的环境下行走
指令从初级运动皮质发出，经由脑干和基底节直接投射至脊髓的 CPG。感觉信息通过小脑向丘脑传递，接受反馈的修正。
B：需要计划时的步行
需要调节步行时，指令从小脑行走中枢发出通过丘脑和补充运动区，向下丘脑行走中枢和中脑行走中枢投射。这种步行调节需要经过很多感觉信息的输入、输出，步行速度容易变慢。
PMRF：脑桥延髓网状结构
MLR：中脑行走中枢
CLR：小脑行走中枢
SLR：下丘脑行走中枢

图 6-26 | 执行步行指令的神经网络模型

（改编自 la Fougère C, et al: Real versus imagined locomotion: a [18F]-FDG PET-fMRI comparison. Neuroimage 50: 1589-1598, 2010）

控制自发性步行的神经神经网络一同参与步行模式的调整。从尾侧切断 SLR 后猫便无法出现自发性步行。

大脑皮质 – 皮质下 – 脑干和步行

图 6-27 为参与步行控制的神经系统的整体图示。步行需要从大脑皮质投射的**意志过程**和从边缘系统投射的**情感过程**两者启动，并伴随脑干、小脑、脊髓产生的**自动过程**。基底节和小脑通过大脑皮质 - 丘脑通路将意志过程和自动过程直接投射向脑干来控制移动 (locomotion)。移动开始时的意志过程和情感过程也非常重要。

脑桥延髓网状结构（pontomedullary reticular formation，PMRF）与前庭神经核在小脑控制下，是进行姿势控制的脑干的重要区域。PMRF 中的神经元 SLR、MLR，在来自 CLR 的信息影响下形成节律性运动。也有研究认为，人仅能在姿势张力达到下肢支撑必需的水平时才能够诱发步行节律，姿势张力低下会妨碍步行。即人在事先有充分的姿势准备时才可以

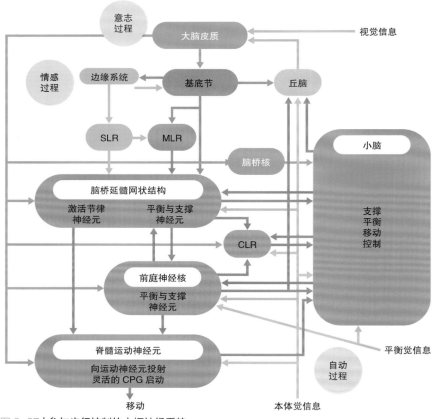

图 6-27 | 参与步行控制的中枢神经系统

（改编自 Beyaert C, et al: Gait post-stroke: pathophysiology and rehabilitation strategies: Neurophysiol Clin 45: 335-355, 2015）

移动。为此，脑卒中患者的治疗中应尽可能使患者提高移动时的姿势张力，姿势张力不充分，患者即便使用**减重跑步机**（body weight supported treadmill），也可能无法充分获得节律性步行，这一点治疗师需要加以注意。

脑卒中患者的步行特征

踝关节

踝关节对脑卒中患者的步行模式非常重要。通过逆向动力学研究分析发现，慢性脑卒中患者偏瘫侧跖屈和瞬间的反作用力一贯性减少。对踝关节跖屈弱化，脑卒中患者会采取在摆动时增加双侧髋关节屈曲力矩的代偿策略。患者偏瘫侧的步长大于非偏瘫侧步长，但患者会利用非偏瘫侧过度跖屈和膝关节伸展使躯干向前方推进。从矢状面观察，患者非偏瘫侧踝关节的力量与步行速度有很大关系，偏瘫侧髋关节则形成更强的力。

反作用力与峰值模式（peak pattern）

脑卒中患者在步行时在前后方向和垂直方向接收地面反作用力（ground reation force，GRF）出现问题（图 6-28）。例如，患者偏瘫侧下肢垂直方向接收的反作用力的峰值模式会显著降低，表现为在前后方向上施加制动的倾向。脑卒中患者慢性期，无论是否使用手拐都会出现这些问题，特别是受到挛缩等影响，患者踝关节跖屈越强越容易出现这些问题。因此，为向前移动 COM 患者需要形成适当的足部力线接收反作用力。支撑末期，患者的前、后足距离过近或负重反应期耗时过长时，患者躯干向前推进有可能被制动。翁（Wong）等将人的足

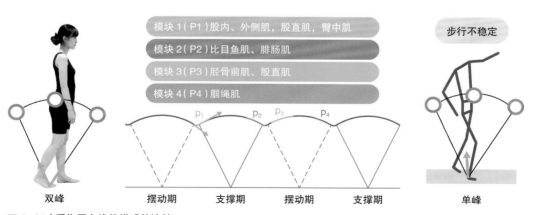

图 6-28 | 反作用力峰值模式的比较

健康人在足跟着地期和支撑末期可观察到 2 个反作用力的峰值，反作用力的方向也会在不同分期出现变化。但脑卒中患者和在不稳定的地面行走的健康人，反作用力只有 1 个峰值，方向也容易固定在垂直方向。
（改编自 Cappellini G, et al: Migration of motor pool activity in the spinal cord reflects body mechanics in human loco-motion. J Neurophysiol 104: 3064-3073, 2010）

部接触地面的过程分为 3 个阶段（足跟着地期、支撑中期、支撑末期），研究表明足部接触地面的模式与反作用力模式、步行速度和**布氏分期（Brunnstorm stage）**之间有较强的关联。脑卒中患者神经损伤越严重，足跟着地期足前部的 COP 轨迹受影响越大。

膝关节

在解剖学上，膝关节与踝关节相连，对脑卒中患者的步行模式产生影响。有许多针对步行速度与膝关节在矢状面上的运动模式进行的研究。脑卒中患者偏瘫侧下肢的膝关节在矢状面上的运动模式，与踝关节、足部的运动模式高度相关（图 6-29-A），但与膝关节伸展的相关性较低。在支撑期，患者偏瘫侧的膝关节过伸与足前部着地有关，这使患者的步行速度大幅度下降。此时，反作用力在患者的足前部产生，患者利用膝关节过伸和踝关节跖屈维持支撑，至摆动期容易伴随膝关节屈曲困难。此模式与踝关节跖屈的弱化有关，但并不一定存在膝关节伸展的弱化。还有研究称，此模式与踝关节跖屈肌群、髋关节伸肌群的弱化有关，会抑制膝关节屈曲。

德·奎凡（De Quervain）等人以可以自主步行 10 ～ 15 米的 18 名脑卒中患者为对象，聚焦研究膝关节对支撑期的影响，将研究结果从以下 3 个模式进行了分类（图 6-29）。

1. **膝关节过伸模式**（extension thrust pattern，图 6-29-A）
   患者足跟着地后出现膝关节过伸，踝关节跖屈增强，结果是支撑期的踝关节背屈减轻。
2. **膝关节屈曲模式**（shift-knee pattern，图 6-29-B）
   整个步行周期患者膝关节维持在屈曲 20° ～ 30°，踝关节处于中间位或跖屈位。
3. **折膝模式**（buckling-knee pattern，图 6-29-C）
   支撑期患者膝关节持续屈曲，会使踝关节背屈增强。

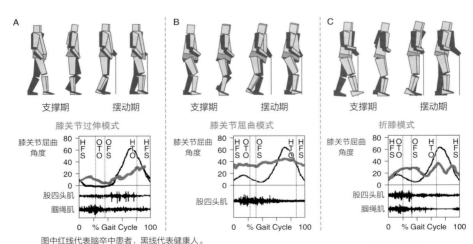

图中红线代表脑卒中患者，黑线代表健康人。
HFS: 偏瘫侧足跟着地　OTO: 非偏瘫侧足尖离地　OFS: 非偏瘫侧足跟着地　HTO: 偏瘫侧足尖离地

图 6-29 | 脑卒中患者支撑期的膝关节模式

（改编自 De Quervain IA, et al: Gait pattern in the early recovery period after stroke. *J Bone Joint Surg Am* 10: 1506-1514, 1996）

爪状趾是指趾屈、伸肌力不平衡导致跖趾关节过伸、趾间关节屈曲和末节趾腹触地的畸形。洛朗（Laurent）等的研究表明，在 39 名入住康复医院的脑卒中患者中，46% 都出现爪状趾，尤其多见于发病 3 个月以上的患者。患者坐位出现爪状趾的话，步行中也容易出现。爪状趾与足内翻、尖足显著相关，但与小腿三头肌挛缩缺乏相关性。姿势控制不良的脑卒中患者容易出爪状趾，且在地面不稳定、容易滑倒时更加明显。在容易滑倒的场景中健康人采取的姿势策略与脑卒中患者的代偿模式类似，具体的策略有①慢慢地将脚放到地面上；②爪状趾样足尖屈曲；③支撑期单腿反作用力的一次高峰；④增强下肢稳定的肌肉同时收缩。改善爪状趾对脑卒中患者获得来自足底的躯体感觉和本体觉信息非常重要。

髋关节

髋关节是连接骨盆和躯干的关节，是治疗师理解脑卒中患者的步行模式必不可少的部分。髋关节在矢状面上产生的力与步行速度有很大关系，可以代偿踝关节跖屈肌群弱化。在支撑期，髋关节伸肌群产生向前的推力；在摆动期，髋关节屈肌群抬起下肢。在支撑期双侧髋关节在冠状面上都出现外展的力矩，保持步行稳定。在偏瘫侧的摆动期，非偏瘫侧髋关节外展肌群与髋关节过度屈曲的骨盆上提步态（hip hiking）相关，偏瘫侧骨盆上提。而偏瘫侧的髋关节外展肌群与偏瘫（画圈）步态有关。支撑末期至摆动期时，髋关节外展的偏瘫步态与膝关节过伸、足尖拖地相关。

上肢摆动与躯干运动

以正常速度步行时上肢和下肢摆动的比例为 1:1，但慢速步行时这一比例为 2:1。与健康人相比，脑卒中后患者步行时表现为上肢摆动和躯干运动明显的非对称性。胸廓与骨盆协调的躯干运动与步行速度相关。与健康人相比，脑卒中患者步行速度缓慢、步长缩短、步宽增大，而且脑卒中患者除骨盆旋转，会多使用 15% 的胸廓旋转。增加的这部分胸廓旋转是脑卒中患者因偏瘫侧上肢摆动减少造成 COM 向前移动不足的代偿策略（图 6-30）。

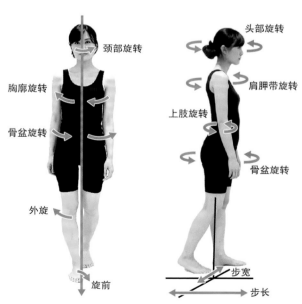

图 6-30 | 步行中的头 - 臂 - 躯干（head-arm-trunk，HAT）旋转

伴随脑卒中发生的中枢神经系统损伤，会给患者带来 199 页所述的步行中肌肉模块的障碍，患者主要表现为运动模式呈现模块 1 中混入模块 2 和模块 4 的倾向，偶尔也会出现模块 4 中混入模块 1 的情况。

脑卒中患者在步行时，有时会出现摆动后期～支撑末期模块 1、4 中的肌肉持续活动的情况，模块 2 的肌肉活动容易持续出现在整个支撑期中。即支撑期患者的臀中肌、膝关节伸肌群、足底肌、腘绳肌频繁地同时收缩，有强化身体支撑和过度固定核心部位的倾向（图 6-31）。由此，反作用力容易呈现 1 个模式。支撑初期和支撑末期，模块 2 和 4 中肌肉活动混合时，患者步行会缺乏推进力，其原因是在负重反应期和蹬离（推进）时肌肉相互干扰。基于运动模式输出的复杂程度，脑卒中患者步行中姿势的成分可能受影响。

脑卒中患者的障碍与代偿机制

对脑卒中患者的步行问题，治疗师需要理解以下 2 点。

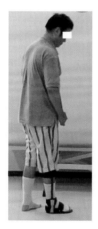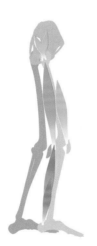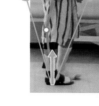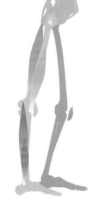

支撑初期　　　　　　　　　　　　　　支撑中期

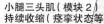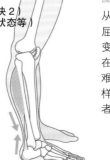

小腿三头肌（模块 2）
持续收缩（痉挛状态等）

图 6-31 | 典型的脑卒中患者的反作用力和肌肉的共同活动
从支撑初期开始，不仅是模块 1 中的肌肉，患者还容易伴随跖屈肌群和腘绳肌同时收缩，并由此使髋关节和膝关节分离运动变得困难，患者容易同时出现膝关节过伸锁定现象和髋策略。在支撑末期，模块 2 中的这些肌肉也容易持续收缩，患者因此难以保持良好的跨步长，COM 向前方和上方的推进受阻，这样容易导致患者步行的步数增加和速度降低。基本上脑卒中患者表现为偏瘫侧支撑时间缩短，反作用力呈单峰模式。

·**原发性问题**：由神经受损直接带来的问题，急性期患者以这些问题为主。

·**继发性问题**：患者适应神经损伤过程中的问题，包括认知和自主运动两方面，通常也包含不容易受损的小脑损伤引起的问题。

一般来讲，脑卒中患者会使用骨盆上提和偏瘫步态等代偿策略，同时在摆动期容易出现足廓清障碍，非偏瘫侧也会出现连锁的非对称性过度运动链模式。脑卒中患者此适应过程由**认知和自主运动**双方的策略形成，一般出现在发病后的急性期，早期适应会以非损伤侧的大脑皮质活动为主，随着过渡至亚急性期或至慢性期，损伤侧大脑皮质的活动逐渐恢复，认知方面的代偿策略容易被强化。慢性期脑卒中患者的非损伤侧皮质网状束的神经纤维数量增加与适应机制有关（图 6-32）。

基于布氏分期的恢复阶段考虑脑卒中患者的随意运动和肌力增强，可以发现其与痉挛状态和定型的运动模式的改善相关。脑卒中患者的痉挛状态在发病后 1～4 周的出现率为 4%～27%，发病后 3 个月的出现率为 17%～43%，范围较广，在布伦斯特伦（Brunnstrom）等人认为的受连带运动模式影响随意运动受限的脑卒中患者出现率为 13%。脑卒中患者的步行模式中痉挛状态的影响目前仍在探讨中，但布伦斯特伦等人提倡的促通连带运动→分离运动的治疗方法也有可能导致患者出现非必要的运动学习，妨碍其分离运动的改善。因此治疗师需要根据患者的特点，急性期患者处于弛缓状态下也要进行分离运动训练和以感觉为基础的治疗干预。

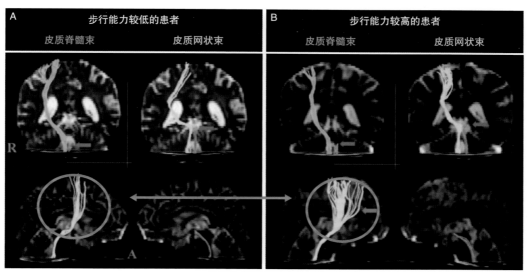

图 6-32 | 皮质脊髓束和皮质网状束的代偿机制

对皮质脊髓束完全损伤的 54 名慢性期脑卒中患者使用了磁共振扩散弥散张量成像（diffusion tensor imaging）检查。步行能力较高的患者（B）与步行能力较低的患者（A）相比，非损伤侧的皮质网状束的神经纤维数量较多。

（改编自 Jang SH, et al: Functional role of the corticoreticular pathway in chronic stroke patients. *Stroke* 44: 1099-1104, 2013）

内侧网状脊髓束对人体在重力下维持关节位置和姿势有重要作用，可以增强抗重力肌群的肌张力和牵张反射的兴奋性，由此可以促通立位姿势下的上肢屈肌群和下肢伸肌群，与步行中的前馈性运动控制有很大关系。牵张反射会对动摇产生反应来引起反馈性姿势控制。此控制多出现在脑卒中患者不稳定且缓慢的步行平衡控制中和健康人站立位时。在解剖学上网状脊髓束分布于脊柱两侧，而前庭脊髓束为单侧传导，给脑卒中患者带来单侧性肌张力亢进和痉挛。

丹尼 - 布朗（Denny-Brown）对猴子进行的实验中研究了前庭系统和姿势的关联性。实验中将猴子在直立姿势下吊起时，猴子出现了偏瘫侧上肢屈曲和下肢伸展的紧张姿势，但猴子在头部向下、颈部伸展时，出现了上肢伸展和下肢屈曲的反向姿势。偏瘫侧肌肉过度紧张在随意和自主运动下均出现，但偏瘫侧中枢性废用（习得性不使用）的肌肉进行随意运动，会抑制肌张力亢进。此外，猴子自主出现肌张力亢进时难以控制局部肌。

图 6-33 是帕金森患者步行迟缓的机制。部分脑卒中患者，除了瘫痪，部分肌肉（包括非偏瘫侧在内）会出现帕金森病样整体运动模式。脑卒中患者壳核等受损时，会导致基底节传出的抑制信号过度投射，可能产生①皮质脊髓束连续性投射减少；②小脑的过度活动（反馈、前馈）；③主动意识过强，导致步行的多样性和自主性调节机制抑制；④姿势控制能力下降。为改善脑卒中患者步行功能，治疗师应多思考这样的代偿机制。

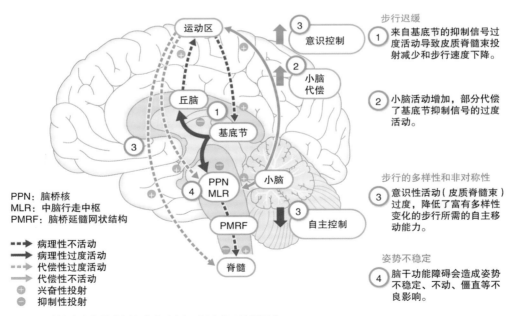

图 6-33 | 偏瘫患者偏瘫侧和非偏瘫侧肌肉活动及神经调节

（改编自 Peterson DS, et al: Neural control of walking in people with parkinsonism. *Physiology (Bethesda)* 31: 95-107, 2016）

临床应用

关于脑卒中患者重获步行的治疗，作者在此将其分为①立位；②单腿立位；③前后步肢位；④步行（CPG）4类，并分别阐述评定和治疗的重点。步行可以从许多方面进行评定，但上述4项对治疗师掌握步行的特性尤为重要。

1. 立位

脑卒中患者难以高效地维持立位，因此会出现低效率的非对称性步行。非对称性立位与非对称性步行相关，改善立位姿势也可能使步行动作产生变化。步行的第一步从立位开始。治疗师不应只关注患者的步行周期，作为的步行的基础，对患者的立位进行评定和治疗干预也十分重要。

2. 单腿立位

在步行周期的80%中，人体都是依靠单腿支撑，尤其是支撑中期重心上移的阶段。因此脑卒中患者在静态下获得良好的单腿立位也很重要。单腿立位时，足底形成支撑面（BOS），来自足底的感觉信息会对单腿支撑产生直接影响。此阶段将以脑卒中患者的足底为中心治疗，探讨其与上行性运动链、姿势链的关联。

步行治疗

3. 前后步肢位

前后步肢位，尤其是偏瘫侧下肢在后方的肢位，最需要身体平衡。偏瘫侧在支撑末期～摆动前期，在髂腰肌伸展（髋关节伸展），腓肠肌和比目鱼肌充分伸展（踝关节背屈）的状态下转移至摆动期，对脑卒中患者获得CPG的驱动和自主步行是不可或缺的。

4. 步行 CPG

CPG具有协调双侧下肢，并促进自主步行的作用。以激活CPG为目的进行伴有躯干旋转的重心移动，可以增强脑卒中患者躯干和双下肢的联结。患者提高步行消耗能量的效率和增强平衡能力后，重点是在动态场景进行治疗干预。脑卒中患者的CPG很少直接受影响，患者如果能够有效利用感觉信息驱动CPG的话，便有机会激发潜能。

立位

在日常生活的中我们进行的大部分课题都是用立位姿势和由立位衍生的姿势来完成的（图6-34），脑卒中患者为了达到 ADL 的课题目标，需要具备让躯干、四肢的运动动态地保持在稳定的支撑面上的能力。立位是步行开始时和停止时的姿势，与步行有着紧密的联系，脑卒中患者立位的非对称性活动与步行时的非对称性活动也有关联。

解剖学上骨骼的力线也应用于脑卒中患者立位的评定中，立位也被称为**抗重力位**（upright position），治疗师需要从前方、侧方、后方观察患者的立位姿势，评定其力线是否脱离了正中线和垂直线。这些内容请参考附录 1。通过抗重力肌的活动以适应课题、控制感觉权重的状态被称为**抗重力姿态**（upright stance）。基于这两个因素，治疗师不仅需要从解剖学、运动学角度评定患者的姿势，还要结合神经学来评定其**抗重力姿势**（**直立姿势**，upright posture）。

立位的姿势策略与步行有很多共同点，分析立位姿势可以对步行的动作分析进行补充，可以从脑卒中患者立位的姿势策略变化来考虑其对步行的影响。为此，治疗师分析患者的立位姿势和姿势策略对治疗非常重要。

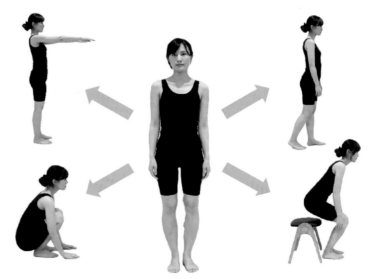

图 6-34 | 立位姿势衍生出的动作
患者不是仅能单纯地保持立位，重点是能够获得向各个方向活动的具有动态平衡的立位。

抗重力位 × 抗重力姿态＝抗重力姿势

单腿立位

步行周期的 80% 依靠单侧肢体支撑。步行是在惯性中产生的动作，因此我们可能难以想象单腿立位的静态姿势与步行的关联。但是如前所述，有研究认为脑卒中患者支撑期的特点为单侧下肢出现膝关节反张或膝关节屈曲等单侧下肢支撑方面的问题。有研究称脑卒中患者在站立时，下肢肌肉出现同时收缩，特别是双侧肢体支撑时非偏瘫侧下肢肌肉更为明显，因此治疗师需要对脑卒中患者的偏瘫侧和非偏瘫侧肢体都进行治疗。

为了维持单侧下肢的支撑，人需要充分的踝关节控制能力，健康人在对姿势控制能力的需求有所增加时，足底肌活动相应增加，以便稳定足部来维持平衡。有研究表明跟骨的力线会影响足内翻，足弓变高会增加重心的移动范围。

根据以上情况，为了让患者获得良好的单腿立位，治疗师需要考虑其非偏瘫侧下肢和偏瘫侧的踝关节（跟骨、足弓和足底肌）的活动，逐步推进评定和治疗。在临床中可以保持单腿立位的脑卒中患者较少，因此在此介绍患者仰卧位的治疗。

评定

从前方进行评定（图 6-35）

单侧下肢支撑能力的评定：需要在患者踝关节、膝关节、髋关节的连线上，确认其髂前上棘、肩峰连线的翻正反应。患者下肢支撑能力存在问题时，容易以躯干侧屈和髋关节内收代偿。评定患者站立时双上肢的位置也很重要，多可以观察到患者出现代偿性肩关节外展。

从矢状面进行评定

抗重力能力的评定：患者在立位出现动摇时，观察其外踝前方、膝关节前方（髌骨后面）、大转子、肩峰、耳垂是否在一条直线上。临床中脑卒中患者多出现代偿性髋关节屈曲和前倾。

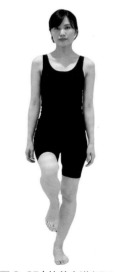

图 6-35 | 从前方进行评定

前后步肢位

脑卒中患者在获得稳定的立位和单腿立位后，需要进行前后步肢位的治疗。前后步肢位中支撑和摆出时下肢的运动策略会对步行造成直接影响。治疗中患者进行迈步练习时，先向后方撤步可以更容易向前迈步，关键在于小腿三头肌腱有无被牵伸的机会。步行的支撑末期～摆动前期，小腿三头肌中的 Ib 神经元促通机制发挥作用，以实现迈步（图 6-36）。后撤一步的下肢的小腿三头肌被充分牵伸，Ib 神经元促通机制启动，因此能促通向前方迈步的动作。故脑卒中患者前后步肢位的评定和治疗最好从向后撤步开始。偏瘫侧下肢位于后方的前后步肢位的重要作用是让患者在髂腰肌被充分牵伸（髋关节伸展）的状态下转移至摆动期，有利于患者驱动 CPG 并获得自主步行。

下面会介绍脑卒中患者从立位姿势至后撤一步的前后步肢位下进行姿势转换的评定与治疗。

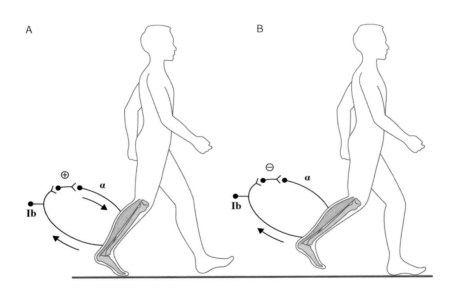

图 6-36 | Ib 神经元促通和抑制

A：肌腱的牵伸会激活与中间神经元连接的 Ib 上行性神经纤维。
支撑期来自高尔基腱器的感觉信息输入，促通支配下肢伸肌群的下运动神经元。
B：在摆动期抑制相同的肌群。
（改编自 Ekman LL: *Neuroscience: Fundamentals for Rehabilitation*. 3rd ed, pp200-201, Saunders, 2007）

步行周期和节律

与 CPG 的关系

　　脑卒中患者获得步行必需的成分（立位、单腿立位、前后步肢位等）后，需要形成各成分的动态运动链。这需要在实际的步行场景中进行治疗，尤其是与 CPG（210 页）有关的反作用力带来的节律性、连续性反馈，以及在空间中促通胸廓和上肢控制能力，对患者恢复步行功能有很大益处。脑卒中患者的 CPG 直接受影响较小，因此患者若能将来自末梢的感觉信息和皮质发出的信号恰当地组合起来，可以逐步促进偏瘫侧下肢肌肉收缩。CPG 具有调整双侧身体交互活动，并使其自动化的功能（图 6-37）。

　　泽尔(Zehr)进行的研究结果显示，CPG 能增强双下肢的联结，为步行等交互运动提供帮助。研究证实与双上肢的联结相比，上肢与下肢之间的联结更强。迪茨(Dietz)进行的研究结果显示，坐位和步行场景中颈膨大和腰膨大的支配功能互相切换，步行场景中上肢和下肢的联结更加紧密（图 6-38）。

　　如上所述，脑卒中患者通过步行场景可以更好地促通上下肢的联结。治疗师通过推测脑卒中患者步行治疗时 CPG 的活动情况进行相应治疗，可以更好地帮助患者获得良好的步行动作。治疗中治疗师需要整合前述的立位、单腿立位、前后步肢位的评定和治疗进行临床实践。

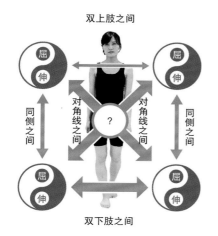

图 6-37｜四肢间 CPG 的调整

"？"是指上位中枢和固有脊髓通路的联结。详细情况仍不确定，但在临床中躯干的核心稳定可以说非常重要。

（改编自 Zehr EP: Neural control of rhythmic human movement: the common core hypothesis. *Exerc Sport Sci Rev* 33: 54-60, 2005）

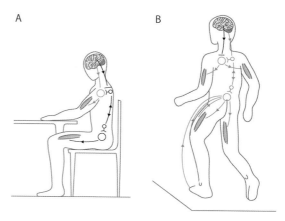

图 6-38｜CPG 与固有脊髓通路

A：手的精细动作以皮质脊髓束的投射为主，CPG 的开关关闭。

B：步行中，颈膨大和腰膨大的联结变强，使上下肢形成节律性运动。

（改编自 Dietz V: Proprioception and locomotor disorders. *Nat Rev Neurosci* 3: 781-790, 2002）

病例介绍和治疗前后对比

脑卒中 步行手法录像　检索
https://youtu.be/ObeFqDpO0vE

男性患者，50 余岁，左侧偏瘫，10 年前右侧壳核出血，左侧肢体偏瘫，在医院康复科门诊进行治疗，居家生活，可在辅助者的帮助下自理，近年来步行速度和平衡功能下降越来越明显，现在在作者工作处进行每周 3 次，每次 90 分钟的治疗。

该名患者偏瘫侧的浅层肌、深层肌均存在中度感觉障碍，踝关节背屈的随意运动困难，通过斜方肌等代偿上肢肩关节保持 70° 左右的屈曲，但没有见到手指和腕关节的运动，髂腰肌、腹直肌、竖脊肌等明显短缩，偏瘫侧与非偏瘫侧的肩胛骨和髋关节都存在运动受限。步行表现为偏瘫步态，上肢和手指严重屈曲，偏瘫侧下肢支撑时间较短，视线总是朝向地面，非常小心地缓慢步行，转换方向时头部~骨盆几乎同时整体旋转（en bloc turning）。

> ### 治疗策略

有研究认为脑卒中患者残存的皮质脊髓束的兴奋性从急性期开始快速衰减，约在发病 3 个月后消失（图 6-39）。急性期患者发病后的继发症状主要因脑内病变产生，同时受沃勒变性的影响皮质脊髓束的兴奋性会急剧衰减；恢复期患者，半球间抑制等皮质间网络增强，随着时间推移会出现功能替代等神经重组。

治疗前（发病 10 年后）	治疗后（1 个月）

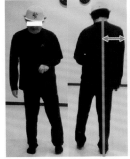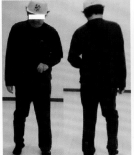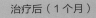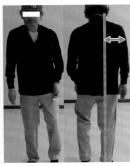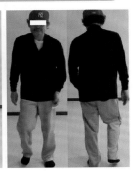

偏瘫侧摆动期	偏瘫侧支撑期	偏瘫侧摆动期	偏瘫侧支撑期

患者躯干、肘关节屈曲明显，偏瘫步态，偏瘫侧负重不充分，有眼睛看向地面的视觉依赖。摆动末期的模块 4 中因腘绳肌过度活动，使骨盆被拉向后倾位，足跟着地时躯干会向后偏移。在此状态下足跟着地，模块 1、3、4→模块 2 中踝关节背屈→跖屈的摇杆功能无法发挥。	与治疗前的躯干屈曲姿势相比，治疗后患者肘关节、脊柱、颈部屈曲有所减轻，腘绳肌适度收缩，减轻了躯干向后偏移，眼睛不再紧盯地面，可以更多地利用周边视觉。模块 2 的蹬离功能开始出现，ADL 中上下出租车更加轻松，在室内可以不再使用辅具。

患者因急性期和恢复期的体验，会影响生活期神经突触的兴奋性和建立新的皮质间通路的潜能。例如，有研究认为脑卒中患者恢复期以后逐渐缓和下来的半球间抑制的平衡依然残留，直至慢性期，非损伤侧脑的过度兴奋会抑制损伤侧脑的兴奋。尽管脑卒中患者可能存在增强神经突触传递能力的脑部功能，但在慢性期随着发病时间增加而出现的继发性问题（肌肉不使用、废用性萎缩、肌肉短缩、半球间抑制持续、年龄增长等），突触传递信息的效率被抑制的情况非常多见。除了肌肉不使用问题，脑卒中患者还会出现神经网络的不使用（神经递质的释放量下降，受体的敏感度下降等）。这名患者的治疗中治疗师需要注意上述问题，排除继发性因素，同时逐渐激发其潜能（图 6–40）。

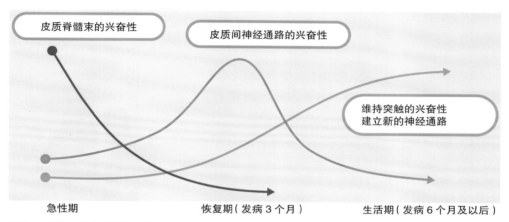

图 6-39 | 发病后皮质脊髓束的变化

（改编自原　宽美：脑卒中运动麻痹回复可塑性理论とステージ理论に依拠したリハビリテーション．脑神经外科ジャーナル 21：516-526，2012）

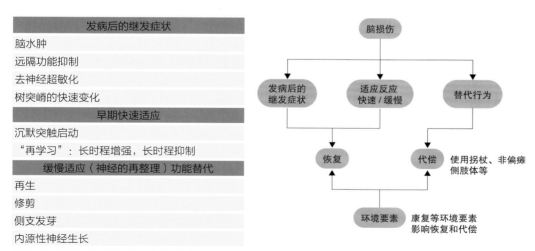

图 6-40 | 患者脑损伤后的继发症状和适应

（改编自 Goldstein LB: Restorative neurology. Wilkins RH, et al (eds): *Neurology*, 2nd ed, pp459-460, McGraw-Hill (Tx), 1996）

立位的评定和治疗

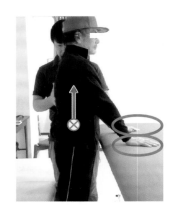

－ 势能的最大化 －

该患者在步行时会通过非偏瘫侧躯干侧屈和骨盆倾斜来代偿偏瘫侧下肢的迈出，过度使用躯干的浅层肌使 COM 向上方移动，造成步行时势能向动能的转换不充分，结果使细致的平衡能力和能量消耗效率降低。为此治疗师要通过手法诱导患者恰当地移动 COM。斯托夸脱（Stoquart）等的研究结果显示，脑卒中患者使用非偏瘫侧上下肢上提 COM，增加能量消耗，更容易疲劳。

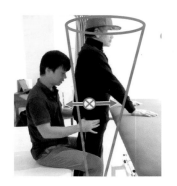

－ 提高稳定极限及促进踝策略 －

治疗师尤其需要注意诱导患者不依赖偏瘫侧和非偏瘫侧阔筋膜张肌等外侧肌群进行平衡控制。患者从足部传出的感觉信息减少，为了补充信息量，治疗师将其上肢置于桌上，增加参照点，这样可以使身体的躯体感觉信息处于优势，让患者从手掌获得躯体感觉，减少对视觉、平衡觉的依赖，减轻注视地面、头颈部过度固定、下肢下压地面的问题。治疗师通过足底感觉信息、语言诱导和手法操作来帮助患者促进踝策略，提高稳定极限。

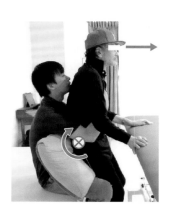

－ 髋关节、躯干伸展与平衡觉、视觉的统合 －

该患者的非偏瘫侧髋关节以阔筋膜张肌和臀肌为主被过度固定，治疗师对其非偏瘫侧进行诱导时，患者容易使用下肢迈步策略和上肢够取策略；用枕头等物体使患者的扩大接触面，提高身体的稳定性，同时诱导其髋关节形成伸展方向的旋转力矩。

为防止患者过度使用髂腰肌而导致髋关节屈曲，在患者从高坐位下站起的过程中，治疗师边诱导其髋关节伸肌群活动，边通过口头指示来引导患者不要看向地面。

问： 良好的立位平衡是什么？

答： 在保持立位时，人体应对重心动摇（内部干扰、外界干扰），保持平衡的策略。最高级的策略是通过踝关节运动，使重心保持在支撑面（BOS）上的踝策略；通过髋关节运动以保持平衡的策略称为髋策略；通过单腿迈出以保持平衡的策略称为迈步策略，其他还有重心移动策略、上肢伸展策略和缓冲减速（suspension）策略（图 6-41）。迈步策略和上肢伸展策略具有很强的<u>补偿性姿势调整（compensatory postual adjustment, CPA）</u>成分，并受到自主运动和反馈信息的强烈影响，导致反应延迟和COM 大幅度动摇。

　　健康人可以根据重心动摇切换平衡策略，同时，用最低限度的肌肉活动来维持姿势。而脑卒中患者多用髋策略，而踝策略占比较少，与躯体感觉相比更容易依赖视觉和平衡觉。上文中的患者也同样，比起躯体感觉优势的踝策略，他更倾向使用视觉和平衡觉优势的髋策略和迈步策略，偏瘫侧、非偏瘫侧肢体的稳定极限（limit of stability，LOS）都会降低。

	髋策略	踝策略	迈步策略	重心移动策略 上肢伸展策略	缓冲减速策略
特点	①中枢部向末梢部的肌肉链。 ② COG 移动不稳定的一侧肢体肌肉活化。	①末梢部向中枢部的肌肉链。 ② COG 移动不稳定的对侧肢体肌肉活化。	①达到或超过稳定极限。 ②从肌肉活动切换至重心移动代偿。	①将重心从一侧移向对侧。 ②抓住某些物体来建立新的支撑面。	①快速屈膝降低 COM。 ②锁定模式。
诱发原因	①发生范围比支撑面更大的动摇时。 ②需要大幅度、快速移动 COG 的课题。 * 仅在前庭感受器没有受损时出现。	① COG 小幅度移动或动摇时。 ②需要直立姿势的课题。 * 仅在躯体感觉感受器没有受损时出现。	动摇大、运动幅度大的课题。	想要通过非偏瘫侧肢体的活动代偿偏瘫侧肢体的不稳定时。	伴随身体加速动摇时。

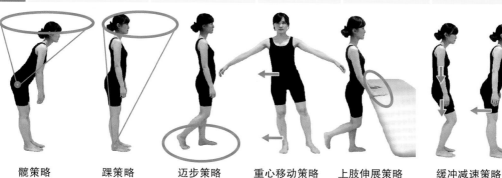

髋策略　　踝策略　　迈步策略　　重心移动策略　　上肢伸展策略　　缓冲减速策略

图 6-41 │立位平衡的代偿策略

（改编自 Horak FB: *Postural orientation and equilibrium: what do we need to know about neural control of balance to prevent falls? Age Ageing* 35(suppl 2): ii7-ii11, 2006, 及 Dutton M: *Physical Therapist Assistant Exam Review Guide.* pp449-450, Jones & Bartlett Pub, 2011）

单腿立位的评定和治疗

– 修正非偏瘫侧髋关节周围肌肉的力线 –

该患者重心向非偏瘫侧移动，单腿立位也出现困难，特别是髋关节周围以屈肌群和内收肌群为主明显短缩，内收肌群和腘绳肌内侧的分界不明显，因此治疗师对其在仰卧位进行了保持肌肉长度和肌肉分离的治疗，牵伸内收肌群，使之与髋关节内、外旋联动，腘绳肌起点和臀中肌可以获得必需的肌张力；牵伸阔筋膜张肌，使患者可以切换髋关节内收和外展，进行相反的肌肉活动。

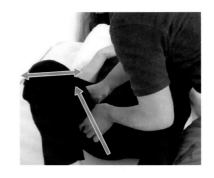

– 诱导双侧髋关节伸展 –

改善患者偏瘫侧足部和非偏瘫侧髋关节周围的力线后，患者取臀桥位，治疗师诱导其髋关节伸展。由于患者双侧腘绳肌起点弱化，治疗师通过手法操作诱导其腘绳肌向心性收缩，同时，为了引导腘绳肌保持一定的长度，治疗师用腋窝部诱导其股四头肌离心性收缩。患者在此状态下左右移动重心，目的是激活臀中肌。

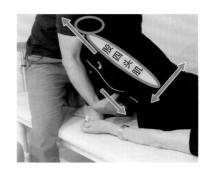

– 足底腱膜的牵伸及足部核心系统的建立 –

该患者步行中需要偏瘫侧单腿支撑时，不能向偏瘫侧充分地移动重心，足弓扁平，小腿三头肌和足底肌处于短缩的状态。因此治疗时治疗师注意其足部核心系统，确保患者以足底肌为中心的肌肉能保持一定的长度（主动亚系，active subsystem），并确保足横、纵弓（被动亚系，passive subsystem）。特别是，治疗师通过分离患者小趾展肌和趾短屈肌，使其足内侧、外侧纵弓更加明确。此时，患者由于足底筋膜短缩，跟骨上提，治疗师用自己的脚将患者足跟向下方伸展，促进跟骨和趾骨分离。从短缩的第1层足底肌，治疗师逐渐可以触摸到第2层、第3层的肌群，促通骨间肌和蚓状肌的同时诱导趾骨分离，由此诱导足前部背屈力矩和足后部跖屈力矩，使患者建立足纵弓并增强足底腱膜张力。

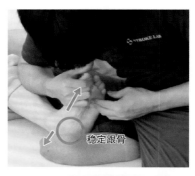

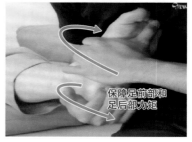

问：脑卒中患者的单腿立位需要哪些重要的组成部分？

答： 维持单腿立位时，双侧肢体的统合和恰当的前馈性姿势控制非常重要，也需要支撑侧的臀中肌、臀小肌、阔筋膜张肌、臀大肌上部肌束、髂胫束及筋膜的被动性张力。支撑侧髋关节外展加速 COM 的移动后，还具有屈曲侧下肢抬起前"刹车"的作用，支撑侧臀中肌和屈曲侧髋关节内收肌群具有在支撑末期防止控制紊乱，维持 COM 位置恰当的重要作用（图 6-42）。

派伊（Pai）等在针对 14 名脑卒中患者单腿立位研究中发现，80% 的患者偏瘫侧单腿立位困难，52% 的患者非偏瘫侧单腿立位困难。研究表明，脑卒中患者会出现偏瘫侧主动肌和拮抗肌的募集问题或同时收缩的问题，以及非偏瘫侧肢体的代偿性活动。脑卒中患者无法移动、维持正常单腿立位所需的 COM 位置恰当，没有恰当的预期性姿势调整，使单腿立位变得困难。有研究称，重心移动的开始与维持需要身体双侧肌肉活动，但脑卒中患者偏瘫侧和非偏瘫侧肌肉活动都受到影响。基姆（Kim）等通过研究发现，脑卒中患者偏瘫侧和非偏瘫侧肌肉的扭矩均减小，建议对其双侧肢体进行治疗。

通过上述研究可以得知，脑卒中患者不仅要接受偏瘫侧下肢的治疗，还应接受非偏瘫侧下肢髋关节外展、内收肌群的治疗。

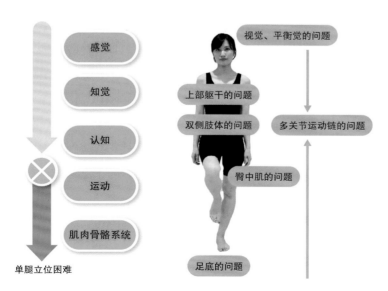

图 6-42 | 单腿立位的重要组成部分

很多人一听到特伦德伦堡试验（Trendelenburg test），就会想起臀中肌功能不全，但引起臀中肌功能不全的原因还有很多。特别是脑卒中患者，COM 不能移动的主要原因有偏瘫侧、非偏瘫侧肢体的问题，足底的问题，躯干的问题，感觉的问题等。治疗师不应只注意局部，而要观察患者全身。

前后步肢位的评定和治疗

– 稳定核心 –

经治疗后，治疗师再次在立位下诱导患者的踝策略，同时增强其腘绳肌起点和盆底肌的活动，由此来增强患者的核心稳定性，使其后撤步时 COM 不会下降。患者由于腓肠肌和比目鱼肌短缩，踝关节跖屈运动受限，治疗师可以用毛巾垫高其足跟，促进其足底腱膜伸展。足底稳定后，患者髋关节的自由度提高，容易提高腹内压。

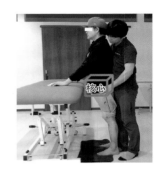

– 后撤步和 Ib 神经元促通 –

患者立位稳定后，治疗师诱导其偏瘫侧下肢后撤步，由此患者可以牵伸长期处于未伸展状态的小腿三头肌，以促通 Ib 神经元。治疗师用手抓握患者腓肠肌起点，让患者足跟与地面接触，使患者小腿三头肌（腓肠肌和比目鱼肌）适当地牵伸。患者足部触地时，治疗师按踇趾 MP 背屈→中间位→足跟着地的顺序，诱导患者伸展足底腱膜、踇短屈肌、踇内收肌等，让患者正确地获得反作用力，这样患者可以更好地获得伴随 Ib 神经元促通的踇反射。

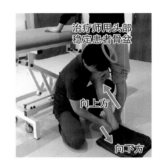

– 摆动期的控制 –

患者获得踇反射后，促进下肢向前方迈出。治疗师维持患者腘绳肌起点稳定的同时，诱导其腘绳肌远端离心性收缩；以患者小趾展肌为中心向外侧方向牵伸足部，同时让患者踝关节外翻、背屈，诱导患者进行 Ib 神经元抑制下的模块 3 中的胫骨前肌背屈、股直肌起点的稳定和髋关节分节性屈曲，由此患者接续摆动末期模块 4 中的腘绳肌活动，骨盆稳定，足跟着地。

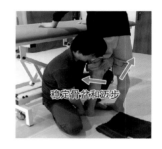

– 足内侧纵弓的建立 –

在上述姿势设置中，治疗师需要不断地注意着患者的足部核心系统，确保患者足内侧纵弓的形成，以及诱导负重时患者足底腱膜和足底肌牵张。特别是需要引导出患者足弓形成必需的踇外展肌活动，同时诱导出患者伴有骨间掌侧、背侧肌活动的踝策略。

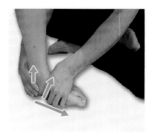

问：除手法治疗外促进蹬离还有其他方法吗？

答：步行中的蹬离活动对保障支撑中期充分的躯干伸展和负重非常重要。脑卒中患者除了偏瘫，还容易因为依赖手拐和视觉代偿等处于屈曲姿势，阻碍支撑中期～支撑末期。图 6-43 所示为一般脑卒中患者使用"T"字手拐步行和使用登山助行杖步行的姿势区别。使用登山助行杖时，患者更容易伸展躯干，减轻偏瘫侧的偏瘫步态。除了手拐，患者也可以使用其他辅具或鞋垫来改善支撑末期的蹬离。需要根据患者运动和稳定的个体特点来让其逐步适应，过于追求稳定的话可能会使患者的关节被固定。

近年开发了在手拐或鞋垫上搭载生物反馈功能，以震动传递负重信息，以图标显示传递视觉信息，用语音传递听觉信息的辅具。今后的辅具会搭载更多科技产品，在治疗时也不应过度拘泥于现有的产品，治疗师需要时刻收集各类信息并灵活应用（图 6-44）。

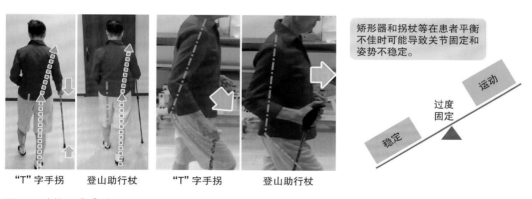

"T"字手拐　　登山助行杖　　"T"字手拐　　登山助行杖

图 6-43 | 使用"T"字手拐和登山助行杖的姿势区别

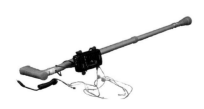

强力手拐（force cane）

图 6-44 | "进化"的手拐和其他辅具

（http://ncountersonline.com/force-cane/）

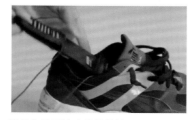

搭载生物反馈功能的鞋垫

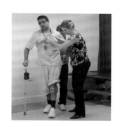

灵活应用的场景

步行（周期）的评定和治疗

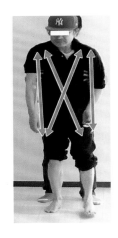

－ 诱导身体各部位的联结 －

患者在立位下，获得了 COM 移动和来自踝关节躯体感觉信息后，开始进行实际步行中的治疗。

患者容易呈现躯干屈曲、髋策略优势的步行，因此治疗师用手对其躯干中枢部进行引导，辅助 COM 上升，随患者躯干抗重力活动增强，治疗师再慢慢地将关键点向末梢转移。治疗师通过从患者的肩胛骨向地面方向施压，输送各种感觉刺激，配合患者一侧肢体支撑诱导其对侧肩胛骨前伸，建立同侧上下肢的联结。

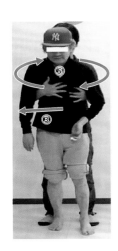

－ 协调手法操作的节奏、方向 －

治疗师根据以下①～⑤的目的来改变手法操作的方向。

①治疗师的手向地面方向加压，引发反作用力，以便患者协调支撑期足跟着地。

②诱导患者支撑期重心在足底范围内移动，为支撑末期的蹬离做准备。

③诱导患者非偏瘫侧支撑时重心向本侧移动

④诱导患者偏瘫侧支撑时 COM 向前方移动。

⑤诱导患者双侧胸廓有节奏地旋转、运动，以及摆动期（swing）的足廓清（clearance）。

治疗师配合上述①～⑤的手法，将患者当日获得的部分课题成分组合起来，让患者锻炼对控制 CPG 启动的躯体感觉、视觉、平衡觉加权的能力。

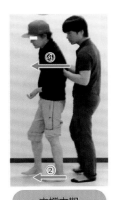

支撑末期

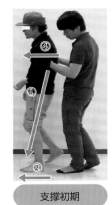

支撑初期

－ 模块和手法操作 －

针对支撑初期～支撑末期，治疗师应考虑步行周期的 4 个模块对患者进行手法治疗，强调足跟着地时的反作用力和模块 1、3、4 肌肉的收缩，实施①的手法操作，同时，通过②的手法操作来诱导患者蹬离时出现模块 2 肌肉的活动。

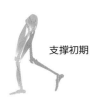

支撑初期

支撑末期

问：整体评定步行时的重点有哪些?

答：治疗师需掌握正常步行的条件，才能通过分析步行周期为患者进行治疗。盖奇（Gage）列出了正常步行的 5 个必备条件。

1. 获得支撑侧下肢的稳定。
2. 改善摆动期的足廓清。
3. 摆动末期恰当的足背屈准备。
4. 可以迈出恰当的步长。
5. 无需过度努力，有效能耗。

上述 5 个条件中，只要有 1 个未改善都会增加脑卒中患者异常步态的可能性，在治疗中治疗师需要时刻注意对患者的步行整体和局部（成分）进行评定。步行周期的 8 个期（➡ 196 页）中，治疗师不仅要关注患者的下肢，还要对其从上部躯干、头部、上肢的摆动和手的状态等进行评定。

图 6-45 为前述"患者支撑期重心在足底范围内移动"的示意图，步行时重心根据各期特点移动，在足底支撑面的轨迹如图所示。有研究认为足跟到踇趾这一轨迹上分布有密集的机械感受器。

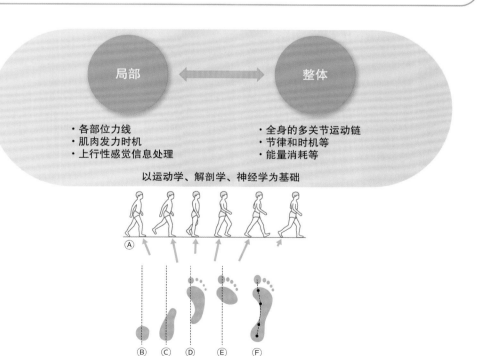

图 6-45 | 步行时重心在足部支撑面（BOS）的移动轨迹

第六章的学习重点

☐ 理解步行的概述和各期功能

☐ 理解解剖学、运动学方面内容

☐ 理解神经学方面内容

☐ 理解脑卒中患者的步行特点

☐ 理解治疗干预的临床思路

原书参考资料

[1] Whittle MW, et al: *Gait Analysis: An Introduction*, 3ed, pp49-50, Butterworth-Heinemann, 2001

[2] Rose J, et al (eds): *Human Walking*. 3rd ed, Williams & Wilkins, 2005

[3] Teresa P: *Physiotherapy for Children*. pp39-40, Elsevier, 2007

[4] Janet H, et al: *Stroke Rehabilitation-Guidelines for Exercise and Training to Optimize Motor Skill*. Butterworth-Heinemann, 2003

[5] Lacquaniti F, et al: *Patterned control of human locomotion. J Physiol* 590: 2189-2199, 2012

[6] Clark DJ, et al: Merging of healthy motor modules predicts reduced locomotor performance and muscle coordination complexity post-stroke. *J Neurophysiol* 103: 844-857, 2010

[7] Kajita S, et al: Study of dynamic biped locomotion on rugged terrain-derivation and application of the linear inverted pendulum mode. In: Proceedings of the IEEE International Conference on Robotics and Automation. pp1405-1411, IEEE, 1991

[8] Honda 歩行アシスト　http://www.honda.co.jp/walking-assist/about/

[9] Teresa P: *Physiotherapy for children*. pp51-52, Elsevier, 2007

[10] Mann RA, et al: The initiation of gait. *J Bone Joint Surg Am* 61: 232-239, 1979

[11] McKeon PO, et al: The foot core system: a new paradigm for understanding intrinsic foot muscle function. *Br J Sports Med* 49: 290, 2015

[12] Panjabi MM: The stabilizing system of the spine. Part I. Function, dysfunction, adaptation, and enhancement. *J Spinal Disord* 5: 383-389, discussion 397, 1992

[13] Gray H: *Gray's Anatomy: the Anatomical Basis of Clinical Practice* 39th ed. Elsevier, Churchill Livingtone, 2005

[14] McKenzie J: The foot as a half-dome. *Br Med J* 1: 1068-1069, 1995

[15] Soysa A, et al: Importance and challenges of measuring intrinsic foot muscle strength. *J Foot Ankle Res* 5: 29, 2012

[16] Hoch MC, et al: Plantar vibrotactile detection deficits in adults with chronic ankle instability. *Med Sci Sports Exerc* 44: 666-672, 2012

[17] Borton DC, et al: Tear of the plantar calcaneonavicular (spring) ligament causing flatfoot. A case report. *J Bone Joint Surg Br* 79: 641-643, 1997

[18] Fuller EA: The windlass mechanism of the foot. A mechanical model to explain pathology. *J Am Podiatr Med Assoc* 90: 35-46, 2007

[19] Søballe K, et al: Ruptured tibialis posterior tendon in a closed ankle fracture. *Clin Orthop Relat Res*: 140-143, 1988

[20] Fiolkowski P: Intrinsic pedal musculature support of the medial longitudinal arch: an electromyography study. *J Foot & Ankle Surg* 42: 327-333, 2003

[21] Jam B: Evaluation and retraining of the intrinsic foot muscles for pain syndromes related to abnormal control of pronation. (http://www.aptei.CoM/articles/pdf/IntrinsicMuscles.pdf)

[22] Kavounoudias A, et al: Foot sole and ankle muscle inputs contribute jointly to human erect posture regulation. *J Physiol* 532: 869-878, 2001

[23] Clemente CD: *Gray's Anatomy of the Human Body*, American ed, 30, pp587-590, Lea & Febiger, 1985

[24] http://www.feetgenius.com/foot-problems/plantar-fasciitis-guide/

[25] Jacobsen B: Medicine and Clinical Engineering. Prentice Hall, 1977

[26] Zehr EP: Neural control of rhythmic human movement: the common core hypothesis. *Exerc Sport Sci Rev* 33: 54-60, 2005

[27] Grillner S: Neurobiological bases of rhythmic motor acts in vertebrates. *Science* 228: 143-149, 1985

[28] Brown TG: The intrinsic factors in the act of progression in the mammal. *Proc Royal Soc London* 84: 308-319, 1911

[29] Rossignol S, et al: Locomotion of the adult chronic spinal cat and its modification by monoaminergic agonists and antagonists. In: Goldberger ME, et al (eds): Development and Plasticity of the Mammalian Spinal Cord. Padua, Italy: Fidia Research Series III, pp323-345, Liviana Press, 1986

[30] Grillner S, et al: On the initiation of the swing phase of locomotion in chronic spinal cats. Brain Res 146: 269-277, 1978

[31] Van de Crommert HW, et al: Neural control of locomotion: sensory control of the central pattern generator and its relation to treadmill training. Gait Posture 7: 251-263, 1998

[32] Rybak IA, et al: Modelling spinal circuitry involved in locomotor pattern generation: insights from the effects of afferent stimulation. J Physiol 577(Pt2): 641-658, 2006

[33] Horak FB: Postural orientation and equilibrium: what do we need to know about neural control of balance to prevent falls? Age Ageing 35(suppl 2): ii7-ii11, 2006

[34] http://www.thechilddevelopmentcentre.com/

[35] Chan CWY, et al: The 'late' electromyographic response to limb displacement in man. II. Sensory origin. Electroencephalogr Clin Neurophysiol 46: 182-188, 1979

[36] Jurgens U, et al: The efferent and afferent connections of the supplementary motor area. Brain Research 300: 63-81, 1984

[37] Horak FB, et al: The effects of movement velocity, mass displaced, and task certainty on associated postural adjustments made by normal and hemiplegic individuals. J Neurol Neurosurg Psychiatry 47: 1020-1028, 1984

[38] Jacobs JV, et al: Cortical control of postural responses. J Neural Transm(Vienna) 114: 1339-1348, 2007

[39] Capaday C, et al: Studies on the corticospinal control of human walking. I. Responses to focal transcranial magnetic stimulation of the motor cortex. J Neurophysiol 81: 129-139, 1999

[40] la Fougère C, et al: Real versus imagined locomotion: a [18F]-FDG PET-fMRI comparison. Neuroimage 50: 1589-1598, 2010

[41] Grillner S, et al: Control of locomotion in bipeds, tetrapods, and fich. In: Handbook of Physiology: the Nervous System II. pp1179-1236, Bethesda, American Physiological Society, 1979

[42] Beyaert C, et al: Gait post-stroke: pathophysiology and rehabilitation strategies: Neurophysiol Clin 45: 335-355, 2015

[43] Cullen KE, et al: The vestibular system: multimodal integration and encoding of self-motion for motor control. Trends Neurosci 35: 185-196, 2012

[44] Drew T, et al: Cortical and brainstem control of locomotion. Prog Brain Res 143: 251-261, 2004

[45] Schepens B, et al: Neurons in the pontomedullary reticular formation signal posture and movement both as an integrated behavior and independently. J Neurophysiol 100: 2235-2253, 2008

[46] Takakusaki K, et al: Forebrain control of locomotor behaviors. Brain Res Rev 57: 192-198, 2008

[47] Mori S, et al: Controlled locomotion in the mesencephalic cat: distribution of facilitatory and inhibitory regions within pontine tegmentum. J Neurophysiol 41: 1580-1591, 1978

[48] Mori S, et al: Contribution of postural muscle tone to full expression of posture and locomotor movements: multi-faceted analyses of its setting brainstem-spinal cord mechanisms in the cat. JPN J Physiol 39: 785-809, 1988

[49] Allen JL, et al: Step length asymmetry is representative of compensatory mechanisms used in post-stroke hemiparetic walking. Gait Posture 33: 538-543, 2011

[50] Allen JL, et al: Three-dimensional modular control of human walking. J Biomech 45: 2157-2163, 2012

[51] Milot MH, et al: Muscular utilization of the plantarflexors, hip flexors and extensors in persons with hemiparesis walking at self-selected and maximal speeds. J Electromyogr Kinesiol 17: 184-193, 2007

[52] Cappellini G, et al: Migration of motor pool activity in the spinal cord reflects body mechanics in human locomotion. J Neurophysiol 104: 3064-3073, 2010

[53] Bowden MG, et al: Anterior-posterior ground reaction forces as a measure of paretic leg contribution in hemiparetic walking. Stroke 37: 872-876, 2006

[54] Kuo AD: Dynamic principles of gait and their clinical implications. Phys Ther 90: 157-174, 2010

[55] Wong AM, et al: Foot contact pattern analysis in hemiplegic stroke patients: an implication for neurologic status determination. Arch Phys Med Rehabil 85: 1625-1630, 2004

[56] Olney SJ, et al: Multivariate examination of data from gait analysis of persons with stroke. Phys Ther 78: 814-828, 1998

[57] Kaczmarczyk K, et al: Gait classification in post-stroke patients using artificial neural networks. Gait Posture 30: 207-210, 2009

[58] Kinsella S, et al: Gait pattern categorization of stroke participants with equinus deformity of the foot. Gait Posture 27: 144-151, 2008

[59] Kim CM, et al: Magnitude and pattern of 3D kinematic and kinetic gait profiles in persons with stroke: relationship to walking speed. Gait Posture 20: 140-146, 2004

[60] Mulroy S, et al: Use of cluster analysis for gait pattern classification of patients in the early and late recovery phases following stroke. Gait Posture 18: 114-125, 2003

[61] De Quervain IA, et al: Gait pattern in the early recovery period after stroke. J Bone Joint Surg Am 10: 1506-1514, 1996

[62] Laurent G, et al: Claw toes in hemiplegic patients after stroke. Ann Phys Rehabil Med 53: 77-85, 2010

[63] Fong DT, et al: Greater toe grip and gentler heel strike are the strategies to adapt to slippery surface. J Biomech 41: 838-844, 2008

[64] Eng JJ, et al: Kinetic analysis of the lower limbs during walking: what information can be gained from a three-dimensional model? J Biomech 28: 753-758, 1995

[65] Chen G, et al: Gait differences between individuals with post-stroke hemiparesis and non-disabled controls at matched speeds. Gait Posture 22: 51-56, 2005

[66] Cruz TH, et al: Biomechanical impairments and gait adaptations post-stroke: multi-factorial associations. J Biomech 42: 1673-1677, 2009

[67] Johansson GM, et al: Assessment of arm movements during gait in stroke ; the Arm Posture Score. Gait Posture 40: 549-555, 2014

[68] Bruijn SM, et al: Coordination of leg swing, thorax rotations, and pelvis rotations during gait: the organisation of total body angular momentum. Gait Posture 27: 455-462, 2008

[69] Hacmon RR, et al: Deficits in intersegmental trunk coordination during walking are related to clinical balance and gait function in chronic stroke. J Neurol Phys Ther 36: 173-181, 2012

[70] Clark DJ, et al: Merging of healthy motor modules predicts reduced locomotor performance and muscle coordination complexity post-stroke. J Neurophysiol 103: 844-857, 2010

[71] Garland SJ, et al: Muscle activation patterns and postural control following stroke. Motor Control 13: 387-411, 2009

[72] Higginson JS, et al: Muscle contributions to support during gait in an individual with post-stroke hemiparesis. J Biomech 39: 1769-1777, 2006

[73] Bowden MG, et al: Anterior-posterior ground reaction forces as a measure of paretic leg contribution in hemiparetic walking. Stroke 37: 872-876, 2006

[74] Schmid S, et al: Secondary gait deviations in patients with and without neurological involvement: a systematic review. Gait Posture 37: 480-493, 2013

[75] Chen G, et al: Gait differences between individuals with post-stroke hemiparesis and non-disabled controls at matched speeds. Gait Posture 22: 51-56, 2005

[76] Gale SD, et al: Neuroimaging predictors of stroke outcome: implications for neurorehabilitation. NeuroRehabilitation 31: 331-344, 2012

[77] Jang SH, et al: Functional role of the corticoreticular pathway in chronic stroke patients. Stroke 44: 1099-1104, 2013

[78] Brunnström S: Movement Therapy in Hemiplegia: A Neuropsychological Approach. Harper and Row, 1970

[79] Wissel J, et al: Toward an epidemiology of poststroke spasticity. Neurology 80: S13-S19, 2013

[80] Welmer AK, et al: Hemiplegic limb synergies in stroke patients. Am J Phys Med Rehabil 85: 112-119, 2006

[81] Drew T, et al: Cortical and brainstem control of locomotion. Prog Brain Res 143: 251-261, 2004

[82] Li S, et al: New insights into the pathophysiology of post-stroke spasticity. Front Hum Neurosci 9: 192, 2015

[83] Miller DM, et al: Asymmetries in vestibular evoked myogenic potentials in chronic stroke survivors with spastic hypertonia: evidence for a vestibulospinal role. Clin Neurophysiol 125: 2070-2078, 2014

[84] Denny-Brown D: The cerebral control of movement. p222, Liverpool University Press, 1966

[85] Gracies JM: Pathophysiology of spastic paresis, I: Paresis and soft tissue changes. Muscle Nerve 31: 535-571, 2005

[86] Peterson DS, et al: Neural control of walking in people with parkinsonism. Physiology (Bethesda) 31: 95-107, 2016

[87] Hendrickson J, et al: Relationship between asymmetry of quiet standing balance control and walking post-stroke. Gait Posture 39: 177-181, 2014

[88] Maurer C: A new interpretation of spontaneous sway measures based on a simple model of human postural control. J Neurophysiol 93: 189-200, 2004

[89] Lamontagne A: Coactivation during gait as an adaptive behavior after stroke. J Electromyogr Kinesio 10: 407-415, 2000

[90] Clifford AM, et al: Postural control in healthy individuals. Clin Biomech (Bristol, Avon) 25: 546-551, 2010

[91] Hertel J: Functional Anatomy, Pathomechanics, and Pathophysiology of Lateral Ankle Instability. J Athl Train 37: 364-375, 2002

[92] Ekman LL: Neuroscience: Fundamentals for Rehabilitation. 3rd ed, pp200-201, Saunders, 2007

[93] Dietz V: Proprioception and locomotor disorders. Nat Rev Neurosci 3: 781-790, 2002

[94] 原 寛美：脳卒中運動麻痺回復可塑性理論とステージ理論に依拠したリハビリテーション．脳神経外科ジャーナル 21：516-526，2012

[95] Di Pino G: Modulation of brain plasticity in stroke: a novel model for neurorehabilitation. Nat Rev Neurol 10: 597-608, 2014

[96] Goldstein LB: Restorative neurology. Robert H, et al(eds): Neurosurgery, 2nd ed, pp459-460, McGraw-Hill (Tx), 1996

[97] Stoquart G, et al: The reasons why stroke patients expend so much energy to walk slowly. Gait Posture 36: 409-413, 2012

[98] Dutton M: Physical Therapist Assistant Exam Review Guide. pp449-450, Jones & Bartlett Pub, 2011

[99] Pai YC: Patterns of muscle activation accompanying transitions in stance during rapid leg flexion. J Electromyogr Kinesiol 3: 149-156, 1993

[100] Pai YC, et al: Alterations in weight-transfer capabilities in adults with hemiparesis. Phys Ther 74: 647-657, 1994

[101] Kirker SG, et al: Changing patterns of postural hip muscle activity during recovery from stroke. Clin Rehabil 14: 618-626, 2000

[102] Kim CM, et al: The relationship of lower-extremity muscle torque to locomotor performance in people with stroke. Phys Ther 83: 49-57, 2003

[103] http://ncountersonline.com/force-cane/. Accessed February 19, 2018

[104] Gage JR (ed): The Treatment of Gait Problems in Cerebral Palsy. Mac Keith Press, 2004

[105] Lowrey CR: Cooling reduces the cutaneous afferent firing response to vibratory stimuli in glabrous skin of the human foot sole. J Neurophysiol 109: 839-850, 2013

附录 1
抗重力位（upright position）的重点

立位从前方进行评定：上半身

❶头部的肢位
评定：侧屈、旋转的非对称性程度。
临床常见病例：向一侧侧屈会导致 COM 偏移，诱发非偏瘫侧的负重不足。

❷锁骨的力线
评定：上提、下降的程度与左右差。
临床常见病例：与头部侧屈联动，上提侧锁骨周围肌肉容易过度活动。

❸肩峰的高度
评定：上提、下降的程度与左右差。
临床常见病例：与①、②联动，上提侧肩周肌肉容易过度活动。

❹肩胛骨的前、后倾
评定：肩胛骨向前、后突出的程度。
临床常见病例：与上部躯干（胸椎）联动，表现为屈曲姿势时，肩胛骨受肩关节前方肌群的牵拉而前倾。

❺胸廓的力线
评定：肋骨上提、旋转的程度与左右差。
临床常见病例：一侧肋骨上提，即向对侧骨盆旋转，与骨盆间出现的扭转阻碍了高效的姿势链、运动链。

❻上肢的力线
评定：内、外旋，内收、外展，屈、伸的程度。
临床常见病例：与上述表现联动，出现肩胛骨前倾、上部躯干屈曲倾向时，上肢容易表现为内旋、屈曲模式。

立位从前方进行评定：下半身

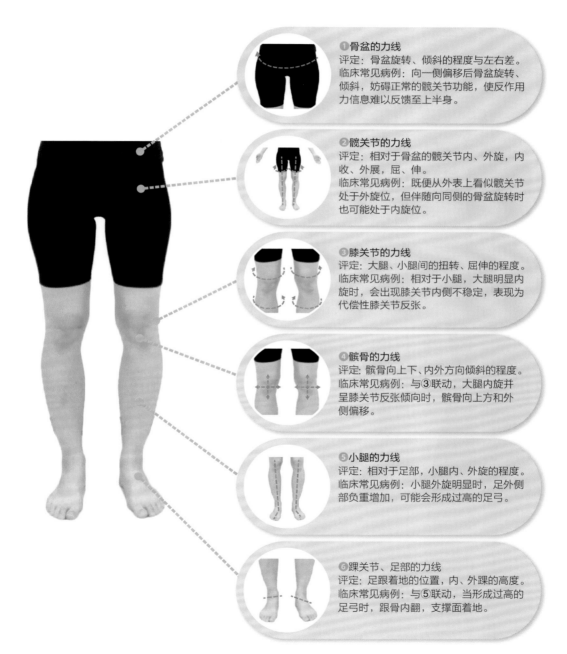

❶骨盆的力线
评定：骨盆旋转、倾斜的程度与左右差。
临床常见病例：向一侧偏移后骨盆旋转、倾斜，妨碍正常的髋关节功能，使反作用力信息难以反馈至上半身。

❷髋关节的力线
评定：相对于骨盆的髋关节内、外旋，内收、外展、屈、伸。
临床常见病例：既便从外表上看似髋关节处于外旋位，但伴随向同侧的骨盆旋转时也可能处于内旋位。

❸膝关节的力线
评定：大腿、小腿间的扭转、屈伸的程度。
临床常见病例：相对于小腿，大腿明显内旋时，会出现膝关节内侧不稳定，表现为代偿性膝关节反张。

❹髌骨的力线
评定：髌骨向上下、内外方向倾斜的程度。
临床常见病例：与❸联动，大腿内旋并呈膝关节反张倾向时，髌骨向上方和外侧偏移。

❺小腿的力线
评定：相对于足部，小腿内、外旋的程度。
临床常见病例：小腿外旋明显时，足外侧部负重增加，可能会形成过高的足弓。

❻踝关节、足部的力线
评定：足跟着地的位置，内、外踝的高度。
临床常见病例：与❺联动，当形成过高的足弓时，跟骨内翻，支撑面着地。

立位从后方的评定：上半身

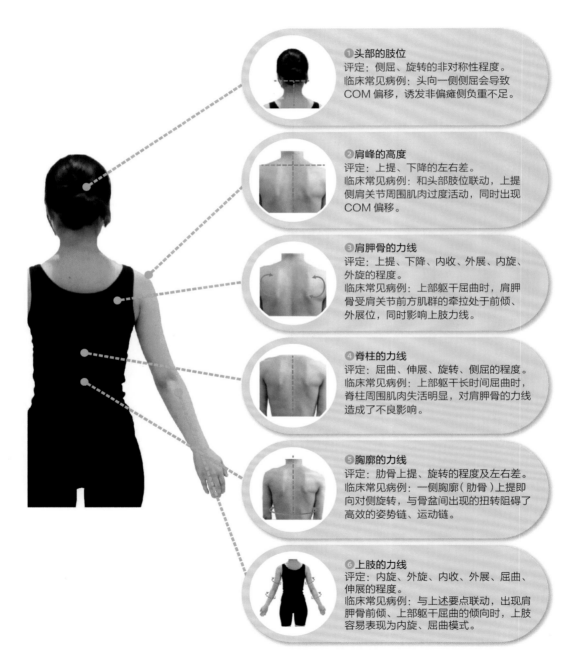

❶头部的肢位
评定：侧屈、旋转的非对称性程度。
临床常见病例：头向一侧侧屈会导致COM偏移，诱发非偏瘫侧负重不足。

❷肩峰的高度
评定：上提、下降的左右差。
临床常见病例：和头部肢位联动，上提侧肩关节周围肌肉过度活动，同时出现COM偏移。

❸肩胛骨的力线
评定：上提、下降、内收、外展、内旋、外旋的程度。
临床常见病例：上部躯干屈曲时，肩胛骨受肩关节前方肌群的牵拉处于前倾、外展位，同时影响上肢力线。

❹脊柱的力线
评定：屈曲、伸展、旋转、侧屈的程度。
临床常见病例：上部躯干长时间屈曲时，脊柱周围肌肉失活明显，对肩胛骨的力线造成了不良影响。

❺胸廓的力线
评定：肋骨上提、旋转的程度及左右差。
临床常见病例：一侧胸廓（肋骨）上提即向对侧旋转，与骨盆间出现的扭转阻碍了高效的姿势链、运动链。

❻上肢的力线
评定：内旋、外旋、内收、外展、屈曲、伸展的程度。
临床常见病例：与上述要点联动，出现肩胛骨前倾、上部躯干屈曲的倾向时，上肢容易表现为内旋、屈曲模式。

❶骨盆的力线
评定：旋转、倾斜的程度和左右差。
临床常见病例：向一侧偏移后骨盆旋转、倾斜，妨碍正常的髋关节功能，使反作用力信息难以传递至上半身。

❷髋关节周围肌肉的活动
评定：臀部的皮纹，大腿周径的左右差。
临床常见病例：骨盆向一侧过度旋转、倾斜时，臀肌、腘绳肌弛缓，导致骨盆侧方不稳定。

❸膝关节的力线
评定：大腿、小腿扭转、屈伸的程度。
临床常见病例：相对于小腿，大腿明显内旋时，有时会出现膝关节内侧不稳定，表现为代偿性膝反张。

❹小腿肌活动
评定：小腿处肌肉膨隆的左右差。
临床常见病例：与①、②联动，如果不能充分发挥髋关节的功能，同侧小腿肌为代偿被过度使用，使小腿处肌肉膨隆。

❺小腿的力线
评定：相对于足部，小腿内、外旋的程度。
临床常见病例：小腿内旋明显时，足底肌负荷加大，可能会对足弓造成不良影响。

❻踝关节、足部的力线
评定：足跟着地的位置，内、外踝的高度。
临床常见病例：与⑤联动，当足弓塌陷时，跟骨外翻，支撑面触地。

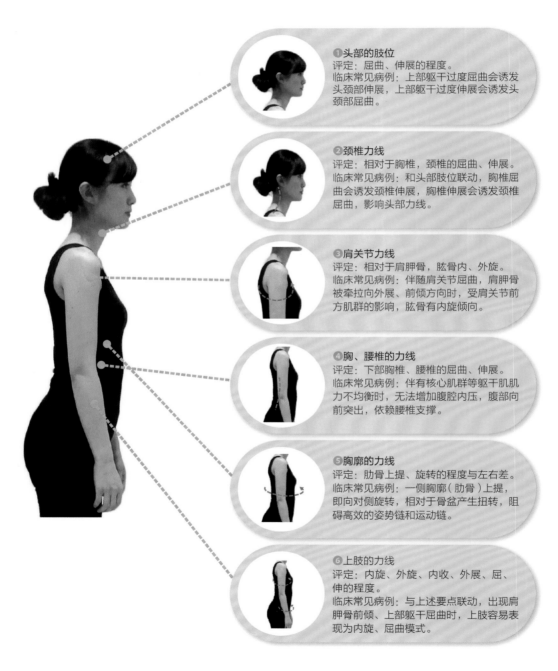

①头部的肢位

评定：屈曲、伸展的程度。

临床常见病例：上部躯干过度屈曲会诱发头颈部伸展，上部躯干过度伸展会诱发头颈部屈曲。

②颈椎力线

评定：相对于胸椎，颈椎的屈曲、伸展。

临床常见病例：和头部肢位联动，胸椎屈曲会诱发颈椎伸展，胸椎伸展会诱发颈椎屈曲，影响头部力线。

③肩关节力线

评定：相对于肩胛骨，肱骨内、外旋。

临床常见病例：伴随肩关节屈曲，肩胛骨被牵拉向外展、前倾方向时，受肩关节前方肌群的影响，肱骨有内旋倾向。

④胸、腰椎的力线

评定：下部胸椎、腰椎的屈曲、伸展。

临床常见病例：伴有核心肌群等躯干肌力不均衡时，无法增加腹腔内压，腹部向前突出，依赖腰椎支撑。

⑤胸廓的力线

评定：肋骨上提、旋转的程度与左右差。

临床常见病例：一侧胸廓（肋骨）上提，即向对侧旋转，相对于骨盆产生扭转，阻碍高效的姿势链和运动链。

⑥上肢的力线

评定：内旋、外旋、内收、外展、屈、伸的程度。

临床常见病例：与上述要点联动，出现肩胛骨前倾、上部躯干屈曲时，上肢容易表现为内旋、屈曲模式。

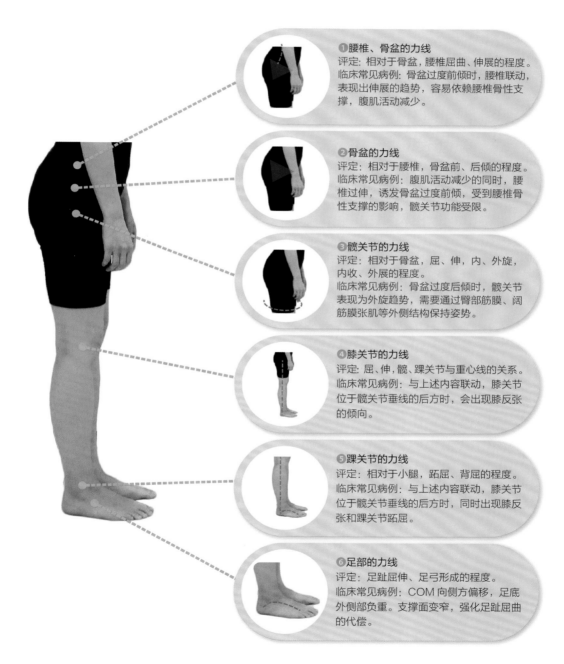

❶腰椎、骨盆的力线

评定：相对于骨盆，腰椎屈曲、伸展的程度。

临床常见病例：骨盆过度前倾时，腰椎联动，表现出伸展的趋势，容易依赖腰椎骨性支撑，腹肌活动减少。

❷骨盆的力线

评定：相对于腰椎，骨盆前、后倾的程度。

临床常见病例：腹肌活动减少的同时，腰椎过伸，诱发骨盆过度前倾，受到腰椎骨性支撑的影响，髋关节功能受限。

❸髋关节的力线

评定：相对于骨盆，屈、伸，内、外旋，内收、外展的程度。

临床常见病例：骨盆过度后倾时，髋关节表现为外旋趋势，需要通过臀部筋膜、阔筋膜张肌等外侧结构保持姿势。

❹膝关节的力线

评定：屈、伸，髋、踝关节与重心线的关系。

临床常见病例：与上述内容联动，膝关节位于髋关节垂线的后方时，会出现膝反张的倾向。

❺踝关节的力线

评定：相对于小腿，跖屈、背屈的程度。

临床常见病例：与上述内容联动，膝关节位于髋关节垂线的后方时，同时出现膝反张和踝关节跖屈。

❻足部的力线

评定：足趾屈伸、足弓形成的程度。

临床常见病例：COM向侧方偏移，足底外侧部负重。支撑面变窄，强化足趾屈曲的代偿。

坐位前、后方的评定

❶头部的肢位
评定：侧屈、旋转的非对称性。
临床常见病例：头向一侧侧屈会导致 COM 偏移，使非偏瘫侧负重不充分。

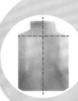

❷肩峰的高度
评定：上提、下降的左右差。
临床常见病例：与头部肢位联动，上提侧肩关节周围肌肉容易过度活动。

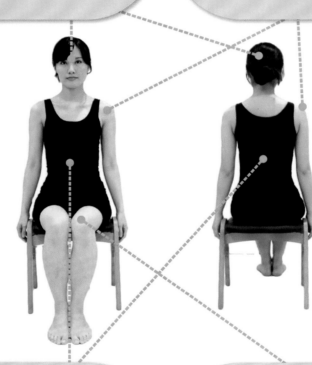

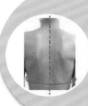

❸胸廓的力线
评定：上提、旋转的左右差。
临床常见病例：一侧肋骨上提，向对侧旋转，并与骨盆间形成扭转，妨碍高效的姿势链及运动链。

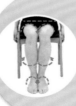

❹骨盆，髋、膝、踝关节的肢位
评定：相邻关节的屈曲、伸展，内旋、外旋，内收、外展，背屈、跖屈的程度。
临床常见病例：存在明显的骨盆后倾时，大腿、小腿均外旋，重心偏向足底外侧。

坐位侧方的评定

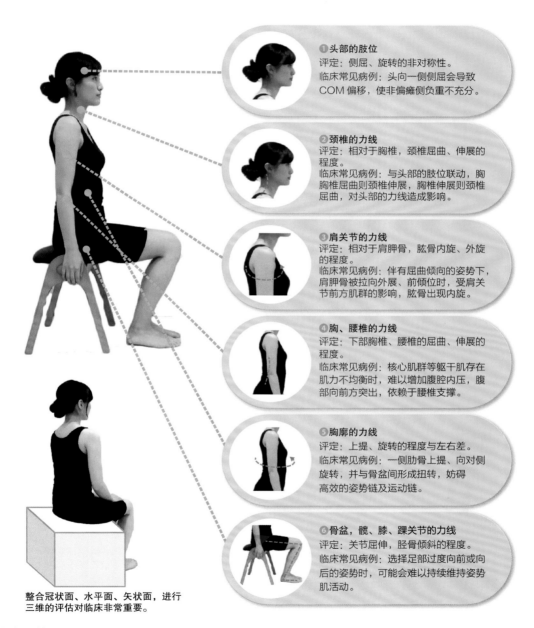

❶头部的肢位
评定：侧屈、旋转的非对称性。
临床常见病例：头向一侧侧屈会导致COM偏移，使非偏瘫侧负重不充分。

❷颈椎的力线
评定：相对于胸椎，颈椎屈曲、伸展的程度。
临床常见病例：与头部的肢位联动，胸胸椎屈曲则颈椎伸展，胸椎伸展则颈椎屈曲，对头部的力线造成影响。

❸肩关节的力线
评定：相对于肩胛骨，肱骨内旋、外旋的程度。
临床常见病例：伴有屈曲倾向的姿势下，肩胛骨被拉向外展、前倾位时，受肩关节前方肌群的影响，肱骨出现内旋。

❹胸、腰椎的力线
评定：下部胸椎、腰椎的屈曲、伸展的程度。
临床常见病例：核心肌群等躯干肌存在肌力不均衡时，难以增加腹腔内压，腹部向前方突出，依赖于腰椎支撑。

❺胸廓的力线
评定：上提、旋转的程度与左右差。
临床常见病例：一侧肋骨上提、向对侧旋转，并与骨盆间形成扭转，妨碍高效的姿势链及运动链。

❻骨盆，髋、膝、踝关节的力线
评定：关节屈伸，胫骨倾斜的程度。
临床常见病例：选择足部过度向前或向后的姿势时，可能会难以持续维持姿势肌活动。

整合冠状面、水平面、矢状面，进行三维的评估对临床非常重要。

参考文献：
Johnson J: Postural Assessment (Hands-on Guides for Therapists). pp142-153, Human Kinetics, 2012

附录 2
手法操作的 10 个重点

动作分析和临床推理中，治疗师的观察和用手直接感觉都非常重要。手法操作适用于评定和治疗两个方面，也是在整理动作分析的问题点的基础上发展临床推理的重要工具。下面将列举手法操作的重点。此内容可能缺乏循证依据，但它们是笔者在临床中总结出的重点。

1 是否关注了功能和生活？

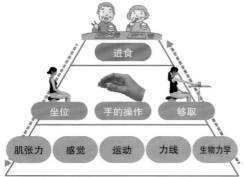

手法评定时应注意力线和肌张力等与动作和生活有什么关系？生活、动作和功能有什么联系？

2 能否意识到三维空间及表层、深层结构？

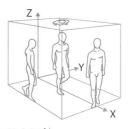

三维空间[1]
立体地想象骨骼、肌肉。
（改编自 Vaughan CL, et al: Dynamics of Human Gait. 2nd ed, p9, Kiboho Publishers, 1999）

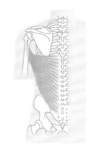

表层、深层[2]
皮肤→神经→肌肉→骨骼等。
（改编自 Lynn S: Clinical Kinesiology and Anatomy. 4th ed, p114, F. A. Davis, 2006）

3 能否瞬间地正确模仿患者的动作？

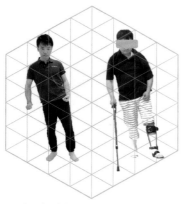

通过观察动作，越是可以瞬间正确地模仿患者的动作，就越能够熟练地进行动作分析并应用于临床。治疗师将视觉信息变更为躯体感觉信息的训练十分重要，此时试着想象患者所感受到的信息。

4 接触前或手法治疗时，治疗师是否保持抗重力姿势？

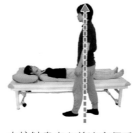

在接触患者之前治疗师采取能感受到反作用力和垂直轴的姿势。

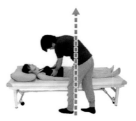

治疗师用轻柔的手法引导和治疗患者，会更容易地感受到患者的反应。躯干、下半身的力量是进行稳定的手法操作的基础。

参考文献
[1] Vaughan CL, et al: Dynamics of Human Gait. 2nd ed, p9, Kiboho Publishers, 1999
[2] Lynn S: Clinical Kinesiology and Anatomy. 4th ed, p114, F.A.Davis, 2006

5 能否理解诱导患者时手的形态?

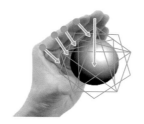

以手外在肌离心性活动、手内在肌优势的手形进行抓握的话，便能更精准地抓握物体，而简单的收缩和弛缓会打破平衡。

6 能否进行主动诱导，而非被动诱导?

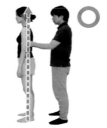 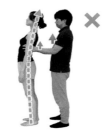

观察患者反应的同时，促进其躯干伸展。

不观察患者的反应，用蛮力伸展其躯干。

7 能否从接触点感受患者全身?

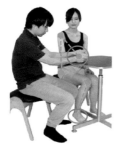 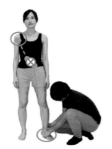

通过接触患者的手部，感受其坐骨和足部的状态。

通过接触患者的足部，感受其对侧肩胛骨的状态。

8 能否通过双手或单侧手使患者意识到稳定和运动?

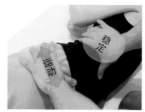 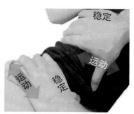

右手帮助患者稳定，左手传达运动方向的信息。

小指侧：稳定，拇指侧：运动（右手），也可以根据情况调换左右手。

9 不仅是抗重力活动，是否也注意了顺重力活动?

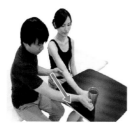

够取时不仅是抗重力活动，返回起始点时的顺重力控制活动也十分重要。

10 直接触诊皮肤，能否同时感受到骨骼和肌肉的力线?

修正股直肌的力线

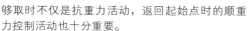
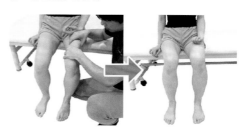

不仅要像调整关节活动范围（ROM）的手法那样修正骨骼的力线，更重要的是将附着于骨骼上的肌肉向中间位进行诱导。直接通过来自皮肤的感觉，治疗师更容易捕捉到患者细微的变化，也更容易将感觉传达给患者。

索引